JN219115

東邦大学医療センター大森病院
間質性肺炎センターではこうしている

最新 間質性肺炎診療

編著　坂本 晋　東邦大学医療センター大森病院間質性肺炎センター長／
東邦大学医学部内科学講座呼吸器内科学分野（大森）准教授

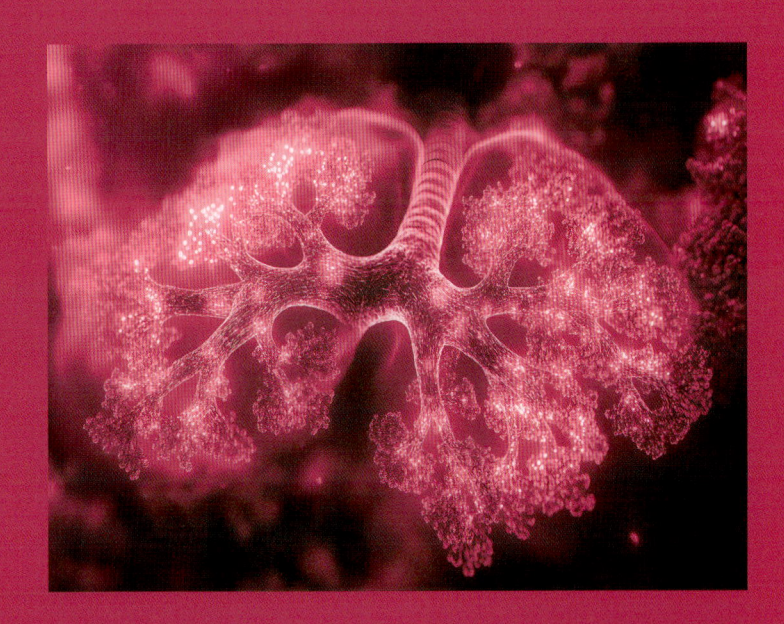

序文

　特発性間質性肺炎（idiopathic interstitial pneumonia：IIP）は原因不明の間質性肺炎の総称であり，9型に分類される。中でも特発性肺線維症（idiopathic pulmonary fibrosis：IPF）はIIPの半数以上を占め，5年生存率30%以下というきわめて予後不良の疾患である。抗線維化薬の登場によりその予後は改善されつつあるが，依然として完治は望めないという現状がある。

　IIPの診断・治療は2000年以降，国内外でガイドライン・手引きが発表され，改訂も重ねられて診断・治療の標準化が進んでいる。中でもIPFの治療の分野では劇的な変革が進み，それまで使用されていたステロイド薬から抗線維化薬へと大きなパラダイムシフトが起こった。

　しかしながら，有効性の確立している抗線維化薬2剤を除いては，有効な薬物療法は現時点では存在しない。また，これらの抗線維化薬においても努力肺活量の低下を抑制する効果はあるものの，疾患自体の改善までは望めない。

　薬物療法の効果には限界があるという現状から，慢性進行性の病態を呈する間質性肺炎の治療・管理にあたっては薬物療法のみではなく，酸素療法，呼吸リハビリテーション，栄養療法，在宅指導，服薬指導，緩和ケアなどの非薬物療法ならびに多分野による集学的治療がきわめて重要であると考えられている。このような医療を実現するためには，専従医師に加え，専任の看護師，理学療法士，管理栄養士，薬剤師，メディカルソーシャルワーカーが随時協力する体制を構築し，チームとして診療にあたる包括的治療介入が重要となる。

　このような集学的治療のための包括的な治療介入を促進するため，2017年に本間　栄・前呼吸器内科教授により東邦大学医療センター大森病院間質性肺炎センターが設立された。当センターでは適切な診断，治療，患者会の設立，地域医療の活性化，チームとしての包括的治療介入などを目標としており，呼吸器内科医のほかにリハビリテーション科の医師や理学療法士，管理栄養士，看護師，薬剤師がチームとして1人の患者に対して包括的に介入できるようなシステムを構築している。さらには往診医との連携，酸素業者との連携を密にとり，病院と在宅医療との距離がより近くなるように工夫している。また患者教育の一環として，年に一度，患者向けの間質性肺炎・肺線維症勉強会を開催し，疾患啓蒙とともに，患者の日常生活により近い食事療法，リハビリテーション，呼吸法などのレクチャーを各領域の専門家に講演して頂いている。

本書ではこれらの各領域の専門家が，実際に当センターで行っている診療のフローを詳細に記載している。こういった間質性肺炎患者に対する包括的アプローチ，集学的治療について記載されている書籍は類がなく，間質性肺炎診療に関わる多くの医療スタッフの方々の参考となれば幸いである。治療ガイドラインの中には記載されていない，日常診療に即した素朴な疑問，ピットフォールを解決できるような内容になっており，本書が臨床現場における医療の質の向上を図り，ひいては間質性肺炎患者のQOLの改善につながればと願っている。当センターの活動を日本全国に広めることで，当分野の医療の向上を図り，それぞれの患者に即した医療の提供につながっていくものと確信している。

本書の作成にあたり，多大なるご尽力を頂いた東邦大学医療センター大森病院間質性肺炎センターのスタッフの方々，出版に際しご協力頂いた日本医事新報社の方々にあらためて深謝する。

令和6年10月

東邦大学医療センター大森病院間質性肺炎センター長／
東邦大学医学部内科学講座呼吸器内科学分野（大森）准教授

坂本　晋

診断・治療の変革とともに歩む：大森病院間質性肺炎センター設立の背景と展望

間質性肺炎治療の進展 ── 抗線維化薬の時代の到来 ──

　　特発性間質性肺炎の診断・治療に関しては2000年以降，国内外でガイドライン・手引きの改訂や呼吸管理・呼吸リハビリテーション，緩和ケアの充実化が進んでいる[1,2]。中でも特発性肺線維症（idiopathic pulmonary fibrosis：IPF）の治療の分野では劇的な変革が進んでいる。2008年に抗線維化薬であるピルフェニドンが世界で初めて日本から発売され，その後欧州で2011年から使用認可され，2014年にはASCEND試験の結果をふまえ世界の多くの国でも使用可能となった。さらに2014年5月には，ニンテダニブのINPULSIS試験の結果が報告され，欧米で使用可能となった。日本でも2015年に適応承認され，これまで治療効果のある薬剤のなかったIPFに対して，ピルフェニドンとニンテダニブという有力な2薬剤が使用可能となった。まさに"抗線維化薬の時代"に突入し，最近ではその長期使用の有効性や安全性も多く報告されるようになった。また国際ガイドラインでも2015年にピルフェニドンおよびニンテダニブは「conditional recommendation for use（条件付きで使用を推奨する）」と評価されている。

IPF治療に特化した新たなガイドライン

　　このような背景のもと，厚生労働科学研究事業びまん性肺疾患に関する調査研究班と，日本呼吸器学会びまん性肺疾患学術部会は，合同でガイドライン作成委員会を立ち上げた。そこでは2015年に改訂されたATS/ERS/JRS/ALATのIPF国際ガイドライン[3]および『特発性間質性肺炎診断と治療の手引き（改訂第3版）』[4]との整合性を図りつつ，日本の国情に合ったエビデンスに基づいた，標準的な治療法を提示することをめざした。そうして作成されたのが，IPF治療に特化した日本初の『特発性肺線維症の治療ガイドライン2017』[2]である。これはMinds法に準じて作成している。特に慢性期に加え，国際ガイドラインでは記載のない，予後を大きく左右する急性増悪ならびに肺癌合併症に対するクリニカルクエスチョン（CQ）も設定したことが大きな特徴である。

多分野による集学的検討（MDD）の必要性

　　間質性肺炎診療においては，常に治療抵抗性であるIPFを意識しながら鑑別していくことが大切である。疾患多様性を有する間質性肺炎の診断は呼吸器内科医にとっても困難な場合が多く，高度な専門性が求められる。診断精度を高めるには，間質

性肺炎の診断に精通した臨床医，画像診断医，病理医による集学的検討（multidisciplinary discussion：MDD）が重要である。患者に間質性肺炎が疑われた際は，できるだけ速やかに専門医に相談・紹介し，専門的な検査・診断・治療を受けてもらう必要がある。しかしながら，わが国ではまだ定期的にMDDを行える施設がほとんどないのが現状であり，今後，MDD診断の普及と質の向上をめざして，他施設との連携を図りながら，各専門医を育成していくことが喫緊の課題である。

東邦大学医療センター大森病院間質性肺炎センターの設立と展望

なお，東邦大学大森医療センター呼吸器内科では，筆者が第2代主任教授に就任し，間質性肺炎の診療が本格的に始まった2006年以降，間質性肺炎の社会的認知度が高まるとともに年々新規患者が著増している。このような背景から2017年4月，各診療科・領域を統合したわが国の大学初の間質性肺炎センターを設立した（**図1**）。特に慢性進行性の病態を呈する間質性肺炎の治療・管理にあたってはMDD診断後，薬物療法のみではなく，酸素療法，呼吸リハビリテーション，栄養療法，緩和ケアなどの非薬物療法ならびに集学的治療がきわめて重要であることから，専従医師に加え，専任の看護師，理学療法士，管理栄養士，薬剤師が随時協力する体制を構築した。本書では当センターにおけるMDDの実際も紹介しているので参照されたい（☞第4章5参照）。

今後，当センターを拠点とした間質性肺炎の診療を全国展開することは，当分野のさらなる発展とともに，時代の流れに即した個別化医療の推進につながるものと考えられる。

詳細な活動内容は当センターのホームページ（https://www.lab.toho-u.ac.jp/med/omori/ip/index.html）を参照されたい。

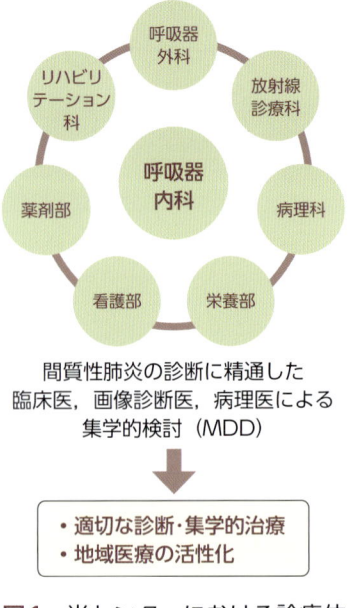

間質性肺炎の診断に精通した臨床医，画像診断医，病理医による集学的検討（MDD）

- 適切な診断・集学的治療
- 地域医療の活性化

図1 当センターにおける診療体制のイメージ

【文献】

1）American Thoracic Society. Idiopathic Pulmonary Fibrosis:Diagnosis and Treatment International Consensus Statement. American Thoracic Society (ATS), and the European Respiratory Society (ERS). Am J Respir Crit Care Med. 2000;161(2 Pt 1):646-64.
2）厚生労働科学研究費補助金難治性疾患政策研究事業「びまん性肺疾患に関する調査研究」班　特発性肺線維症の治療ガイドライン作成委員会，編：特発性肺線維症の治療ガイドライン2017. 南江

堂, 2017.

3) Raghu G, et al:An Official ATS/ERS/JRS/ALAT Clinical Practice Guideline:Treatment of Idiopathic Pulmonary Fibrosis. An update of the 2011 clinical practice guideline. Am J Respir Crit Care Med. 2015;192(2):e3-19.
4) 日本呼吸器学会びまん性肺疾患診断・治療ガイドライン作成委員会, 編:特発性間質性肺炎診断と治療の手引き. 改訂第3版. 南江堂, 2016.

本間　栄

目 次

執筆者一覧

編集

坂本　晋　東邦大学医療センター大森病院間質性肺炎センター長／
　　　　　　　東邦大学医学部内科学講座呼吸器内科学分野（大森）准教授

執筆＜掲載順＞

本間　栄　東邦大学医療センター大森病院間質性肺炎センター 顧問　**1**章

岸　一馬　東邦大学医学部内科学講座呼吸器内科学分野（大森）教授　**2**章

鹿子木拓海　東邦大学医学部内科学講座呼吸器内科学分野（大森）
　　　　　　　院内助教　**3**章

仲村泰彦　医療法人社団松和会 池上総合病院 呼吸器内科 科長／
　　　　　　　東邦大学医学部内科学講座呼吸器内科学分野（大森）助教　**4**章

一色琢磨　東邦大学医学部内科学講座呼吸器内科学分野（大森）講師　**5**章

清水宏繁　東邦大学医学部内科学講座呼吸器内科学分野（大森）助教　**6**章, **Q4**, **Q5**

臼井優介　東邦大学医学部内科学講座呼吸器内科学分野（大森）助教　**7**章, **Q2**

三好嗣臣　東邦大学医学部内科学講座呼吸器内科学分野（大森）助教　**8**章

坂本　晋　東邦大学医療センター大森病院間質性肺炎センター長／
　　　　　　　東邦大学医学部内科学講座呼吸器内科学分野（大森）准教授　**9**章, **Q1**, **Q3**

海老原 覚　東北大学大学院医学系研究科臨床障害学分野 教授　**10**章1

岩波裕治　東邦大学医療センター大森病院リハビリテーション科
　　　　　　　副技師長　**10**章2, 3, **Q7**

古田　雅　東邦大学医療センター大森病院 栄養部 上席室長／
　　　　　　　東邦大学医学部・東邦大学大学院看護学研究科 兼担講師　**11**章, **Q6**

長谷川なつみ　東邦大学医療センター大森病院看護部 呼吸器疾患看護認定
　　　　　　　看護師／特定看護師　**12**章

略語	フルスペル	和訳
6MWD	six-minute walking distance	6分間歩行距離
A-aDO$_2$	alveolar-arterial oxygen difference	肺胞気動脈血酸素分圧較差
AAV	ANCA associated vasculitis	ANCA関連血管炎
AE-IP	acute exacerbation of interstitial pneumonia	間質性肺炎急性増悪
AFOP	acute fibrinous and organizing pneumonia	
AIP	acute interstitial pneumonia	急性間質性肺炎
ALAT	Asociación Latinoamericana de Tórax	ラテンアメリカ胸部医学会
ANCA	anti-neutrophil cytoplasmic antibody	抗好中球細胞質抗体
ARDS	acute respiratory distress syndrome	急性呼吸窮迫症候群
ASS	anti-synthetase syndrome	ARS抗体症候群
ATS	American Thoracic Society	米国胸部医学会
BAL	bronchoalveolar lavage	気管支肺胞洗浄
BTS	British Thoracic Society	英国胸部学会
CHP	chronic hypersensitivity pneumonitis	慢性過敏性肺炎
COP	cryptogenic organizing pneumonia	特発性器質化肺炎
COPD	chronic obstructive pulmonary disease	慢性閉塞性肺疾患
COVID-19	coronavirus disease 2019	新型コロナウイルス感染症
CTD-ILD	connective tissue disease-associated interstitial lung disease	膠原病に伴う間質性肺疾患
CY	cyclophosphamide	シクロホスファミド
CYA	ciclosporin	シクロスポリン
DAD	diffuse alveolar damage	びまん性肺胞傷害
DIC	disseminated intravascular coagulation	播種性血管内血液凝固症
DILD	drug induced interstitial lung disease	薬剤性間質性肺疾患
DIP	desquamative interstitial pneumonia	剝離性間質性肺炎
DLco	carbon monoxide diffusing capacity	拡散能
DPC	diagnosis procedure combination	診断群分類評価
ECMO	extracorporeal membrane oxygenation	体外式膜型肺
EGPA	eosinophilic granulomatosis with polyangiitis	好酸球性多発血管炎性肉芽腫症
ERS	European Respiratory Society	欧州呼吸器学会
FGF	fibroblast growth factor	線維芽細胞増殖因子
FGFR	fibroblast growth factor receptor	線維芽細胞増殖因子受容体
FVC	forced vital capacity	努力肺活量
GAP	Gender-Age-Physiology Index	
GGO	ground glass opacity	すりガラス病変
GPA	granulomatosis with polyangitis	多発血管炎性肉芽腫症

略語	フルスペル	和訳
HADS	Hospital Anxiety and Depression Scale	
HOT	home oxygen therapy	在宅酸素療法
HP	hypersensitivity pneumonitis	過敏性肺炎
HRCT	high-resolution CT	高分解能CT
ICI	immune checkpoint inhibitor	免疫チェックポイント阻害薬
iDIP	idiopathic desquamative interstitial pneumonia	特発性剥離性間質性肺炎
IIM	idiopathic inflammatory myopathy	特発性炎症性筋疾患
IIM-ILD	idiopathic inflammatory myopathy associated interstitial lung disease	特発性炎症性筋疾患に伴う間質性肺疾患
IIP	idiopathic interstitial pneumonia	特発性間質性肺炎
ILA	interstitial lung abnormality	
ILD	interstitial lung disease	間質性肺疾患
iLIP	idiopathic lymphoid interstitial pneumonia	特発性リンパ球性間質性肺炎
iNSIP	idiopathic nonspecific interstitial pneumonia	特発性非特異性間質性肺炎
IP	interstitial pneumonia	間質性肺炎
IPAF	interstitial pneumonia with autoimmune features	自己免疫性疾患の特徴を伴う間質性肺炎
IPF	idiopathic pulmonary fibrosis	特発性肺線維症
iPPFE	idiopathic pleuroparenchymal fibroelastosis	特発性胸膜肺実質線維弾性症
IVCY	intravenous cyclophosphamide	シクロホスファミド静注療法
JRS	The Japanese Respiratory Society	日本呼吸器学会
K-BILD	King's Brief Interstitial Lung Disease	間質性肺疾患に関する簡易健康状態質問票
KL-6	Krebs von den Lungen-6	
LAM	lymphangioleiomyomatosis	リンパ脈管筋腫症
LTOT	long-term oxygen therapy	長期酸素療法
MCTD	mixed connective tissue disease	混合性結合組織病
MDD	multidisciplinary discussion	多分野による集学的検討
MP	metacarpo phalangeal	中手骨指節骨間
MMF	mycophenolate mofetil	ミコフェノール酸モフェチル
mMRC	Modified Medical Research Council Dyspnea Scale	修正MRC息切れ質問票スケール
MPA	microscopic polyangiitis	顕微鏡的多発血管炎
MTX	methotrexate	メトトレキサート
NPPV	non-invasive positive pressure ventilation	非侵襲的陽圧換気療法
OP	organizing pneumonia	器質化肺炎
PaO$_2$	partial pressure of arterial oxygen	動脈血酸素分圧

略語	フルスペル	和訳
PAP	pulmonary alveolar proteinosis	肺胞蛋白症
PASC	post-acute sequelae of COVID-19	
PDGF	platelet-derived growth factor	血小板由来増殖因子
PDGFR	platelet-derived growth factor receptor	血小板由来増殖因子受容体
PF-ILD	progressive fibrosing interstitial lung disease	進行性線維化を伴う間質性肺疾患
PIP	proximal interphalangeal	近位指節間
PM/DM	polymyositis/dermatomyositis	多発筋炎/皮膚筋炎
PPF	progressive pulmonary fibrosis	進行性肺線維症
PPFE	pleuroparenchymal fibroelastosis	胸膜肺実質線維弾性症
RA	rheumatoid arthritis	関節リウマチ
RA-ILD	rheumatoid arthritis-associated interstitial lung disease	関節リウマチに伴う間質性肺疾患
RB-ILD	respiratory bronchiolitis associated with interstitial lung disease	呼吸細気管支炎を伴う間質性肺疾患
RCT	randomized controlled trial	ランダム化比較試験
rTM	recombinant thrombomodulin	リコンビナントトロンボモジュリン
SGRQ	St. George's respiratory questionnaire	
SjS	Sjögren syndrome	Sjögren症候群
SLB	surgical lung biopsy	外科的肺生検
SLE	systemic lupus erythematosus	全身性エリテマトーデス
SP-A	surfactant protein-A	
SP-D	surfactant protein-D	
SpO_2	percutaneous oxygen saturation	経皮的動脈血酸素飽和度
SSc	systemic sclerosis	強皮症
SSc-ILD	systemic sclerosis-associated interstitial lung disease	全身性強皮症に伴う間質性肺疾患
TAC	tacrolimus	タクロリムス
TBLB	transbronchial lung biopsy	経気管支肺生検
TBLC	transbronchial lung cryobiopsy	経気管支クライオ肺生検
TGF-β	transforming growth factor β	トランスフォーミング増殖因子β
UIP	usual interstitial pneumonia	通常型間質性肺炎
unclassifiable IIP	unclassifiable idiopathic interstitial pneumonia	分類不能型特発性間質性肺炎
VATS	video-assisted thoracoscopic surgery	ビデオ下胸腔鏡手術
VC	vital capacity	肺活量
VEGFR	vascular endothelial growth factor receptor	血管内皮細胞増殖因子受容体

第1章
間質性肺炎の原因・疫学・歴史

本章では以下の3項目について概説する。

❶ 間質性肺炎の歴史と手引き・ガイドラインの変遷

70年前，日本に肺線維症の疾患概念が初めて紹介されて以降の間質性肺炎の概念と手引き・ガイドラインの変遷について，欧米のガイドラインの変遷と併せて解説した。

❷ 間質性肺炎の疫学・予後・死因

間質性肺炎，特に特発性肺線維症の年間発症率と有病率，予後規定因子，死因などについて解説した。

❸ 間質性肺炎治療の変遷

主に特発性肺線維症慢性期および合併症の治療の変遷，今後の展望について解説した。

【参考文献】
- 日本呼吸器学会びまん性肺疾患診断・治療ガイドライン作成委員会，編：特発性間質性肺炎診断と治療の手引き2022. 改訂第4版. 南江堂, 2022.
- 「特発性肺線維症の治療ガイドライン」作成委員会，編：特発性肺線維症の治療ガイドライン2023. 改訂第2版. 日本呼吸器学会／厚生労働科学研究費補助金難治性疾患等政策研究事業「びまん性肺疾患に関する調査研究」班, 監. 南江堂, 2023.
- Natsuizaka M, et al:Epidemiologic survey of Japanese patients with idiopathic pulmonary fibrosis and investigation of ethnic differences. Am J Respir Crit Care Med. 2014;190(7):773-9.

本間　栄

1 間質性肺炎の歴史と手引き・ガイドラインの変遷

特発性間質性肺炎の概念の形成

　日本における特発性間質性肺炎（idiopathic interstitial pneumonia：IIP）の歴史は，1954年に本間ら[1]が肺線維症の概念を報告したことに始まる（**表1**）。1974年にはIIPの第1次診断基準が作成され，病理所見は山中らによってA〜D群に分類された[2]。その後，1982年に第2次改訂，1991年に第3次改訂が行われ，IIPは慢性型と急性型に分類され，慢性型の定型例は山中A群〔Liebowの通常型間質性肺炎（usual interstitial pneumonia：UIP）〕，非定型例は山中B群（肺胞腔内器質化や気腫を伴うもの），急性型は急性間質性肺炎とされた。

国際的な診断基準と分類の進展

　国際的には特発性肺線維症（idiopathic pulmonary fibrosis：IPF）の診断が，2000年に米国胸部医学会（ATS），欧州呼吸器学会（ERS）のinternational consensus statement[3]として発表され，続いて2002年にはIIPの国際的分類が，外科的肺生検の組織パターンに基づいて7つの疾患に分類された[4]。日本では，これら2000年，2002年のATS／ERSステートメントと整合性を持たせる目的で，2003年にIIPの第4次改訂が行われ，『特発性間質性肺炎診断と治療の手引き』の初版が2004年に刊行された[5]。

新しい診断と治療の指針—— ATS／ERS／JRS／ALAT共同ステートメント ——

　上記のガイドラインでは，IPFの診断において臨床・画像・病理学的所見の総合的判断が重視されていたが，2011年にはIPFに関するATS／ERS／日本呼吸器学会（JRS）／ラテンアメリカ胸部医学会（ALAT）の共同ステートメント[6]が発表され，胸部高分解能CT（HRCT）におけるUIPパターンを重視するといった大きな変更点があった。治療面では初めて抗線維化薬（ピルフェニドン）が掲載された。

IPFの臨床経過と新たな改訂

　IPFの臨床経過としては，患者の大多数は緩徐に進行していくが，一部の患者では

表1　間質性肺炎の歴史と手引き・ガイドラインの変遷年表

年（西暦）	日本	年（西暦）	海外
1954	本間ら，肺線維症の概念を報告		
1974	IIPの診断基準作成。山中ら，病理所見をA〜D群に分類		
1982	IIPの診断基準改訂（第2次）		
1991	IIPの診断基準改訂（第3次）。IIPが慢性型と急性型に分類される		
		2000	ATS/ERS，IPFの国際診断基準を発表
		2002	IIPの国際的分類が外科的肺生検の組織パターンに基づいて7つの疾患に分類
2003	IIPの診断基準改訂（第4次）		
2004	『特発性間質性肺炎診断と治療の手引き』刊行		
2011	『特発性間質性肺炎診断と治療の手引き（改訂第2版）』刊行	2011	ATS/ERS/JRS/ALAT，共同ステートメントを発表。IPFの診断にHRCTのUIPパターンが重視されるようになる。抗線維化薬（ピルフェニドン）が初めて掲載される
		2013	ATS/ERS，IIPの改訂国際新分類を発表。Major IIP，Rare IIP，分類不能型IIPの9型が定義される
		2015	ATS/ERS/JRS/ALAT，IPF治療ガイドライン改訂。抗線維化薬としてニンテダニブが追加される
2016	『特発性間質性肺炎診断と治療の手引き（改訂第3版）』刊行		
2017	『特発性肺線維症の治療ガイドライン2017』刊行		
		2018	ATS/ERS/JRS/ALAT，IPFガイドライン改訂
2022	『特発性間質性肺炎診断と治療の手引き2022（改訂第4版）』刊行	2022	ATS/ERS/JRS/ALAT，IPFガイドライン改訂
2023	『特発性肺線維症の治療ガイドライン2023（改訂第2版）』刊行		

ALAT：ラテンアメリカ胸部医学会，ATS：米国胸部医学会，ERS：欧州呼吸器学会，IIP：特発性間質性肺炎，IPF：特発性肺線維症，JRS：日本呼吸器学会

急速進行性に悪化することが知られている。また，緩徐に進行する患者の中にも急性増悪をきたし，死亡あるいは段階的に悪化する患者も認められる。さらに，ある時点ではIPFとしては非典型的な所見，あるいは他のIIPと考えられる所見を有していても，その後の経過で典型的なIPFに変化する症例も認められる。

　このようにIPFの自然経過は様々であり，こうした疾患多様性を有するIPFの病態

解明は，今後の重要な研究課題のひとつである。これらの内容をふまえ，薬剤情報（ピルフェニドンとN-アセチルシステイン）の充実，治療指針の追加（急性増悪，肺高血圧），気腫合併肺線維症に関する記載の追加などを盛り込み，『特発性間質性肺炎診断と治療の手引き』が2011年に第2版として改訂された[7]。

IIPの国際新分類とその影響

2013年のATS／ERSによるIIP改訂国際新分類では，major IIPとして6型，rare IIPとして特発性胸膜肺実質線維弾性症（idiopathic pleuroparenchymal fibroelastosis：iPPFE），特発性リンパ球性間質性肺炎（idiopathic lymphoid interstitial pneumonia：iLIP）の2型，さらに分類不能型特発性間質性肺炎（unclassifiable IIP）の計9型に分類された[8]。

国内IPF治療ガイドラインの初版刊行

現在使用できる国際ガイドラインは非常に難解であり，一般の内科医にとっては十分理解できる内容とはなっていない。

そこで，平成26〜28年度厚労省びまん性肺疾患に関する調査研究班（研究代表者：本間　栄）と日本呼吸器学会びまん性肺疾患学術部会は合同でガイドライン作成委員会を立ち上げた。そして2015年に改訂されたATS／ERS／JRS／ALATのIPF治療ガイドライン[9]ならびに2016年刊行の『特発性間質性肺炎診断と治療の手引き（改訂第3版）』[10]との整合性を持たせ，かつ日本の国情に合ったエビデンスに基づいた標準的な治療法を提示する，日本初のIPFの治療に特化した『特発性肺線維症の治療ガイドライン2017』をMinds法とGradeシステムに準じて作成した[11, 12]。特に慢性期に加え，ATS／ERS／JRS／ALATのIPFガイドラインでは記載のない，予後を大きく左右する急性増悪ならびに肺癌合併症に対するクリニカル・クエスチョン（CQ）とその回答も作成した（**図1**）。

新たなエビデンスとガイドラインの改訂

『特発性肺線維症の治療ガイドライン2017』初版刊行から6年後の2023年には，新たなエビデンスが集積し，改訂の必要性が生じたため，『特発性肺線維症の治療ガイドライン2023（改訂第2版）』[13, 14]を作成した。本ガイドラインは，2018年と2022年に改訂されたATS／ERS／JRS／ALATのIPFガイドライン[15, 16]および2022年に刊行された『特発性間質性肺炎診断と治療の手引き2022（改訂第4版）』[17]との整合性を持たせた。今回，新たに肺高血圧症を加え，さらに進行期における緩和医療，肺移植についてはエキスパートコンセンサスに基づいたアドバイス（good practice point：

2017年版

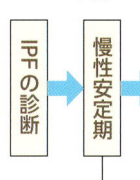

IPFの診断 → 慢性安定期

急性増悪
ステロイド薬（パルス療法を含む）(CQ10)
免疫抑制薬 (CQ11)
好中球エラスターゼ阻害薬療法 (CQ12)
PMX療法 (CQ13)
リコンビナントトロンボモジュリン (CQ14)

肺癌合併
外科治療 (CQ15)
術後急性増悪の予防投薬 (CQ16)
化学療法 (CQ17)

─ **薬物療法**
ステロイド薬の単独療法 (CQ1)
ステロイド薬＋免疫抑制薬併用療法 (CQ2)
NAC吸入の単独療法 (CQ3)
ピルフェニドン単独療法 (CQ4)
ニンテダニブ単独療法 (CQ5)
ピルフェニドン＋NAC吸入の併用療法 (CQ6)
ピルフェニドン＋ニンテダニブの併用療法 (CQ7)

─ **非薬物療法**
酸素療法 (CQ8)
呼吸リハビテーション (CQ9)

2023年版

慢性期

─ **薬物療法**
ステロイド薬の単独療法 (CQ1)
ステロイド薬＋免疫抑制薬併用療法 (CQ2)
NAC吸入の単独療法 (CQ3)
ピルフェニドン単独療法 (CQ4)
ニンテダニブ単独療法 (CQ5)
ピルフェニドン＋NAC吸入の併用療法 (CQ6)
ピルフェニドン＋ニンテダニブの併用療法 (CQ7)

─ **非薬物療法**
酸素療法 (CQ8-1, CQ8-2)
呼吸リハビリテーション (CQ9)

急性増悪
ステロイド薬（パルス療法を含む）(CQ10)
免疫抑制薬 (CQ11)
好中球エラスターゼ阻害薬 (CQ12)
PMX-DHP療法 (CQ13)
リコンビナントトロンボモジュリン (CQ14)
抗線維化薬の新規投与 (CQ15)
非侵襲的呼吸補助 (HFNC, NPPV) (CQ16)

合併肺癌
外科治療 (CQ17)
術後急性増悪の予防投薬 (CQ18)
細胞傷害性抗がん薬 (CQ19)
分子標的治療薬 (CQ20-1, CQ20-2)
免疫チェックポイント阻害薬 (CQ21)

肺高血圧症
肺血管拡張薬 (CQ22)

進行期
オピオイド投与（症状緩和）(CQ23, GPP)
肺移植 (CQ24, GPP)

図1　『特発性肺線維症の治療ガイドライン』2017年初版と，2023年改訂版におけるCQの位置づけ

太字部は2023年改訂版で新設されたCQ。
GPP：good practice point

(文献11，13より作成)

GPP）も作成した。

　　CQは初版の17から24に増設した（**図1**）。また，近年，進行性線維化を伴う間質性肺疾患（progressive fibrosing interstitial lung disease：PF-ILD）の概念提唱[18]に続き，抗線維化薬の適応が拡大され，さらに進行性肺線維症（progressive pulmonary fibrosis：PPF）の概念[16]が紹介された。そこで，IPF以外の間質性肺疾患の治療についても新たに解説を加えた。

　　今後もこれらの手引き・ガイドラインは間質性肺炎診療の進歩に合わせ，適時改訂を続けていく予定である。

【文献】

1）　本間日臣, 他：肺線維症. 最新医学. 1954；9(1)：116-29.

2）　山中　晃：特発性間質性肺炎の病理. 内科Mook. 1983；22：31-46.

3）　American Thoracic Society. Idiopathic pulmonary fibrosis：diagnosis and treatment. International consensus statement. American Thoracic Society(ATS), and the European Respiratory Society(ERS). Am J Respir Crit Care Med. 2000；161(2 Pt 1)：646-64.

4）　American Thoracic Society；European Respiratory Society：American Thoracic Society/ European Respiratory Society International Multidisciplinary Consensus Classification of the Idiopathic Interstitial Pneumonias. This joint statement of the American Thoracic Society (ATS), and the European Respiratory Society(ERS)was adopted by the ATS board of directors, June 2001 and by the ERS Executive Committee, June 2001. Am J Respir Crit Care Med. 2002；165(2)：277-304.

5）　日本呼吸器学会びまん性肺疾患診断・治療ガイドライン作成委員会, 編：特発性間質性肺炎診断と治療の手引き. 南江堂, 2004.

6）　Raghu G, et al：An official ATS/ERS/JRS/ALAT statement：idiopathic pulmonary fibrosis：evidence-based guidelines for diagnosis and management. Am J Respir Crit Care Med. 2011；183(6)：788-824.

7）　日本呼吸器学会びまん性肺疾患診断・治療ガイドライン作成委員会, 編：特発性間質性肺炎診断と治療の手引き. 改訂第2版. 南江堂, 2011.

8）　Travis WD, et al：An official American Thoracic Society/ European Respiratory Society statement：Update of the international multidisciplinary classification of the idiopathic interstitial pneumonias. Am J Respir Crit Care Med. 2013；188(6)：733-48.

9）　Raghu G, et al：An Official ATS/ERS/JRS/ALAT Clinical Practice Guideline：Treatment of Idiopathic Pulmonary Fibrosis. An Update of the 2011 Clinical Practice Guideline. Am J Respir Crit Care Med. 2015；192(2)：e3-19.

10）　日本呼吸器学会びまん性肺疾患診断・治療ガイドライン作成委員会, 編：特発性間質性肺炎診断と治療の手引き. 改訂第3版. 南江堂, 2016.

11）　厚生労働科学研究費補助金難治性疾患政策研究事業「びまん性肺疾患に関する調査研究」班特発性肺線維症の治療ガイドライン作成委員会, 編：特発性肺線維症の治療ガイドライン2017. 日本呼吸器学会, 監. 南江堂, 2017.

12）　Homma S, et al：Japanese guideline for the treatment of idiopathic pulmonary fibrosis. Respir Investig. 2018；56(4)：268-91.

13）　「特発性肺線維症の治療ガイドライン」作成委員会, 編：特発性肺線維症の治療ガイドライン2023 改訂第2版. 日本呼吸器学会/厚生労働科学研究費補助金難治性疾患等政策研究事業「びまん性肺疾患に関する調査研究」班, 監. 南江堂, 2023.

14）　Bando M, et al：Japanese guidelines for the treatment of idiopathic pulmonary fibrosis 2023：Revised edition. Respir Investig. 2024；62(3)：402-18.

15）　Raghu G, et al：Diagnosis of Idiopathic Pulmonary Fibrosis. An Official ATS/ERS/JRS/ALAT Clinical Practice Guideline. Am J Respir Crit Care Med. 2018；198(5)：e44-e68.

16）　Raghu G, et al：Idiopathic Pulmonary Fibrosis (an Update) and Progressive Pulmonary Fibrosis in Adults：An Official ATS/ERS/JRS/ALAT Clinical Practice Guideline. Am J Respir Crit Care Med. 2022；205(9)：e18-e47.

17）　日本呼吸器学会びまん性肺疾患診断・治療ガイドライン作成委員会, 編：特発性間質性肺炎診断と治療の手引き2022. 改訂第4版. 南江堂, 2022.

18）　Flaherty KR, et al：Nintedanib in Progressive Fibrosing Interstitial Lung Diseases. N Engl J Med. 2019；381(8)：718-27.

本間　栄

2 間質性肺炎の疫学・予後・死因

間質性肺疾患の原因と分類

びまん性肺疾患（間質性肺疾患）には，下記の3つの分類方法がある。

①原因が不明である間質性肺炎〔特発性間質性肺炎 (idiopathic interstitial pneumonia：IIP)〕

②IIP以外の原因不明疾患 (サルコイドーシス，急性好酸球性肺炎，肺胞蛋白症など)

③原因あるいは基礎疾患が明らかである

さらに③には下記が含まれる。詳細は**表1**に示す[1]。

1) 職業・環境性肺疾患 (過敏性肺炎，じん肺など)

2) 膠原病および関連疾患 (関節リウマチ，多発筋炎／皮膚筋炎，血管炎など)

3) 医原性肺疾患 (薬剤性肺炎，放射性肺炎など)

4) 腫瘍性肺疾患 (浸潤性粘液性肺腺癌，悪性リンパ腫，癌性リンパ管症など)

5) 感染性肺疾患 (細菌性肺炎，ニューモシスチス肺炎など)

6) 気道系が関与する肺疾患 (びまん性汎細気管支炎，線毛不動症候群など)

7) その他 (心原性肺水腫，IgG4関連肺疾患など)

IIPに関しては米国胸部医学会 (ATS)／欧州呼吸器学会 (ERS) の国際分類が2013年に改訂され，主要疾患 (major IIP) として特発性肺線維症 (idiopathic pulmonary fibrosis：IPF)，特発性非特異性間質性肺炎 (idiopathic nonspecific interstitial pneumonia：iNSIP)，呼吸細気管支炎を伴う間質性肺疾患 (respiratory bronchiolitis associated with interstitial lung disease：RB-ILD)，剝離性間質性肺炎 (desquamative interstitial pneumonia：DIP)，特発性器質化肺炎 (cryptogenic organizing pneumonia：COP)，急性間質性肺炎 (acute interstitial pneumonia：AIP) の6病型，まれな疾患 (rare IIP) として特発性リンパ球性間質性肺炎 (idiopathic lymphoid interstitial pneumonia：iLIP)，特発性胸膜肺実質線維弾性症 (idiopathic pleuroparenchymal fibroelastosis：iPPFE）の2病型，そして分類不能のunclassifiable IIPと計9病型に分類された（**表2**）[2]。

表1　びまん性肺疾患（間質性肺疾患）の分類

特発性間質性肺炎 (IIP)	膠原病および関連疾患	感染性肺疾患
特発性肺線維症 (IPF) 特発性非特異性間質性肺炎 (iNSIP) 急性間質性肺炎 (AIP) 特発性器質化肺炎 (COP) 剥離性間質性肺炎 (DIP) 呼吸細気管支炎を伴う間質性肺疾患 (RB-ILD) 特発性リンパ球性間質性肺炎 (iLIP) 特発性胸膜肺実質線維弾性症 (iPPFE) 分類不能型特発性間質性肺炎 (unclassifiable IIP)	関節リウマチ 多発筋炎／皮膚筋炎 (PM/DM) 全身性エリテマトーデス (SLE) 強皮症 (全身性硬化症) 混合性結合組織病 Sjögren症候群 Behçet病 多発血管炎性肉芽腫症 (GPA) 結節性多発動脈炎 顕微鏡的多発血管炎 (MPA) 好酸球性多発血管炎性肉芽腫症 (EGPA)	細菌性肺炎 ウイルス性肺炎 ニューモシスチス肺炎 クラミジア肺炎 マイコプラズマ肺炎 レジオネラ肺炎 粟粒結核 肺真菌症

気道系が関与する肺疾患

びまん性汎細気管支炎
線毛不動症候群
嚢胞性線維症 (cystic fibrosis)

IIP以外の原因不明疾患	医原性肺疾患
サルコイドーシス 慢性好酸球性肺炎 急性好酸球性肺炎 リンパ脈管筋腫症 (LAM) 肺胞蛋白症 Hermansky-Pudlak症候群 肺Langerhans細胞組織球症 鉄肺症 アミロイドーシス 肺胞微石症	薬剤性肺炎 (抗菌薬，消炎鎮痛薬，インターフェロン，漢方薬，ほか) 放射性肺炎 ほか

その他のびまん性肺疾患

心原性肺水腫
急性呼吸窮迫症候群 (ARDS)
高地肺水腫
HIV関連肺疾患
HTLV-1関連肺疾患
IgG4関連肺疾患

職業・環境性肺疾患

過敏性肺炎 (夏型，鳥関連，加湿器肺など)
じん肺 (珪肺，石綿肺，アルミニウム肺，超硬合金肺など)

腫瘍性肺疾患

浸潤性粘液性肺腺癌
癌性リンパ管症
癌血行性肺転移
悪性リンパ腫
Castleman病
リンパ腫様肉芽腫症
Kaposi肉腫

（文献1より改変引用）

表2　特発性間質性肺炎 (IIP) の分類

主要疾患 (major IIP)
特発性肺線維症 (IPF) 特発性非特異性間質性肺炎 (iNSIP) 呼吸細気管支炎を伴う間質性肺疾患 (RB-ILD) 剥離性間質性肺炎 (DIP) 特発性器質化肺炎 (COP) 急性間質性肺炎 (AIP)
まれな疾患 (rare IIP)
特発性リンパ球性間質性肺炎 (iLIP) 特発性胸膜肺実質線維弾性症 (iPPFE)
分類不能型特発性間質性肺炎 (unclassifiable IIP)

（文献2より改変引用）

IIPにおけるIPFの頻度・疫学・予後

頻度と疫学

　IIPにおける外科的肺生検に基づく各疾患の相対的頻度は欧米，日本ともにIPFが50〜60％と最も多い[3]。IPFの発症率と有病率に関して，診断基準に基づいた北海道におけるコホート研究調査によると，年間発症率は10万人対2.23人，有病率は10万人対10.0人とされている[4]。最近の保険レセプト情報に基づいた全国解析では，有病率10万人対27.0人，推定患者数34,040人（平均年齢73歳，男性73％）であった[5]。IPFの重症度別内訳はI度36.3％，Ⅱ度12.4％，Ⅲ度24.8％，Ⅳ度26.5％であった[6]。

　諸外国においては，欧米では年間発症率が10万人対4.6〜8.8人，有病率は10万人対14.0〜27.9人とされている[7〜9]。IPFは中年以降の喫煙者の男性に多く，発症時の平均年齢は64〜68歳である。

予後

　IPFは，平均生存期間が3〜5年の難治性疾患で，国の指定難病のひとつであるが，患者間差は大きく，正確な予後予測は困難である。北海道studyにおいては，初診時％肺活量（VC）が80％以上の生存期間中央値は約5年，80％未満は2.5年未満と報告されている（図1）[10]。

　IPFの自然史は大多数が緩徐に進行していくが，一部の患者では急速進行性に悪化することが知られている。また，緩徐に進行する患者の中にも急性増悪をきたし，死亡あるいは段階的に悪化する患者も認められる（図2）[11]。特に努力肺活量（FVC）

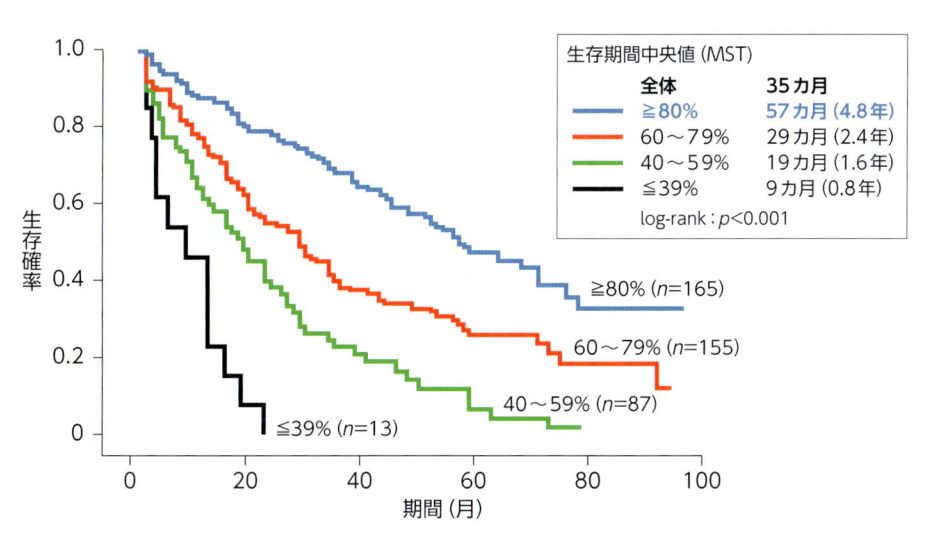

図1　特発性肺線維症 (IPF) の生存期間中央値
％肺活量 (VC) が80％以上では約5年，80％未満では2.5年未満。　　　　　　　　（文献10より引用）

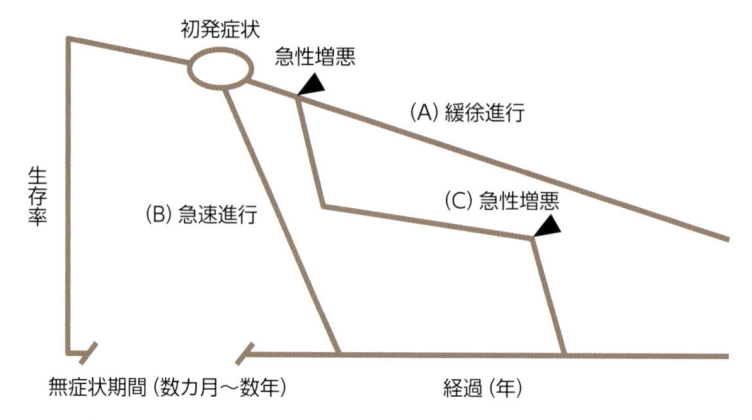

図2 特発性肺線維症 (IPF) の自然史

患者の大多数は緩徐に進行していくが (A)，一部の患者では急速進行性に悪化することが知られている (B)。また，緩徐に進行する患者の中にも急性増悪をきたし，死亡あるいは段階的に悪化する患者も認められる (C)。　　　　　　　　　（文献11より引用）

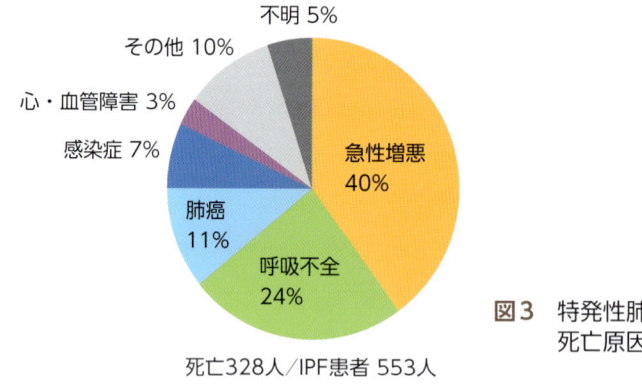

図3 特発性肺線維症 (IPF) 患者の死亡原因 (北海道 Study)

（文献4より作成）

の経時的低下速度が予後規定因の中で最も重要とされている[12]。また，血清KL-6，SP-A，SP-Dの上昇が病勢のモニタリング，治療反応性の評価などに用いられる[13, 14]。発症のリスク因子は加齢と喫煙のほか，ウイルス感染，遺伝的素因，逆流性食道炎などが挙げられる。また，理髪や金属・石材などの粉塵も発症に関連するといわれている[15~18]。

　予後不良因子として急性増悪，肺癌，肺高血圧の合併などがあり，重症度が高くなるほど合併率も高くなる。死亡原因は，急性増悪（40%），慢性呼吸不全（24%），肺癌の合併（11%）などで（**図3**）[4]，長期間病状が安定している患者であっても注意深い経過観察が重要である。

【文献】

1） 日本呼吸器学会びまん性肺疾患診断・治療ガイドライン作成委員会，編：特発性間質性肺炎診断と治療の手引き．改訂第4版．南江堂，2022.

2） Travis WD, et al：An official American Thoracic Society/ European Respiratory Society statement：Update of the international multidisciplinary classification of the idiopathic interstitial pneumonias. Am J Respir Crit Care Med. 2013；188(6)：733-48.

3） 日本呼吸器学会びまん性肺疾患診断・治療ガイドライン作成委員会，編：特発性間質性肺炎診断と治療の手引き．南江堂，2004, p2.

4） Natsuizaka M, et al：Epidemiologic survey of Japanese patients with idiopathic pulmonary fibrosis and investigation of ethnic differences. Am J Respir Crit Care Med. 2014；190(7)：773-9.

5） Kondoh Y, et al：Prevalence of idiopathic pulmonary fibrosis in Japan based on a claims database analysis. Respir Res. 2022；23(1)：24.

6） 千葉弘文，他：北海道における臨床調査個人票に基づく特発性間質性肺炎の疫学調査(北海道 study. 厚生労働科学研究難治性疾患克服研究事業びまん性肺疾患に関する研究班平成20年度研究報告書. 2009, p39-46.

7） Fernandez Pérez ERF, et al：Incidence, prevalence, and clinical course of idiopathic pulmonary fibrosis：a population-based study. Chest. 2010；137(1)：129-37.

8） Gribbin J, et al：Incidence and mortality of idiopathic pulmonary fibrosis and sarcoidosis in the UK. Thorax. 2006；61(11)：980-5.

9） Raghu G, et al：Incidence and prevalence of idiopathic pulmonary fibrosis. Am J Respir Crit Care Med. 2006；174(7)：810-6.

10） Chiba H, et al：Epidemiological survey of patients with idiopathic interstitial pneumonias using clinical personal records in Hokkaido. The annual report of by study group of ministry of health and welfare for diffuse lung diseases. 厚生労働科学研究費補助金びまん性肺疾患に関する調査研究班. H23年度研究報告書, 125-34, 2014.

11） Kim DS, et al：Classification and natural history of the idiopathic interstitial pneumonias. Proc Am Thorac Soc. 2006；3(4)：285-92.

12） Collard HR, et al：Changes in clinical and physiologic variables predict survival in idiopathic pulmonary fibrosis. Am J Respir Crit Care Med. 2003；168(5)：538-42.

13） Yokoyama A, et al：Prognostic value of circulating KL-6 in idiopathic pulmonary fibrosis. Respirology. 2006；11(2)：164-8.

14） Takahashi H, et al：Serum surfactant proteins A and D as prognostic factors in idiopathic pulmonary fibrosis and their relationship to disease extent. Am J Respir Crit Care Med. 2000；162(3 Pt 1)：1109-14.

15） Baumgartner KB, et al：Cigarette smoking：a risk factor for idiopathic pulmonary fibrosis. Am J Respir Crit Care Med. 1997；155(1)：242-8.

16） Hubbard R, et al：Occupational exposure to metal or wood dust and aetiology of cryptogenic fibrosing alveolitis. Lancet. 1996；347(8997)：284-9 .

17） Iwai K, et al：Idiopathic pulmonary fibrosis. Epidemiologic approaches to occupational exposure. Am J Respir Crit Care Med. 1994；150(3)：670-5.

18） Tobin RW, et al：Increased prevalence of gastroesophageal reflux in patients with idiopathic pulmonary fibrosis. Am J Respir Crit Care Med. 1998；158(6)：1804-8.

本間　栄

3 間質性肺炎治療の変遷

特発性肺線維症 (IPF) の治療

IPF慢性期の治療

　近年，特発性肺線維症 (idiopathic pulmonary fibrosis：IPF) の治療薬として，抗炎症作用のみならず，慢性進行性の線維化を抑制する薬剤が望まれ，線維化が顕著となる前からの早期治療導入が必要であると考えられるようになっている。2000年の米国胸部医学会 (ATS) / 欧州呼吸器学会 (ERS) のガイドライン[1]では，ステロイド薬と免疫抑制薬が暫定的に推奨治療とされてきたが，治療の主眼が抗炎症から抗線維化へパラダイムシフトし，2014年にIPFの新規治療薬の大規模臨床試験の結果が報告された。抗線維化薬で主にトランスフォーミング増殖因子β (transforming growth factor β：TGF-β) や血小板由来増殖因子 (platelet-derived growth factor：PDGF) などの増殖因子の産生抑制作用のあるピルフェニドン[2]と，PDGF，線維芽細胞増殖因子 (fibroblast growth factors：FGF)，血管内皮増殖因子 (vascular endothelial growth factor：VEGF) 受容体の拮抗薬 (低分子チロシンキナーゼ阻害薬) であるニンテダニブの有効性が示された[3]。

　この結果から2015年のATS / ERS / 日本呼吸器学会 (JRS) / ラテンアメリカ胸部医学会 (ALAT) 改訂ガイドラインでは，2剤は「使用を条件付き推奨 (conditional recommendation for use)」とされた[4]。2017年ならびに2023年に改訂された日本の特発性肺線維症の治療ガイドラインにおいても「慢性期のIPF患者に投与することを提案する」とされている[5, 6]（**表1**）。

　また，抗酸化作用とともに抗線維化作用のあるN-アセチルシステイン (NAC) 単剤経口投与の有効性は欧米では示されなかったが[7]，日本では未治療早期IPF患者を対象にNAC単独吸入療法の有用性を検討する臨床研究が行われ，有効群が存在することが確認されている[8]。経口投与例においても有効群が存在することから，2015年の改訂ガイドラインでも「使用しないことを条件付き推奨 (conditional recommendation against use)」で，据え置きになっている。2024年10月現在，欧米では経口NAC療法が*TOLLIP*遺伝子 (rs3750920) のTTジェノタイプを有するIPF患者で有効である可能性が報告され[9]，前向き試験が進行中である[10]。

表1　特発性肺線維症（IPF）治療の変遷

年度	ガイドライン・試験	推奨治療・薬剤	特記事項
2000	ATS/ERSガイドライン	ステロイド薬，免疫抑制薬	暫定的に推奨

抗炎症薬
⬇
抗線維化薬へ

年度	ガイドライン・試験	推奨治療・薬剤	特記事項
2011	ATS/ERS/JRS/ALATガイドライン	ピルフェニドン	初めて抗線維化薬として記載される
2014	IPFの新規治療薬の大規模臨床試験	ピルフェニドン，ニンテダニブ	抗線維化薬としての有効性が示される
2015	ATS/ERS/JRS/ALAT改訂ガイドライン	ピルフェニドン，ニンテダニブ	条件付き推奨とされる
2017	日本のIPF治療ガイドライン	ピルフェニドン，ニンテダニブ	慢性期のIPF患者に投与提案
2023	日本のIPF治療ガイドライン（改訂版）	ピルフェニドン，ニンテダニブ	慢性期のIPF患者に投与提案

ATS：米国胸部医学会，ERS：欧州呼吸器学会，JRS：日本呼吸器学会，ALAT：ラテンアメリカ胸部医学会

　なお，海外でのピルフェニドン＋NAC内服療法[11]，日本におけるピルフェニドン＋NAC吸入療法[12]はいずれも前向き試験で有用性を示せなかった。

急性増悪期の治療（☞第9章参照）

　ステロイド薬のほかに，PMX-direct hemoperfusion therapy（PMX-DHP療法），抗線維化薬，好中球エラスターゼ阻害薬，免疫抑制薬[13]，リコンビナントトロンボモジュリン[14]併用などが検討されたが，有効性が明らかに証明されたランダム化比較試験（RCT）はなく，予後はきわめて不良である。

合併肺癌の治療[6]

　近年，肺癌治療においてはゲノム医療の進歩に伴い，従来の細胞障害性抗癌薬のほかに分子標的治療薬，免疫チェックポイント阻害薬による治療成績が目覚ましく向上している。しかしながら，間質性肺炎合併肺癌に対する化学療法や外科的切除，放射線治療などの癌治療は，すべて間質性肺炎増悪のリスク因子となる。したがって，薬物療法において日本のIPF治療ガイドラインでは，血管新生阻害に関与する分子標的治療薬，免疫チェックポイント阻害薬を投与しないことを提案するが，一部の患者にはこの治療法が合理的な選択肢になりうるとしている。なお，ドライバー遺伝子変異に対する分子標的治療薬は投与しないことで一致している。

合併肺高血圧症の治療

　IPFに対する多くの血管拡張薬の有効性は示されていないが，トレプロスチニル吸

入には努力肺活量（FVC）低下抑制作用も示唆されており，その効果が期待されている[15]。

その他の治療[6]

●在宅酸素療法（☞第8章参照）

IPFでは安静時に比べ労作時の著明な低酸素血症が特徴である。歩行時SpO_2<90%を目安に導入する。

●呼吸リハビリテーション（☞第10章参照）

従来慢性閉塞性肺疾患（chronic obstructive pulmonary disease：COPD）において有効性が示されているが，近年，IPFにおいても有効性に関するエビデンスが蓄積されてきている。

●肺移植

これまでのIPFに対する肺移植後の平均生存期間中央値は4年と報告されている。国内でも肺移植適応疾患として認められており，生体肺部分移植が主である。

IPF 以外の特発性間質性肺炎の治療[16]

特発性非特異性間質性肺炎 (iNSIP)

●cellular-NSIP

ステロイド薬の単独療法に対する反応は良い。

●fibrotic-NSIP

一部にはステロイド薬の初期治療の反応が良好であっても，経過中しばしば再増悪を繰り返し，30%に原病関連死が認められる。さらに呼吸機能の低下したfibrotic-nonspecific interstitial pneumonia（fibrotic-NSIP）はIPFと比較し予後に差がないとの報告もある。ステロイド薬単独もしくはステロイド薬と免疫抑制薬の併用，抗線維化薬が考慮される。

特発性器質化肺炎 (COP)

比較的ステロイド薬によく反応し，胸部画像上肺野の陰影を残さず改善することが多い。治療抵抗性の場合fibrotic-NSIPと同様に免疫抑制薬を併用する。

急性間質性肺炎 (AIP)

ステロイド大量療法を病状の安定化がみられるまで数回繰り返し，難治例では，ステロイド薬と免疫抑制薬の併用療法を行う。

剥離性間質性肺炎 (DIP)，呼吸細気管支炎を伴う間質性肺炎 (RB-ILD) ――――
禁煙とステロイド薬で改善することが多い。

IPF以外の進行性線維化を伴う間質性肺疾患 (PF-ILD)[17]の治療

　職業環境性肺疾患では抗原，粉塵曝露回避，喫煙関連肺疾患では禁煙を行い，改善しない場合はステロイド薬など免疫抑制療法を考慮する。また，背景疾患が明らかな場合はその治療指針に基づいてステロイド薬，免疫抑制薬，生物学的製剤などを用いる。

　以上の標準的治療にもかかわらず線維化が進行する場合は進行性線維化を伴う間質性肺疾患 (progressive fibrosing interstitial lung disease：PF-ILD) として抗線維化薬投与を考慮する。

今後の展望

　2015年，ATS／ERS／JRS／ALATのガイドライン改訂を受け，ピルフェニドン，ニンテダニブはIPFの慢性期治療の中心的薬剤となった。ピルフェニドンは日本で世界に先駆けて臨床試験が行われた経緯から，日本人における使用経験も集積され，現在のIPF治療の第一選択薬としての位置づけが確立されている。しかしながら消化器症状などの副作用で継続困難な例も少なくない。

　ニンテダニブは2015年8月に日本でも新規発売され，日本人における下痢，肝機能障害などの副作用の頻度やその重症度，有効性に関する知見が集積され，ピルフェニドンとならびIPF治療の第一選択薬となっている。なお，1剤が無効となった症例に対しての他剤への切り替え，もしくは併用などについての治療効果に関するエビデンスは不十分であり，現在検討されている。

　また，最近の第Ⅱ相臨床試験において，オートタキシン経路を阻害するリソファチジン (LPA1) 受容体アンタゴニスト[18]，ホスホジエステラーゼ4B阻害薬[19]，既治療抵抗性の肺線維症に対する日本発信のマルチキナーゼ阻害薬 (TAS-115)[20] などの有効性が報告された。2024年10月現在，第Ⅲ相試験が計画・進行中で新規治療薬として期待されている。

【文献】
1) American Thoracic Society. Idiopathic pulmonary fibrosis：diagnosis and treatment. International consensus statement. Am J Respir Crit Care Med. 2000；161(2 Pt 1)：646-64.
2) King TE Jr, et al：A phase 3 trial of pirfenidone in patients with idiopathic pulmonary fibrosis. N Engl J Med. 2014；370(22)：2083-92.
3) Richeldi L, et al：Efficacy and safety of nintedanib in idiopathic pulmonary fibrosis. N Engl J

Med. 2014;370(22):2071-82.

4) Raghu G, et al:An Official ATS/ERS/JRS/ALAT Clinical Practice Guideline:Treatment of Idiopathic Pulmonary Fibrosis. An Update of the 2011 Clinical Practice Guideline. Am J Respir Crit Care Med. 2015;192(2):e3-19.

5) 厚生労働科学研究費補助金難治性疾患政策研究事業「びまん性肺疾患に関する調査研究班」特発性肺線維症の治療ガイドライン作成委員会, 編:特発性肺線維症の治療ガイドライン2017. 日本呼吸器学会, 監. 南江堂, 2017.

6) 「特発性肺線維症の治療ガイドライン」作成委員会, 編:特発性肺線維症の治療ガイドライン2023. 改訂第2版. 日本呼吸器学会/厚生労働科学研究費補助金難治性疾患等政策研究事業「びまん性肺疾患に関する調査研究」班, 監. 南江堂, 2023.

7) Demedts M, et al:High-dose acetylcysteine in idiopathic pulmonary fibrosis. N Engl J Med. 2005;353(21):2229-42.

8) Homma S, et al:Efficacy of inhaled N-acetylcysteine monotherapy in patients with early stage idiopathic pulmonary fibrosis. Respirology. 2012;17(3):467-77.

9) Oldham JM, et al:TOLLIP, MUC5B and the Response to N-Acetylcysteine among Individuals with Idiopathic Pulmonary Fibrosis. Am J Respir Crit Care Med. 2015;192(12):1475-82.

10) Podolanczuk AJ, et al:Design and rationale for the prospective treatment efficacy in IPF using genotype for NAC selection (PRECISIONS) clinical trial. BMC Pulm Med. 2022;22(1):475.

11) Behr J, et al:Safety and tolerability of acetylcysteine and pirfenidone combination therapy in idiopathic pulmonary fibrosis:a randomized, double-blind, placebo-controlled, phase 2 trial. Lancet Respir Med. 2016;4(6):445-53.

12) Sakamoto S, et al:Pirfenidone plus inhaled-N-acetylcysteine for idiopathic pulmonary fibrosis:a randomised trial. Eur Respir J. 2021;57(1):2000348.

13) Naccache JM, et al:Cyclophosphamide added to glucocorticoids in acute exacerbation of idiopathic pulmonary fibrosis(EXAFIP):a randomised, double-blind, placebo-controlled, phase 3 trial. Lancet Respir Med. 2022;10(1):26-34.

14) Kondoh Y, et al:Thrombomodulin Alfa for Acute Exacerbation of Idiopathic Pulmonary Fibrosis. A Randomized, Double-Blind Placebo-controlled Trial. Am J Respir Crit Care Med. 2020;201(9):1110-9.

15) Waxman A, et al:Inhaled Treprostinil in Pulmonary Hypertension Due to Interstitial Lung Disease. N Engl J Med. 2021;384(4):325-34.

16) 日本呼吸器学会びまん性肺疾患診断・治療ガイドライン作成委員会, 編:特発性間質性肺炎診断と治療の手引き. 改訂第4版. 南江堂, 2022.

17) Wells AU, et al:Nintedanib in patients with progressive fibrosing interstitial lung diseases-subgroup analyses by interstitial lung disease diagnosis in the INBUILD trial:a randomised, double-blind, placebo-controlled, parallel group trial. Lancet Respir Med. 2020;8(5):453-60.

18) CorteTJ, et al:Phase 2 trial design of BMS-986278, a lysophosphatidic acid receptor 1 (LPA$_1$) antagonist, in patients with idiopathic pulmonary fibrosis (IPF) or progressive fibrotic interstitial lung disease (PF-ILD). BMJ Open Respir Res. 2021;8(1):e001026.

19) Richeldi L, et al:Trial of a Preferential Phosphodiesterase 4B Inhibitor for Idiopathic Pulmonary Fibrosis. N Engl J Med. 2022;386(23):2178-87.

20) Nishioka Y, et al:Exploratory phase 2 study of the novel oral multi-kinase inhibitor TAS-115 in patients with idiopathic pulmonary fibrosis. Respir Investig. 2023;61(4):498-507.

本間　栄

第2章
間質性肺炎の病態生理

間質性肺炎は，肺の間質を中心に炎症や線維化が起こる疾患の総称である。肺の間質には，狭義の間質と広義の間質がある。間質性肺炎には200種類以上の疾患があり，原因を特定できないものと特定できるものに大別される。前者は特発性間質性肺炎で，後者には，自己免疫性間質性肺炎，職業・環境性間質性肺炎，医原性間質性肺炎，感染性間質性肺炎などがある。個々の疾患により治療や予後が異なるため，正確な診断が必要である。

一方，進行性の線維性間質性肺炎における線維化の過程には，共通の機序が想定されている。最近，国際ガイドラインで進行性肺線維症が定義され，抗線維化薬の効果が報告されている。間質性肺炎の血清バイオマーカーとして，Ⅱ型肺胞上皮由来の蛋白であるKL-6，SP-D，SP-Aが日常診療で用いられている。これらは，間質性肺炎の診断，病勢のモニタリング，治療効果および予後の予測に有用である。

岸　一馬

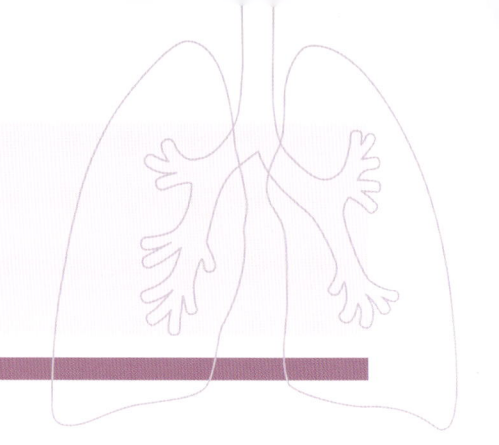

1 間質性肺炎の病態

間質性肺炎の概要と基本的な理解

　間質性肺炎は，肺の間質を中心に炎症や線維化が起こる疾患の総称である。肺は大きく実質と間質に分けられ，肺の実質は肺胞腔内と肺胞上皮細胞を指す。肺から肺胞腔内と肺胞上皮細胞を除いた部分が肺の間質である。肺の間質には，狭義の間質と広義の間質がある（**図1**）[1]。狭義の間質は肺胞壁で，広義の間質は気管支血管束，小葉間隔壁，胸膜などである。広義の間質には豊富なリンパ管のネットワークがあり，胸部CTではリンパ路性間質とも呼ばれる。広義の間質に主に病変が分布する疾患としてサルコイドーシスがある（**図2**）。

間質性肺炎の原因と分類

　間質性肺炎は原因により様々で，200種類以上の疾患がある。分類としては，原因を特定できないものと特定できるものに大別され，原因を特定できないものは特発性

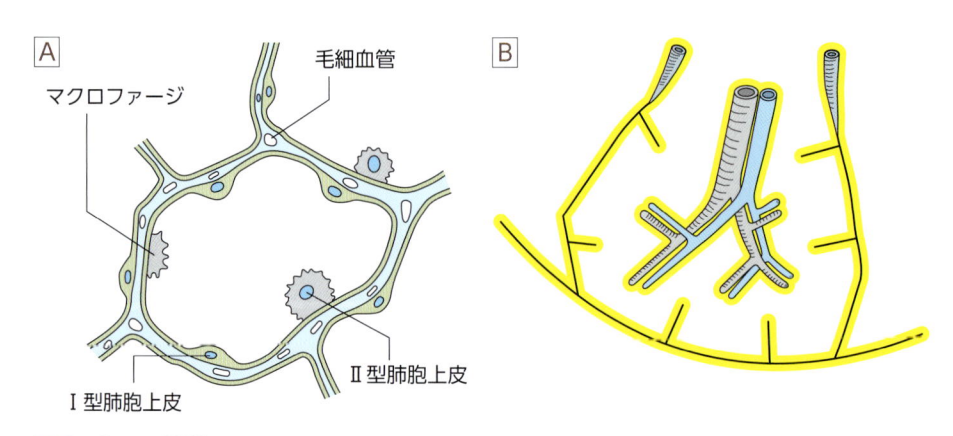

図1　2つの間質

A) 狭義の間質。I型，II型肺胞上皮の基底膜と肺胞毛細血管内皮細胞の基底膜に挟まれた領域（水色）を指し，肺胞壁を構成している。
B) 広義の間質。小葉間隔壁，胸膜，気管支血管束など肺のフレームワークに存在し（黄色），豊富なリンパ管を含む。

（文献1より作成）

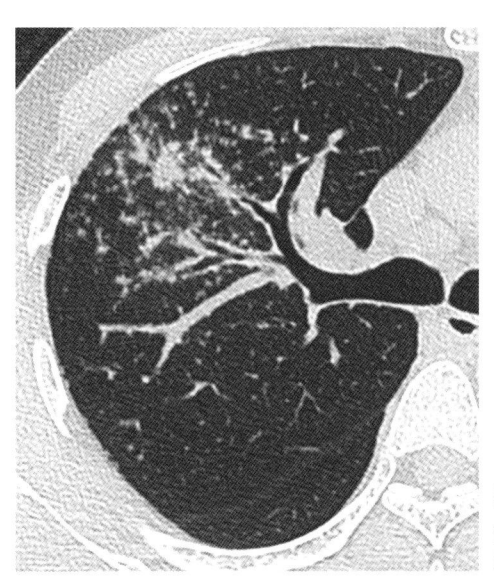

図2　広義の間質の病変：サルコイドーシス
高分解能CT（HRCT）では気管支血管束の周囲や胸膜に接する粒状影を認める。

間質性肺炎（idiopathic interstitial pneumonia：IIP）と呼ばれる。原因を特定できるものには、自己免疫性間質性肺炎、職業・環境性間質性肺炎、医原性間質肺炎などがある[2]（図3）[3]。

　自己免疫性間質性肺炎は、免疫異常によるもので、膠原病およびその関連疾患に伴う間質性肺炎が該当する。膠原病としては関節リウマチ、全身性強皮症、多発性筋炎／皮膚筋炎、Sjögren症候群、顕微鏡的多発血管炎などが挙げられる。

　職業・環境性間質性肺炎は、職場あるいは生活環境に浮遊する異物や抗原の吸入によるもので、珪肺症、石綿肺などのじん肺や過敏性肺炎がある。珪肺症はシリカ（石英）、石綿肺はアスベスト（石綿）の吸入により生じる。過敏性肺炎は、真菌や鳥に関連する抗原などに曝露されて発症する。これらの疾患に対する治療は、まず原因となる物質あるいは抗原からの回避であり、正確な診断が求められる。そのためには、職業歴や生活歴などの詳細な問診（☞第3章3参照）が重要である。

　医原性間質性肺炎には、薬剤性肺炎や放射性肺炎がある。薬剤性肺炎の原因薬としては、抗悪性腫瘍薬、抗菌薬、抗不整脈薬、抗リウマチ薬などがあり、さらに市販薬や漢方薬、あるいはサプリメントなどの健康食品によって発症することもある。間質性肺炎の診断時には、常に薬剤性肺炎を念頭に置いて、内服歴を聴取する必要がある。

　最近、感染性間質性肺炎として、新型コロナウイルス感染症（COVID-19）に罹患後の間質性肺炎が報告されており、post-acute sequelae of COVID-19（PASC）あるいはpost-covid interstitial lung diseaseなどと呼ばれている[4, 5]（図4）。

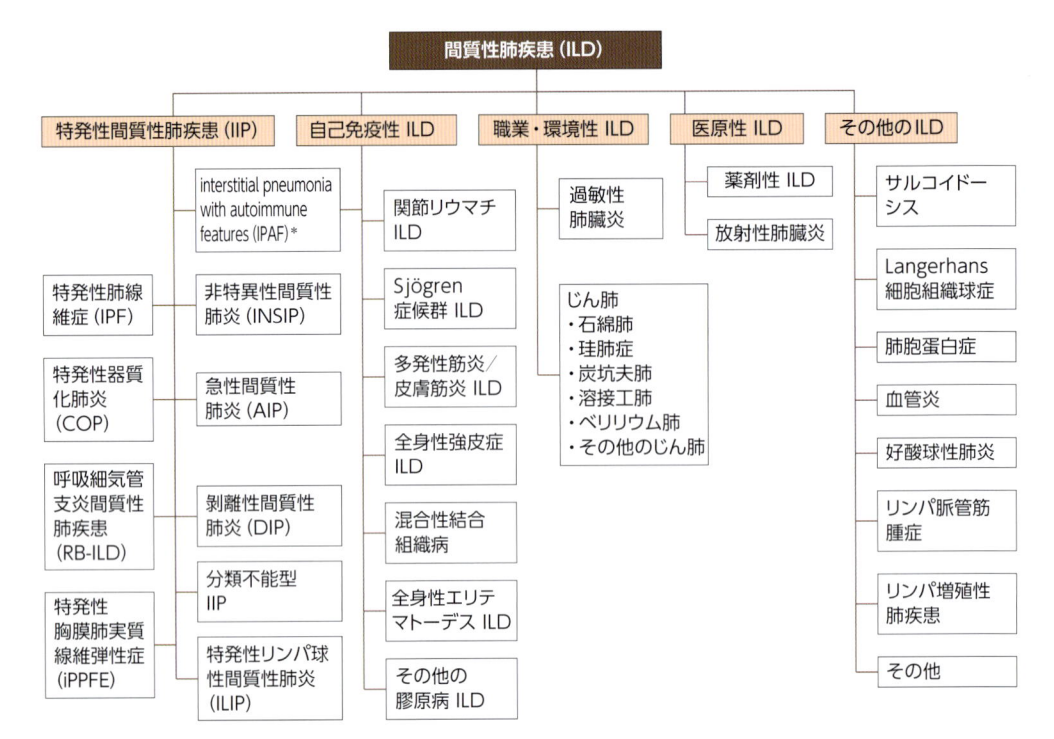

図3 間質性肺疾患の分類

*IPAFは研究用カテゴリー疾患名である。 （文献3より作成）

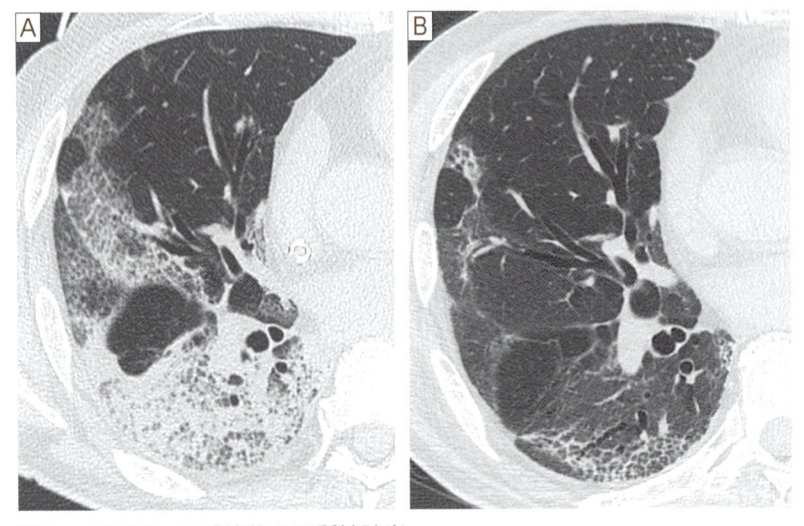

図4 COVID-19感染後の間質性肺炎

A) COVID-19発症時の高分解能CT（HRCT）では右下葉と中葉にコンソリデーション，すりガラス病変，網状影を認め，ステロイド薬投与，人工呼吸管理，ECMOによる治療が行われた。

B) 2カ月後のHRCTでは，コンソリデーション，すりガラス病変は改善したが，右下葉末梢に網状影と牽引性気管支拡張を認め，右下葉の容量はやや減少していた。血清KL-6は898IU／mL，血清SP-Dは138ng／mLと上昇していた。

間質性肺炎の病態の分類と治療

　　間質性肺炎の病態は個々の疾患により異なるが，細胞性／炎症性主体，線維化性主体，その双方と大きく分けて考えると治療の際に有用である（**図5**）[6]。たとえば，特発性器質化肺炎は炎症性主体で，ステロイド薬によく反応する。一方，特発性肺線維症（idiopathic pulmonary fibrosis：IPF）は線維化性主体でステロイド薬には反応せず，抗線維化薬（ニンテダニブ，ピルフェニドン）が有効である。

　　抗線維化薬の登場に伴い，間質性肺炎の中でも線維化が進行するものは，当初，進行性線維化を伴う間質性肺疾患（progressive fibrosing interstitial lung disease：PF-ILD）[7]として提唱されたが，2022年のATS／ERS／JRS／ALAT Clinical Practice Guidelineでは進行性肺線維症（progressive pulmonary fibrosis：PPF）として定義された[8]（**表1**）。これらの進行性の線維化をきたす間質性肺炎には，膠原病など全身性疾患の一部としてのものと，IPFや過敏性肺炎など肺に限局するものがある。PPFの発症機序は明らかになっていないが，初期にはしばしば疾患特異的に肺胞上皮傷害や微小血管傷害が繰り返され，あるいは免疫反応により肉芽腫性炎症が生じる[9]。この

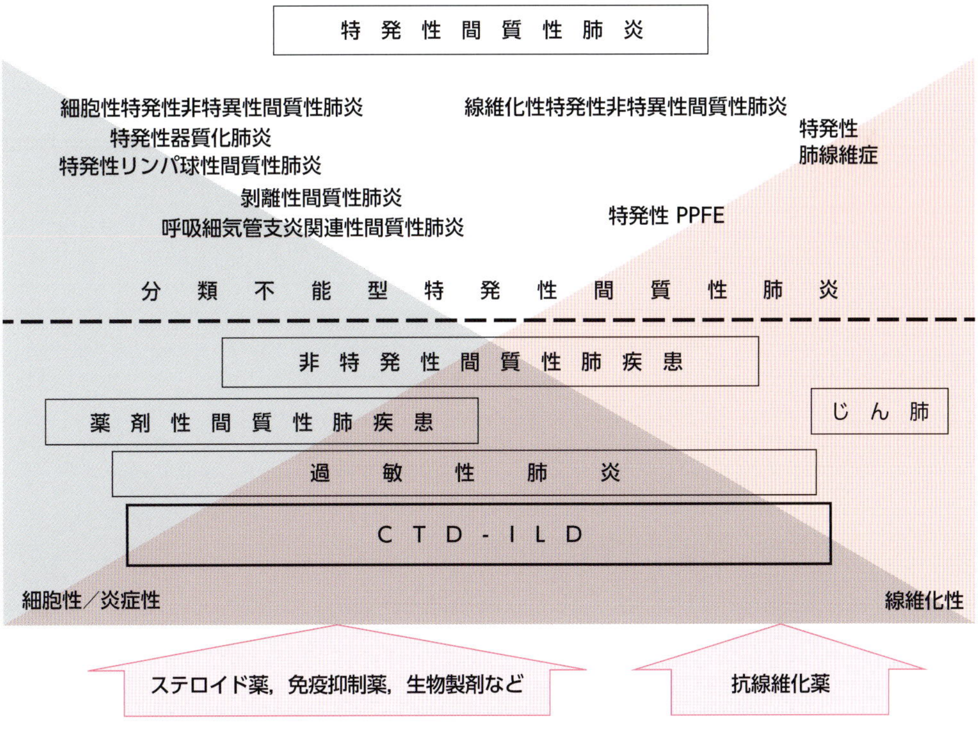

図5　細胞性／炎症性と線維化性の観点からみた間質性肺疾患治療
（日本呼吸器学会・日本リウマチ学会合同膠原病に伴う間質性肺疾患診断・治療指針作成委員会 2020：膠原病に伴う間質性肺疾患 診断・治療指針 2020. メディカルレビュー, 2020, p190-5より転載）

表1　進行性肺線維症 (PPF) の定義 (2022年)

原因の判明している間質性肺疾患あるいは特発性肺線維症以外の原因不明の間質性肺疾患で，肺線維症の放射線学的証拠を有する患者において，進行性肺線維症は，以下の3つの基準のうち少なくとも2つが過去1年以内に発生し，他に説明ができないものと定義される
1　呼吸器症状の悪化
2　疾患進行の生理学的証拠 (以下のいずれか)
a. 追跡調査1年以内に％FVCが5％以上の絶対的低下 b. 追跡調査1年以内に％DLco (Hbで補正) が10％以上の絶対的低下
3　疾患進行の放射線学的証拠 (以下のうち1つ以上を満たすこと)
a. 牽引性気管支拡張症・細気管支拡張の範囲または重症度の悪化 b. 牽引性気管支拡張を伴う新たなすりガラス病変 c. 新たな細かい網状影 d. 網状影の範囲の拡大または粗大化 e. 蜂巣肺の出現または増加 f. 肺葉容積減少の増加

(文献8より引用)

過程には，喫煙，職業性曝露，大気汚染，ウイルス感染など多くの環境性リスク因子，*MUC5B*遺伝子多型やテロメア関連遺伝子変異などの遺伝的要因，そして加齢などが関係している。後期では，これらの慢性炎症により線維芽細胞が活性化されて細胞外マトリックスの産生，さらに組織のリモデリングが生じ，それが線維芽細胞を刺激して線維化の過程が継続される。この後期の線維化の過程は，疾患にかかわらず共通の機序が想定されており，抗線維化薬の効果が報告されている。

【文献】
1)　高橋雅士：新胸部画像診断の勘どころ．メジカルビュー，2014，p134.
2)　日本呼吸器学会・日本リウマチ学会合同膠原病に伴う間質性肺疾患診断・治療指針作成委員会2020：膠原病に伴う間質性肺疾患 診断・治療指針2020．メディカルレビュー，2020，p10-5.
3)　Cottin V, et al: Presentation, diagnosis and clinical course of the spectrum of progressive-fibrosing interstitial lung diseases. Eur Respir Rev. 2018;27(150):180076.
4)　Solomon JJ, et al:CT of post-acute lung complications of COVID-19. Radiology. 2021;301(2):E385-E395.
5)　Brash M, et al:Post-COVID interstitial lung disease and other lung sequelae. Clin Chest Med. 2023;44(2):263-77.
6)　日本呼吸器学会・日本リウマチ学会合同膠原病に伴う間質性肺疾患診断・治療指針作成委員会2020：膠原病に伴う間質性肺疾患 診断・治療指針2020．メディカルレビュー，2020，p190-5.
7)　Flaherty KR, et al:Nintedanib in progressive fibrosing interstitial lung diseases. N Engl J Med. 2019;381(18):1718-27.
8)　Raghu G, et al:Idiopathic pulmonary fibrosis(an update)and progressive pulmonary fibrosis in adults. An official ATS／ERS／JRS／ALAT clinical practice guideline. Am J Crit Care Med. 2022;205(9):e18-e47.
9)　Wijsenbeek M, et al:Spectrum of fibrotic lung diseases. N Engl J Med. 2020;383(10):958-68.

岸　一馬

2 間質性肺炎のバイオマーカー

間質性肺炎におけるバイオマーカーの利用

　バイオマーカーとは，「生理学的過程，病理学的過程，または治療に対する反応の客観的かつ定量可能な指標」と定義される。バイオマーカーには，分子学的，組織学的，放射線学的，あるいは生理学的特性が含まれる。例として，バイタルサイン，血液検査，画像検査などがある。これらのバイオマーカーは，疾患の診断，病勢のモニタリング，治療への反応性の評価，予後予測に有用である。

　間質性肺炎のバイオマーカーとして，世界的には呼吸機能検査や高分解能CT（HRCT）が用いられているが，特に日本では血清バイオマーカーであるKrebs von den Lungen-6（KL-6），surfactant protein-D（SP-D），surfactant protein-A（SP-A）が日常診療で普及している。血清バイオマーカーは低侵襲であり，繰り返し測定できるという利点がある。数多くの間質性肺炎の血清バイオマーカーが研究されているが，本項ではⅡ型肺胞上皮由来の蛋白であるKL-6, SP-D, SP-Aについて述べる。

KL-6

　KL-6は分子量200kDa以上の膜貫通型非分泌型ムチンMUC1上のシアル化糖鎖抗原である。KL-6はⅡ型肺胞上皮と気管支上皮細胞に発現しており，線維芽細胞の遊走，増殖，生存に働くとされる[1,2]。血清KL-6の基準値は500U/mL未満と設定されている。血清KL-6の上昇は，肺胞上皮傷害により再生上皮細胞からKL-6が過剰に産生され，さらに肺胞血管透過性も亢進しているために生じると考えられている[3]。

　KL-6は種々の間質性肺炎で上昇する。特発性間質性肺炎，膠原病に伴う間質性肺疾患，過敏性肺炎，薬剤性肺炎などの患者におけるKL-6は70％以上で高値を示す（**表1**）[3]。特に過敏性肺炎ではしばしば著明な高値を示す。一方，肺胞性肺炎，気管支喘息，慢性閉塞性肺疾患ではほとんど上昇しないことから，KL-6は，間質性肺炎の診断に有用である（**図1**）。また，ニューモシスチス肺炎やサイトメガロウイルス肺炎でも高率に上昇するため，胸部CTで両側にすりガラス病変が出現した場合には鑑別を要する（**図2**）。なお，KL-6は良性疾患に加えて進行期の肺癌，膵癌，乳癌などの悪

表1　主要疾患における血清KL-6値の陽性率

		陽性率			
		<10%	10〜30%	30〜70%	70〜100%
良性疾患	肺	肺胞性肺炎 気管支喘息 慢性閉塞性肺疾患 気管支拡張症	肺結核 じん肺	びまん性汎細気管支炎 広範な病変を示す肺結核	特発性間質性肺炎 膠原病に伴う間質性肺疾患 過敏性肺炎 放射線肺炎 薬剤性肺炎 ニューモシスチス肺炎 サイトメガロウイルス肺炎 サルコイドーシス肺野型 肺胞蛋白症
	肺以外	肝炎 肝硬変 膵炎 胆嚢炎			
悪性疾患		胃癌 大腸癌 肝細胞癌		肺癌 膵癌 乳癌	

(文献3より改変引用)

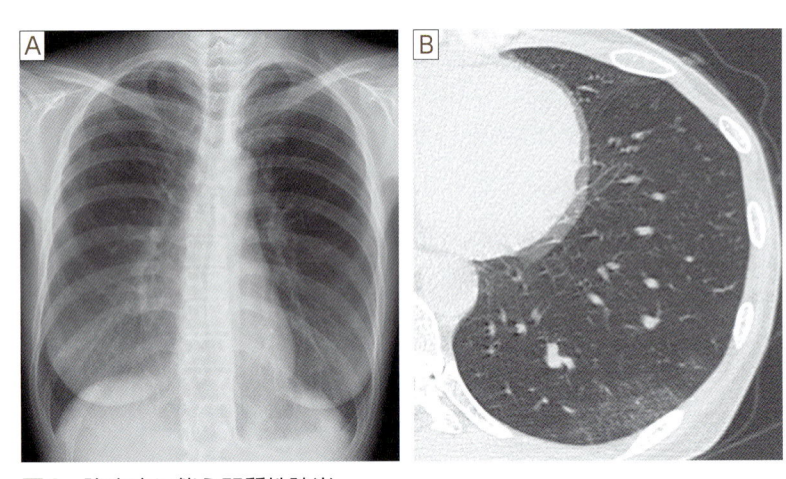

図1　強皮症に伴う間質性肺炎

A) 胸部単純X線写真。異常を指摘できない。
B) 高分解能CT (HRCT)。下葉末梢にすりガラス病変を認める。肺機能検査では, %肺活量 (VC) 97.3%, 1秒率88.3%, %拡散能 (DLco) 85.4%であった。血清KL-6は573U/mL, 血清SP-Dは174ng/mLと軽度上昇していた。

性疾患でも上昇することがあるので注意が必要である。

　また, KL-6は間質性肺炎の活動性や治療への反応を示す指標として用いられる。特に, 特発性肺線維症の急性増悪時には, 安定期と比べてKL-6, SP-Dが高値となることが報告されており[4], 急性増悪の診断やその治療に対する反応を観察することに適している。さらに, KL-6は予後予測因子と報告されている。特発性肺線維症患者

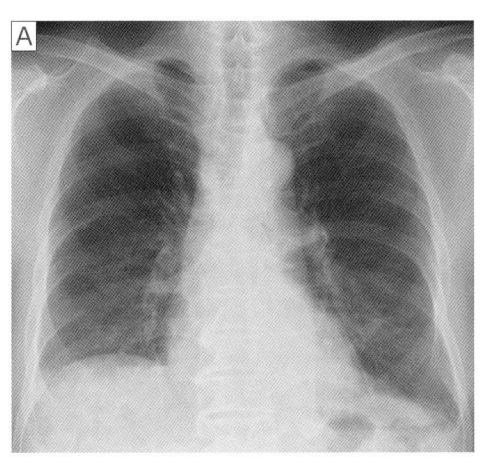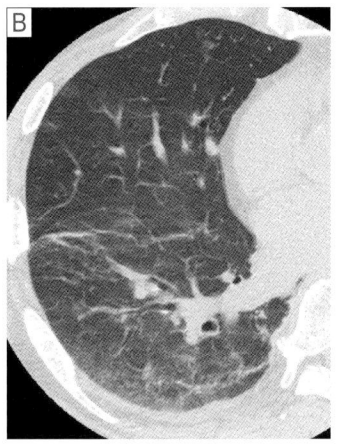

図2　慢性関節リウマチ患者に発症したニューモシスチス肺炎

A) 胸部単純X線。両側中下肺野にすりガラス陰影を認める。

B) HRCT。右中葉と下葉にすりガラス病変，右下葉に索状影がある。血清KL-6は631U/mL，血清SP-Dは702ng/mL，血清SP-Aは332.1と上昇していたが，同時に血清β-Dグルカンが147.5pg/mLと上昇しており，ニューモシスチス肺炎と診断し，ST合剤により改善した。

を対象とした研究で，KL-6値が1,000U/mL以上の患者は1,000U/mL未満の患者と比較して3年生存率が有意に低く，KL-6は年齢や呼吸機能とは独立した予後予測因子であった[5]。

　なお，近年，肺癌に対して免疫チェックポイント阻害薬や分子標的薬が標準治療になった。これらの薬剤による間質性肺炎（薬剤性間質性肺疾患）の診断にもKL-6は有用であり，既存の間質性肺炎がない場合であっても，治療前にベースラインのKL-6を測定することが重要である。

サーファクタント蛋白

　SP-DとSP-Aは肺コレクチンに属する親水性の分泌型糖蛋白で，Ⅱ型肺胞上皮細胞やClara細胞から産生される。主な機能は自然免疫の調節作用とされるが，肺胞上皮被覆液の表面張力を抑制して肺胞の虚脱を防止する役割もある。質量はSP-Dが43kDa，SP-Aが28～36kDaで，KL-6と比べるときわめて小さい。血清SP-DとSP-Aの基準値は，それぞれ110ng/mL未満，43.8ng/mLと設定されている。血清SP-D，SP-Aが上昇する機序は，肺胞上皮傷害より肺胞腔内のSP-D，SP-Aが血液中に漏出するためと考えられている。

　SP-D，SP-Aは特発性肺線維症，膠原病に伴う間質性肺疾患，放射性肺炎，過敏性

肺炎，肺胞蛋白症などで高値を示し，間質性肺炎の診断に有用である。ただし，細菌性肺炎や心不全ではKL-6が上昇しないのに対して，SP-D，SP-Aは上昇することもあるため，これらの疾患との鑑別には適さない。

　SP-D，SP-Aは，KL-6と同様に間質性肺炎の活動性や治療効果を反映し，予後予測因子である。IPF患者52例を対象としてSP-D，SP-Aと肺機能検査，高分解能CT（HRCT）所見，予後が検討され，SP-Dは％肺活量（VC）の経時的低下と相関することが報告された[6]。HRCTとの比較では，SP-DとSP-Aは胞隔炎に対応するすりガラス病変の範囲と相関したのに対して，KL-6とは異なり蜂巣肺の範囲とは相関しなかった。このため，SP-DとSP-Aは病変の比較的早期から上昇し，KL-6は線維化の広がりをより反映すると考えられる。3年の経過観察期間における死亡例のSP-DとSP-Aは，生存例よりも有意に高値であった。また，SP-DはIPF患者におけるピルフェニドンによる治療の効果および予後予測因子として報告されている[7]。

早期診断への鍵

　KL-6，SP-D，SP-Aはいずれも間質性肺炎の診断，病勢のモニタリング，治療効果および予後の予測に有用である。間質性肺炎は診断の遅れがしばしば問題となっており，これらの血清バイオマーカーの測定は間質性肺炎の早期診断に寄与する。ただし，いずれも間質性肺炎全般で上昇し，特発性肺線維症などの疾患特異性には乏しいので注意する必要がある。

【文献】

1) Kohno N, et al:New serum indicator of interstitial pneumonitis activity. Sialylated carbohydrate antigen KL-6. Chest. 1989;96(1):68-73.
2) Ohshimo S, et al:KL-6, a human MUC mucin, promotes proliferation and survival of lung fibroblasts. Biochem Biophys Res Commun. 2005;338(4):1845-52.
3) 河野修興:KL-6の発見と広島復興の医学. 日内会誌. 2018;107(9):1629-39.
4) Collard HR, et al:Plasma biomarker profiles in acute exacerbation of idiopathic pulmonary fibrosis. Am J Physiol Lung Cell Mol Physiol. 2010;299(1):L3-7.
5) Yokoyama A, et al:Prognostic value of circulating KL-6 in idiopathic pulmonary fiborosis. Respirology. 2006;11(2):164-8.
6) Takahashi H, et al:Serum surfactant proteins A and D as prognostic factors in idiopathic pulmonary fibrosis and their relationship to disease extent. Am J Respir Crit Care Med. 2000;162(3 Pt 1):1109-14
7) Ikeda K, et al:Serum surfactant protein D predicts the outcome of patients with idiopathic pulmonary fibrosis treated with pirfenidone. Respir Med. 2017;131:184-91.

岸　一馬

第3章
初診患者のみかた

間質性肺炎はその複雑な分類といまだ多くが明らかになっていない病態から，患者への説明が難しい疾患である。しかし進行性であり，時には不治の病にもなりうるため，十分な説明が重要である。さらに一部の検査や治療は侵襲的であることから，患者が自身の状態について十分に理解し，治療選択において十分な情報に基づく同意（informed consent）を得られるように努める必要がある。

また，原因の特定や治療の選択には，問診で得られる情報が非常に重要となるため，患者との対話が非常に大切な疾患である。

本章では，初診時に間質性肺炎という疾患を説明する際のアプローチと診断プロセスについて記述し，患者に対する説明のポイントと注意点も述べる。患者によって最適な説明方法は異なるため，あくまでこれを参考にしながら個別に対応していくことが望ましい。

鹿子木拓海

1 患者・患者家族への疾患・病状の説明

医療者と非医療者の認識のギャップ

間質性肺炎は重大なライフイベントを引き起こす疾患である。しかし，この疾患の名称自体が多くの非医療者にはあまり知られておらず，しばしば一般的な肺炎と混同され「治るもの」と認識されがちである。

患者・患者家族と医療者の間にこのような認識の違いが存在すると，急性増悪を代表とする急激な病状の悪化が発生した際に，患者や患者家族に深刻な不安やストレスをもたらす可能性がある。患者と患者家族に対して適切な疾患教育を行い，疾患自体を理解してもらうとともに，疾患のとりうる経過もまた理解してもらう必要がある。

急性増悪のような急な病態の変化についても心の準備をし，そのような状態に至った際に，どのような医療を希望し，対応するか（気管挿管を伴う人工呼吸器管理を行うか？ 心肺蘇生を行うか？ など）を事前に家族内で話し合ってもらうことが非常に重要である。

間質性肺炎の臨床における現状

現状の臨床では，患者が間質性肺炎という疾患を十分に理解できていないことが課題となっている。2019年に日本で行われた特発性肺線維症患者158名とその担当医師66名を対象にしたアンケート調査からは，患者と医師間の理解の不一致が明らかになっている（**図1**）[1]。「不可逆性の病気であること」「予後が悪い病気であること」「急性増悪が予後に大きい影響を与える可能性があること」「進行性の疾患であること」といった点で，医師と患者で説明の有無について認識に大きな差があることが明らかになった。

いずれも説明すべき内容であるが，衝撃的な告知であることからショックを和らげるために医師の説明が遠回しになっているか，説明が不十分である可能性がある。また，特発性肺線維症について医師から説明を受けた患者の63％が不安を感じているというデータもある[1]。このような状況をふまえて，説明方法に配慮する必要がある。

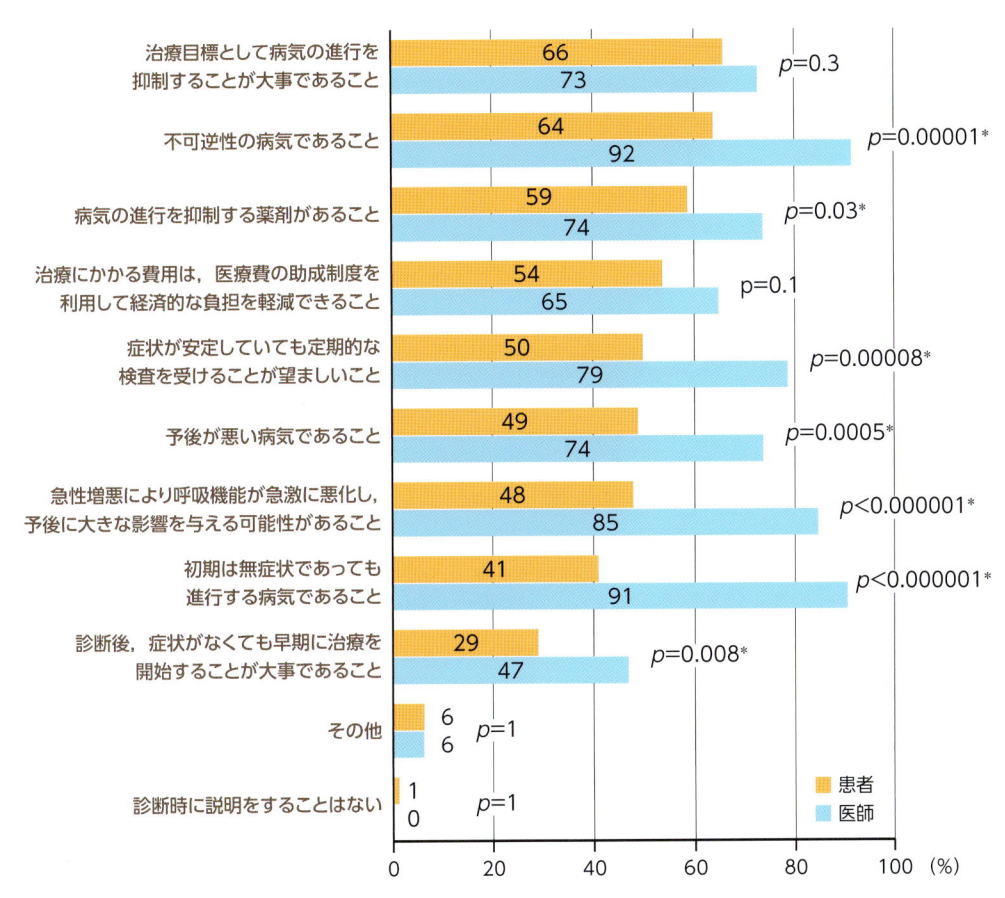

図1　特発性肺線維症患者と担当医師の意識調査の結果

対象患者に対し「あなたは特発性肺線維症 (IPF) の診断時に，先生からはどのような説明を受けましたか」と尋ね，図中に示した9項目すべてを回答させた。同様に対象医師に対し「普段，先生が特発性肺線維症 (IPF) の診断時に，患者さんに説明することがある内容をすべてお知らせください」と尋ね，9項目から当てはまる項目すべてに回答させた。各項目で「ある」と回答した割合をグラフに示した。
χ^2検定による医師─患者群の比較結果 (p値) をグラフ外側に示した。
$p < 0.05$を統計的有意とし，＊で示した。

(文献1より転載)

どのように患者に説明するか

　疾患の説明においては，患者とその家族が疾患の本質を正確に理解し，適切に対処できるようサポートすることが重要である。特に初診時には，疾患の重大性を理解し，通院や検査の必要性を認識してもらう必要がある。気管支鏡検査や手術といった侵襲的な検査が必要な場合，患者の理解が不可欠である。

　こういった内容は一度の説明で理解してもらうのは困難であることから，一度の外来ですべての説明を行う必要はない。検査と並行して，多段階で説明を繰り返し，各段階で理解を確認することが重要である。

当センターではこうしている

当センターでは，特発性間質性肺炎の患者には，3〜4日間の評価入院を推奨している。気管支鏡検査以外の非侵襲的な検査は外来で行えるが，評価入院という形をとることで，患者・患者家族に疾患の重大性を理解してもらいやすく，さらに説明の時間を確保できるというメリットがある。

また，入院中にリハビリテーション科と連携し，6分間歩行試験などの運動耐容能の評価や呼吸リハビリテーションの導入なども行っている（☞第10章参照）。体重減少がみられる患者については管理栄養士がスクリーニングをかけ，栄養指導も行っている（☞第11章参照）。さらには看護師が様々な日常生活を送る上での問題点や退院後に必要となる医療支援などを抽出し，それぞれの対処法を患者と話し合いながら検討している（☞第12章参照）。

このように短期間でも入院してもらうことで，様々な医療従事者の介入が可能となる。疾患に不安を感じている患者にとって，多くのサポートを得られるという点で安心感を与えることができる。

患者・患者家族への説明のポイント

患者とその家族に間質性肺炎について理解して欲しいこととしては，
❶疾患の説明，❷原因，❸必要な検査，❹必要な治療，❺今後の見通し，❻合併症の6点が挙げられる。

特発性肺線維症を代表として，間質性肺炎は予後が悪性腫瘍と同等の場合がある。そのため，癌の告知と同等の慎重さと注意を払う必要がある。

間質性肺炎について説明する際にしばしば用いる難治性，進行性，時に致死的というワードは衝撃的な内容であり，患者・患者家族に著しい不安を引き起こす。過度に楽観的あるいは悲観的な見方を避け，現実的に説明することが重要である。

説明の際には，原則的に専門用語は極力避け，患者やその家族が理解しやすい言葉を使用することが望ましい。間質性肺炎の分類は多岐にわたり，特に問題となるのは，同じ病態に対して複数の異なる呼称が使用されることである。たとえば，ある1つの病態に対して，「特発性肺線維症」「IPF」「通常型間質性肺炎」「UIP」「特発性間質性肺炎」といった様々な呼称が存在する。これらの用語や略語の使用は，臨床現場で混乱をまねくことがある。たとえば，あるときは「特発性間質性肺炎」と説明され，別のときに同じ病態を「IPF」と呼ばれると，患者はまったく別の病気について話されていると誤解する可能性がある。このような専門用語の不統一な使用は，患者や患者家族

の理解を妨げ，不安を増大させる原因となりうるので避けるべきである。

　また，身近でよく使用されている用語に置き換えて説明するのも有効な方法の1つである。たとえば，「過敏性肺炎」を「アレルギー性肺炎のようなもの」と説明することで，患者の理解を助けることができる。このように，一貫性のあるわかりやすい言葉遣いを心がけることが，患者とのコミュニケーションを円滑にし，治療への理解と協力を得る上で重要である。

初診時の説明の一例

　上記をふまえて，初診時の説明の一例を示すので，参考にしていただきたい。

❶疾患の説明

　「間質性肺炎とは，肺が線維化して硬く脆くなる病気です。肺はゴム風船みたいな臓器で，伸び縮みして中に空気を出し入れします。しかし間質性肺炎という病気になると肺が硬くなり，紙袋みたいに脆く伸びなくなります。

　間質性肺炎は様々なタイプがある病気で，タイプによって急に肺が硬くなる人や，10年経っても変わらない人がいます。悪いタイプでは急激に病気が進んで，命を落とす人もいます。症状としては肺が硬くなることで，動いたときに息苦しくなったり咳が出たりします」

❷原因

　「間質性肺炎の原因は様々です。リウマチのような自己免疫疾患や，薬・鳥やカビなどのアレルゲンが原因となることもあります。ただ，約半数は原因不明で，喫煙や加齢による肺の老化が関与していると考えられています」

❸必要な検査

　「診断のためには，血液検査や，肺機能検査で肺の硬さの程度を調べる必要があります。また胸部CTで肺炎の形態や広がりの確認も必要です。必要に応じて気管支鏡検査という肺への内視鏡検査や，手術で肺の一部を取ってきて，肺の組織がどうなっているのか顕微鏡で確認することもあります」

❹必要な治療

　「治療は間質性肺炎の種類によって大きく異なります。原因が明らかなタイプでは治療がよく効き，アレルゲンの回避やステロイド薬による治療で治癒する人もいます。

　原因不明で線維化が強いタイプは，治療が十分に効かず，だんだん肺が硬くなっていきます。この場合では，お薬で肺が硬くなるのを遅らせ，肺活量を維持することが治療の目的となります」

❺今後の見通し

　「間質性肺炎の経過は，個人によって大きく異なります。まったく進行しない方もいますが，多くの方は何年もかけてゆっくりと症状が進み，徐々に息切れや咳が出て

くるようになります。最終的には食事やトイレなどの日常生活を送る上での動作でも息切れを自覚するようになります。残念ながら，急激に悪化するタイプもあり，より積極的な治療が必要になることがあります。またゆっくりと進行していても，風邪などの感染症をきっかけとして急激に悪化することもあり，体調管理や感染予防に気をつける必要があります」

❻合併症

「間質性肺炎に伴って別の病気が合併することがあります。たとえば肺高血圧症は肺の血管の圧が高くなり，心臓に負担がかかる状態です。息切れがひどくなったり，むくみが出たりすることがあります。また，肺が脆くなることから肺に穴が開きやすくなり，肺から空気が漏れる気胸という状態になることがあります。突然息切れが出現したり，胸の痛みが出てきます。ほかにも，間質性肺炎は肺癌になりやすいことから，定期的な検査が必要となります。これらの合併症はすべての方に必ず起こるわけではありません」

説明時の注意点

　初診時に疑われる間質性肺炎の分類と，検査を行った後に結論づけられた間質性肺炎の分類，また治療を行った後に明らかになる分類が異なることが往々にして経験される。間質性肺炎は複雑な疾患であり，あまり断定的な説明をしすぎると，後に診断が変化した際に患者の理解を妨げ，混乱させる原因にもなりうる。診断は後に変わりうることを意識しながら説明をするのが望ましい。

　また，患者が理解しやすい説明を心がけることが重要である。たとえば，高齢の患者には簡易で理解しやすい説明が好まれることが多く，検査や治療の選択肢を医療者に委託する傾向がある。一方，高齢者以外の層では，自身でもインターネットなどで情報を容易に検索することができ，詳細な説明を求める患者が増えている。

　すべての患者に対して，その希望やニーズに沿った，柔軟かつ適切な説明を心がけることが，効果的なコミュニケーションの基本原則である。

今後への布石

　間質性肺炎，特に特発性肺線維症は進行性の慢性疾患であり，診断時には体力が比較的保たれていることが多い。初診段階で将来的な生活設計について，患者とその家族に理解と準備を求めることも時に行われる。症状が進行すると，在宅酸素療法（☞第8章参照）が必要となり，QOLが低下し，最終的には死に至るという疾病の自然史を説明し，QOLを維持しながら苦痛を最小限に抑えることが治療の目標になると

いうことを理解してもらう。

　また患者自身がリハビリテーションを積極的に行うことが症状の緩和につながるということを説明し，患者の自発的な行動をうながすことで，当事者意識を持って取り組めるように努める。また，社会的な支援や医療費の助成が利用可能であることを患者とその家族に伝えることで，疾患との向き合い方において精神的な負担を軽減できる。

【文献】
1) 冨岡洋海，他：特発性肺線維症（IPF）診療における患者と医師の相互理解：わが国におけるIPF患者と担当医師の意識調査（第2報）．呼吸臨床．2000;4(3):e00098.

鹿子木拓海

2 初診患者の診察の流れ

間質性肺炎が疑われる来歴

一般的な間質性肺炎が疑われる来歴としては，下記のようなものが挙げられる。

- 労作時呼吸困難，乾性咳嗽などの症状による来院
- 健康診断での胸部異常陰影，肺活量検査異常による紹介
- 膠原病などの他疾患のスクリーニング検査での偶発的発見

こういった背景で来院した患者には間質性肺炎を疑い，初期評価として問診から始めて，身体診察，血液検査，画像検査，呼吸機能検査，病理検査の検討といった流れで診察を進めていくことになる。その中で呼吸器内科医，画像診断医，病理医などの多分野による間質性肺炎の診断，分類，重症度の評価を行い，治療の検討に至る。この項目では間質性肺炎の疑いのある初診患者の診察の全体の流れを説明する。

問診

初診時，患者の現在の自覚症状や病歴を把握するために詳細な問診を行う。間質性肺炎の呼吸器症状として，呼吸困難感，咳嗽があり，一般的に数週間～数カ月続く呼吸器症状が，間質性肺炎を疑う手がかりとなる。

また間質性肺炎の原因を推定することは特に重要であり，患者の既往歴や喫煙歴，家族歴，職業歴，生活環境，家屋環境などを詳しく聴取する。

具体的な問診の内容に関しては，第3章3に譲る。また，診断のフローについては第4章1を参照。

身体診察

間質性肺炎の身体所見として，胸部聴診で捻髪音（fine crackles）が特徴的である。初期は背部下方に聴診され，時に片側のみで聴取することもある。進行するにつれて，

胸部全体に広がっていく。また手指や足趾の末節骨の無症候性腫大であるばち状指も間質性肺炎でよくみられる。

　循環器系の身体所見は，間質性肺炎の初期段階では正常であるが，進行すると右心負荷が増加し，肺性心／右心不全の所見がみられることがある。具体的にはⅡ音の増強や頸静脈怒張といった所見がみられる。末期には慢性的な右心不全を合併し，下腿浮腫などの全身の体液貯留所見がみられる。

　他に注目すべき所見は膠原病を示唆する身体所見である。代表的な所見として，頭頸部では蝶形紅斑，ヘリオトロープ疹，全身の皮膚では皮疹，皮下結節，皮膚潰瘍，関節では関節炎，手指では皮膚硬化，爪の毛細血管，爪囲紅斑，Gottron徴候，Gottron丘疹，Raynaud現象，機械工の手が挙げられる（**表1**）[1]。また稀であるが，簡単に診察できるので確認したい所見としては，アミロイドーシスの巨舌，再発性多発軟骨炎の耳垂の発赤，Hermansky-Pudlak症候群の皮膚，毛髪，眼の白皮症がある。

血液検査

　間質性肺炎の代表的な血清マーカーはLDH，KL-6，SP-D，SP-Aである。特に器質化肺炎や間質性肺炎急性増悪などの急性期の病態においてはLDHが最も早期に上昇し，病勢を反映すると言われている。ほかにも急性や亜急性の間質性肺炎ではCRPやWBCも上昇することが多い。特発性肺線維症などの慢性間質性肺炎でCRPが上昇することは稀で，気管支拡張症の合併や前述の急性期の病態の存在を示唆することが多い。ただし，いずれの項目も間質性肺炎以外でも上昇することがあり，血液マーカーでの診断には限界がある。

　血液ガスでは重症度によるが，基本はⅠ型呼吸不全のパターンを呈する。ただし間質性肺炎の末期や胸膜肺実質線維弾性症（pleuroparenchymal fibroelastosis：PPFE）ではⅡ型呼吸不全を呈することもある。

　過敏性肺炎が疑われる場合は抗トリコスポロン・アサヒ抗体，鳥特異的IgG抗体を検査する。

　膠原病の合併が疑われる場合には自己抗体を測定する。一般的に間質性肺炎をよく合併すると報告されている膠原病のマーカーを選択する。具体的には当センターでは抗核抗体，抗SS-A抗体，抗SS-B抗体，抗Scl-70抗体，抗ARS抗体，抗CCP抗体，リウマチ因子，MPO-ANCA，PR3-ANCAといった項目を検査している。ほかに疑わしい膠原病疾患があれば，具体的な項目も検査を行う。ただし抗体が陽性でも膠原病を合併していない場合も多く，自己免疫性疾患の特徴を伴う間質性肺炎（interstitial pneumonia with autoimmune features：IPAF）と言われる。現時点ではIPAFの臨床的意義は定まっていないが，治療に免疫抑制薬が有効な可能性がある。

表1　膠原病に関連する症状，身体所見，CT所見

症状	疾患
関節痛	膠原病全般
筋肉痛	膠原病全般
皮膚症状	膠原病全般
Raynaud現象	SLE，SSc，PM/DM，MCTD
シッカ症状 (眼乾燥，口腔乾燥)	SjS
口腔内アフタ	SL，Behçet病
逆流性食道炎	SSc
副鼻腔炎，中耳炎	多発血管炎性肉芽腫症
身体所見	**疾患**
蝶形紅斑	SLE
紫斑	血管炎
ヘリオトロープ疹，Gottron徴候	PM/DM
機械工の手	PM/DM (ASS)
手指硬化，ソーセージ状指，皮膚潰瘍	SSc，MCTD
爪郭毛細血管異常，爪周囲紅斑	SSc，PM/DM，MCTD
リウマトイド結節	RA
CT所見	**疾患**
UIP	RA, SSc, PM/DM, MCTD, AAV
NSIP	RA, SSc, SLE, SjS, PM/DM
OP	RA, SLE, PM/DM, AAV
fibrotic OP/NSIP with OP overlap	PM/DM (ASS)
DAD	RA, SLE, MCTD, PM/DM (MDA5)
肺胞出血	AAV
DLH/LIP	SjS, RA (稀)
リウマトイド結節	RA
気管支拡張症	RA
細気管支炎	RA, SjS

AAV：ANCA関連血管炎, ASS：ARS抗体症候群, DAD：びまん性肺胞傷害, MCTD：混合性結合組織病, NSIP：非特異性間質性肺炎, OP：器質化肺炎, PM/DM：多発性筋炎／皮膚筋炎, RA：関節リウマチ, SjS：Sjögren症候群, SLE：全身性エリテマトーデス, SSc：強皮症, UIP：通常型間質性肺炎

(文献1より作成)

呼吸機能検査

　急性期には呼吸不全により呼吸機能検査は施行不可能であるが，慢性期に施行できる際には，様々な情報が得られる有用な検査である。

　間質性肺炎は，拘束性換気障害を呈することから肺活量（VC），拡散能（DLco）が重要である。％VCが80％以下である場合は拘束性障害として間質性肺炎が疑われる。注意点としては，初期の間質性肺炎ではVCは保たれている。また慢性閉塞性肺疾患を合併する場合も末期までVCが保たれることが多い。

　もし過去の呼吸器機能検査結果があれば比較を行い，その結果が下記の場合はより進行性の間質性肺炎を疑う所見である。

- 1年以内に努力肺活量（FVC）が5％以上絶対的に低下している
- 1年以内にDLcoが10％以上絶対的に低下している

　また健常者では年間20mL前後VCが低下するが，特発性肺線維症の自然経過では年間約150～200mLの低下がみられる[2]。

　PPFEの場合は肺の破壊が他の間質性肺炎と比べて大きくないことからA-aDO$_2$やDLcoの値が比較的保たれている。ただしVCは著しく減少していき，残気量が比較的保持されるという特徴がある。

画像検査

　間質性肺炎の画像診断において，胸部X線検査はスクリーニング検査として重要である。特発性肺線維症や非特異的間質性肺炎では，典型的には両側，下肺野優位に分布し，横隔膜挙上や肺門の低下といった肺容量の減少所見を伴う。陰影としては網状影，すりガラス病変，時に浸潤影を認める。器質化肺炎（organizing pneumonia：OP）や好酸球性肺炎（eosinophilic pneumonia）では浸潤影を主体とした陰影を両側性に認める。

　診断に重要なのは胸部CT検査であり，高分解能CT条件下での読影が診断に有用である。重要な所見としては蜂巣肺があり，直径数～10mm程度の厚壁の嚢胞が集簇している所見で，特発性肺線維症を強く示唆する。他に網状影，牽引性気管支拡張，両側下葉肺底部優位の分布が特発性肺線維症を疑う所見である。

　分布が非典型的な場合や気管支血管束を中心とした陰影の場合は，非特異的間質性肺炎が疑われる。また，すりガラス病変や浸潤影が目立つ場合は，急性～亜急性の間質性肺炎が疑われ，膠原病や薬剤性肺障害などのエピソードと併せてOPや非特異的

間質性肺炎を疑っていく。

評価

　以上の結果をもとに間質性肺炎の診断，分類，重症度の評価を行い，生検の必要性や治療の適応を判断していく。特発性肺線維症の診断は典型的な画像所見があれば容易である。特発性肺線維症に特徴的な所見がない場合が総合的な判断となり，特に肺生検（☞第4章4参照）を必要とする。近年では呼吸器内科医，放射線科医，病理医などの専門家の合議で診断を検討する，多分野による集学的検討（multidisciplinary discussion：MDD）が推奨されており，この初期評価の結果をもとに診断が決定されていく。

【文献】
1）　日本呼吸器学会・日本リウマチ学会合同膠原病に伴う間質性肺疾患診断・治療指針作成委員会2020：膠原病に伴う間質性肺疾患 診断・治療指針2020. メディカルレビュー, 2020.
2）　Raghu G：Idiopathic pulmonary fibrosis：lessons from clinical trials over the past 25 years. Eur Respir J. 2017；50(4)：1701209.

鹿子木拓海

3　問診事項・診察

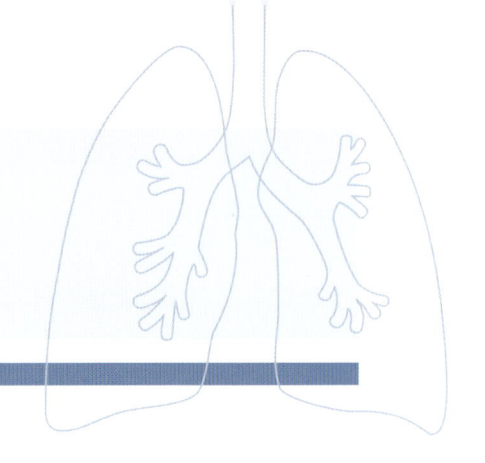

問診の重要性とそのポイント

　問診は間質性肺炎の診断の出発点となり，分類にも非常に重要である。主な問診事項は症状，既往歴，家族歴，喫煙歴，職業歴，生活環境，薬剤使用歴などである。これらの問診事項で重点を置く項目は症状の経過により異なる。

　具体的には，急性の経過では感染症との鑑別や薬剤，吸入といった二次性の間質性肺炎の鑑別のための問診が重要となり，亜急性の経過では膠原病や過敏性肺炎，薬剤性肺障害などの原因を考慮する問診が必要となる。慢性の経過では過去の職業や生活環境，家族歴に注目する必要がある。

　以下，それぞれの項目について詳しく解説していく。

症状

　間質性肺炎の主な症状は乾性咳嗽と労作時呼吸困難感である。特に，労作時呼吸困難感は間質性肺炎の診断のきっかけとなり，またその程度により重症度の評価を行うという点で重要である。

　労作時呼吸困難感の程度は一般的にはModified Medical Research Council（mMRC）スケールやHugh Jones分類で定量化して表現することが多い。注意点としては問診で聴取できる症状は患者の主観的なものであり，生活動作の程度は人や合併症，年齢によって異なる。たとえば，もともと杖歩行や車椅子の人は労作時呼吸困難感を自覚しにくいことがある。配偶者などの家族や同年代の人と比較した症状の程度や，経時的な変化を聞き出すことが重要である。

　喀痰は間質性肺炎単独では稀であるが，肺気腫や気管支拡張症など他の呼吸器疾患の合併時に認められる。同様に血痰・喀血も稀であるが，存在する場合はANCA関連血管炎や肺癌，慢性気道感染症の合併を考慮する必要がある。

　胸痛もまた間質性肺炎単独では稀であるが，心疾患の合併や関節リウマチ，全身性エリテマトーデス（SLE）の胸膜炎の合併時に認められることがある。

　膠原病を示唆する臨床所見にも注意する必要がある。代表的な症状としては関節

痛，筋肉痛，皮膚症状，眼症状，口腔症状，Raynaud現象，神経症状がある（☞第3章2，表1参照）。

　他の観点としては季節性や日時や場所との関連は過敏性肺炎を示唆する所見であり，症状の変化についても聴取する。非線維性過敏性肺炎では発熱，倦怠感，関節痛などのインフルエンザ様症状や呼吸器症状が抗原に曝露された後に出現し，抗原回避で改善することが特徴的である。

　難病申請の書類である臨床調査個人票には生活状況を記載する項目があり，「移動の程度」「身の回りの管理」「普段の活動」，「痛み／不快感」「不安／塞ぎ込み」も忘れず聴取する必要がある。

既往歴

　間質性肺炎に関連する既往歴として，間質性肺炎を合併する疾患や医原性の間質性肺炎に関連した疾患を聴取する。

　間質性肺炎を合併する疾患としては，膠原病などの自己免疫疾患がある。医原性の間質性肺炎に関連した疾患の代表格は悪性腫瘍である。抗癌薬や放射線治療による間質性肺炎はよく経験される。

　他には気管支喘息や慢性閉塞性肺疾患（chronic obstructive pulmonary disease：COPDなど），他の肺疾患の既往も聴取する。時に間質性肺炎の症状と誤診されていることもあるが，合併も注意しなければならない。

家族歴

　家族歴では，間質性肺炎の家族がいないかを聴取する。家族歴がある場合間質性肺炎のリスクが増大し，また家族歴を持たない間質性肺炎より予後も不良である[1]。膠原病などの自己免疫疾患についても家族歴を聴取する。

喫煙歴

　間質性肺炎の多くは喫煙と関連しており，タバコのアレルギー反応により発生するものに急性好酸球性肺炎や，慢性炎症が関連する特発性肺線維症，剥離性間質性肺炎などがある。逆にサルコイドーシスと過敏性肺炎は喫煙者では発症しにくいことが知られている。

　問診では喫煙年数と喫煙本数を聴取する。また電子タバコについては患者によっては喫煙していないと表現することもあり，注意が必要である。

　急性好酸球性肺炎の場合は，タバコの銘柄の変更や電子タバコへの変更といった点が原因になりうることから詳しく聴取を行う。また，海外製の電子タバコではE-cigarette or vaping use-associated lung injury（EVALI）という肺障害も発生することが報告されている。

職業歴・生活環境歴

　職業歴・生活環境歴の聴取は，間質性肺炎の原因の特定，分類のために重要な事項である。間質性肺炎の抗原曝露は約60％に認められ，男性や家族歴がある患者に多く，抗原曝露の病歴が聴取できた患者は予後良好な経過であった[2]。また多分野による集学的検討（multidisciplinary discussion：MDD）において環境曝露歴とその関連する病歴が最も診断に影響を与える要素であった[3]。

　職業歴からアスベスト（石綿）や粉塵，化学物質などへの曝露を聴取できる。例として，建設業や鉱業ではアスベストやシリカ（石英）などの粉塵の吸入が間質性肺炎のリスクを高める。農業従事者では動物の排泄物や穀物の粉塵，農薬などに曝露される可能性がある。また，現在の職業や環境だけでなく，過去の職業における曝露や小児期の環境まで含めた生涯にわたる曝露歴を聴取する。

　生活環境歴では家庭内外の環境を聴取する。ペット飼育の有無は鳥や特定の動物に起因する過敏性肺炎の診断につながる。時にペットを飼育していなくても，近所のペットショップや養鶏場といった場も過敏性肺炎のリスクになるため注意が必要である。また，カビの生えやすい高湿度や畳の部屋などの環境も注意して聴取する。

　近年では新型コロナウイルス感染症（COVID-19）の流行に伴い，加湿器やエアコンなどの使用が増えているが，それにより加湿器肺などの過敏性肺炎が引き起こされることもあり，購入歴や清掃歴なども聴取する。

　間質性肺炎の一部は外部から吸入した物質に対する生体反応により起こる。抗原曝露を評価するためには上記のような網羅的なアプローチが必要となるが，聴取をするのに時間を要することが難点である。そこで，東京科学大学（旧名称・東京医科歯科大学）呼吸器内科で作成された，患者に記載してもらって評価できる抗原曝露問診票を紹介する（**図1**）[4]。

東京医科歯科大学 抗原問診票：ILD初回スクリーニング用 2021.11

以下は肺疾患の原因になりうる環境の問診票です。記述または○をつけてください。

・住まいについてお聞きします。

①**現住所**（＿＿＿＿＿＿＿＿都／道／府／県の＿＿＿＿＿＿＿＿市／区／町／村）

②築（＿＿＿）年の（鉄筋，木造）（戸建て，集合住宅，その他）（＿＿＿）階建ての（＿＿＿）階に（＿＿＿）年間居住

③日当たりの悪い部屋：（ない，ある；具体的にどの部屋ですか＿＿＿＿＿＿＿＿）

④湿気の多い部屋：（ない，ある；具体的にどの部屋ですか＿＿＿＿＿＿＿＿）

⑤**カビの臭い**：（する，しない）

⑥**カビ**がみられますか：（目立たない，ある）

カビている所（**風呂場，洗濯機，洗面所，キッチン，窓際，壁，木製家具，畳，布団，カーペット**，他：＿＿＿＿）

⑦（**循環式の浴槽，ジャグジー，風呂の水をためる習慣，ミストサウナ**）はありますか：（ある，ない）

⑧**雨漏りや浸水**をしたことはありますか：（ある，ない）

⑨自宅近くに（**畑，川，湿地**）はありますか：（ある，ない）

・生活環境についてお聞きします。

①**加湿器**は使いますか：（使う：季節はいつですか？＿＿＿＿＿＿，使わない）

②**エアコン**は使いますか、また一番古いものは購入して何年経ちますか：

（使う：購入してから約＿＿＿＿＿年，まったく使わない）

③**羽毛布団**は使いますか：（使う，以前使っていた，昔から使わない）

使っていた期間は、（＿＿＿＿年前から＿＿＿＿まで）

同居はご家族も使いますか：（使う，以前使っていた，昔から使わない）

④ご自宅に他の**鳥関連製品**は現在ありますか：

（ない，ダウンコート，羽毛枕，羽毛のハタキ，鳥の剥製，その他：＿＿＿＿＿＿＿＿）

⑤**鶏糞肥料を使う園芸**を，ご自宅または近隣で行っていますか：

（行っていない，自宅で使用する，近隣が使用する，わからない）

⑥**鳥の飼育**を，幼少期も含めて，していましたか：（飼育していた，していない）

いつ頃に、何種類を、何羽ほど飼育していましたか（いますか）？

（＿＿＿＿＿＿＿＿＿＿＿＿＿＿＿＿）

⑦近隣に**鳥を飼育している家や，鳥小屋，鳥の巣**，はありますか：（ある，ない，わからない）

⑧自宅の庭やベランダに，**鳥の飛来・羽毛・鳥糞**，をみかけますか：（ある，ない）

⑨庭や公園の**鳥に餌付け**をしますか：（する，しない）

⑩現在，鳥以外のペットを飼育していますか：（飼育する：＿＿＿＿＿＿，飼育しない）

・**職業歴**についてご記載をお願いします。

＿＿＿歳から＿＿＿歳まで（職名）＿＿＿＿＿（具体的に例：事務＿＿＿＿＿＿）

＿＿＿歳から＿＿＿歳まで（職名）＿＿＿＿＿（具体的に＿＿＿＿＿＿＿＿）

＿＿＿歳から＿＿＿歳まで（職名）＿＿＿＿＿（具体的に＿＿＿＿＿＿＿＿）

・**カビや粉塵を吸い込む業務・趣味**についてお聞きします。以下を**日常的に扱う場合**にチェックをしてください。

□農作業，野菜・果物・花・きのこ栽培
□野菜の仕分け
□食品加工（ソーセージ・チーズ製造等）
□木屑，木材の粉塵，DIY
□機械加工で冷却水・潤滑油
□イソシアネートを含む塗装・吹き付け（ポリウレタンフォーム，ラッカーなど）
□干し草，家畜の飼料，堆肥
□パン・菓子・製麺などの穀粉
□落ち葉やゴミなどの清掃
□かびたコルク・材木・樹皮
□金属の粉塵（熔接，研磨）
□水タンク付き冷風機・冷風扇・除湿器
□庭木の剪定・植木
□茶やコーヒー豆の粉末
□動物の毛や排泄物
□管楽器（サックスなど）

その他に，カビや粉塵を吸い込むおそれのある業務や趣味があれば，ご記載ください。

（＿＿＿＿＿＿＿＿＿＿＿＿＿＿＿＿＿＿＿＿）

以上の中で，**何が症状（咳，息苦しさ，微熱）の誘因になっている**と思いますか。

（＿＿＿＿＿＿＿＿＿＿＿＿＿＿＿＿＿＿＿＿）

図1 抗原曝露問診票（2021年11月版）（東京科学大学呼吸器内科より許可を得て転載）

薬剤使用歴

　薬剤は間質性肺炎を誘発しうる。急性，亜急性，慢性など様々な経過で様々な種類の間質性肺炎が発生する。主な関連薬剤には，抗癌薬，生物学的製剤，抗菌薬や抗真菌薬などがある。特定の薬剤を中止することで症状が改善される場合が多いため，正確な薬剤歴が治療方針を決定する上で重要である。また漢方や処方外の市販薬，サプリメント，ハーブ製品を含め聴取する必要がある。また薬剤によっては中止後，数週間から数年後に肺疾患が発生することがありうるため，過去の使用歴まで漏れなく聴取を行う。

【文献】

1）　Zhang D, et al：Familial Pulmonary Fibrosis：Genetic Features and Clinical Implications. Chest. 2021；160(5)：1764-73.
2）　Lee CT, et al：Inhalational exposures in patients with fibrotic interstitial lung disease：Presentation, pulmonary function and survival in the Canadian Registry for Pulmonary Fibrosis. Respirology. 2022；27(8)：635-44.
3）　Dodia N, et al：A comprehensive assessment of environmental exposures and the medical history guides multidisciplinary discussion in interstitial lung disease. Respir Med. 2021；179：106333.
4）　東京科学大学呼吸器内科：過敏性肺炎診療について.
　　[https://www.tmd.ac.jp/med/pulm/hp.html]（2024年10月閲覧）

鹿子木拓海

第4章
間質性肺炎の検査・診断・鑑別疾患

間質性肺炎（interstitial pneumonia：IP）を疑う所見として重要なのは，胸部単純X線写真で両肺野に網状間質性陰影を認め，胸部聴診所見にて捻髪音（fine crackles）を聴取することである。捻髪音の聴取には，背側肺底部の深吸気時の聴診が重要である。また，採血検査で間質性肺炎の血清マーカーであるKL-6やSP-D高値や，呼吸機能検査による努力肺活量（FVC）や拡散能（DLco）の低下，6分間歩行試験における労作時の低酸素所見（SpO_2 90％以下）はIPの存在を疑う重要な所見である。

IPが疑われたら，次にIPの原因となりうる要因についての検討を行う。IPの原因が特定できない場合は，高分解能CT（HRCT）の画像パターンによりさらに診断プロセスを進めていく。検査法の選択や診断に際しては，呼吸器科医，放射線科医を中心に病理医，可能であれば膠原病科医を含めた多分野による集学的検討（multidisciplinary discussion：MDD）を行うことで診断精度を高めることが有用とされている。時間をかけたMDDを行っても最終診断が得られない場合は，分類不能型特発性間質性肺炎と診断される。

仲村泰彦

1 検査・診断のアルゴリズム・鑑別疾患

間質性肺炎の鑑別疾患

　胸部X線写真や胸部CT画像にて，両側肺野にびまん性の陰影が広がる疾患群を「びまん性肺疾患」と総称している。びまん性肺疾患の中には，原因不明である特発性間質性肺炎（idiopathic interstitial pneumonia：IIP）のほか，職業・環境性疾患，膠原病および関連疾患，薬剤性，放射線性，腫瘍性疾患，感染症など様々な疾患が含まれている（**表1**）[1]。その中で，肺の間質と呼ばれる肺胞隔壁が炎症や線維化病変の基本的な場とされる症候群が間質性肺炎（interstitial pneumonia：IP）である。

診断のためのフローチャートと各種検査

診断の流れ

　IPの鑑別には，詳細な問診，身体所見，画像検査，採血検査，組織検査などが有用であり，**図1**に示す特発性肺線維症（idiopathic pulmonary fibrosis：IPF）診断のフローチャートに沿って診断を進めていく[2]。IPを疑う所見として重要なのは，胸部単純X線写真で両肺野に網状間質性陰影を認め，胸部聴診所見にて捻髪音（fine crackles）を聴取することである。捻髪音の聴取には，背側肺底部の深吸気時の聴診が重要である。この捻髪音は胸部X線で間質性陰影を指摘されるよりも前から聴取可能で，医師間の聴診一致率が90％以上と報告されており，臨床医の経験に影響されない有用な所見とされている[3]。また，視診にてばち状指の確認や膠原病を疑わせる皮疹がないかの確認を忘れずに行う。その他，採血検査で間質性肺炎の血清マーカーであるKL-6やSP-D高値（☞第4章2参照）や，呼吸機能検査による努力肺活量（FVC）や拡散能（DLco）の低下（☞第4章6参照），6分間歩行試験（☞第4章7参照）における労作時の低酸素所見（SpO$_2$ 90％以下）はIPの存在を疑う重要な所見である。

原因の特定できるIPの鑑別

　原因の特定できるIPとして，薬剤性間質性肺疾患，膠原病および関連疾患，慢性過敏性肺炎，職業・環境性疾患などが挙げられる。症状や経過に加えて，詳細な問診*

表1　びまん性肺疾患（間質性肺疾患）の分類（再掲）

特発性間質性肺炎 (IIP)	膠原病および関連疾患	感染性肺疾患
特発性肺線維症 (IPF) 特発性非特異性間質性肺炎 (iNSIP) 急性間質性肺炎 (AIP) 特発性器質化肺炎 (COP) 剥離性間質性肺炎 (DIP) 呼吸細気管支炎を伴う間質性肺疾患 (RB–ILD) 特発性リンパ球性間質性肺炎 (iLIP) 特発性胸膜肺実質線維弾性症 (iPPFE) 分類不能型特発性間質性肺炎 (unclassifiable IIP)	関節リウマチ 多発筋炎／皮膚筋炎 (PM/DM) 全身性エリテマトーデス (SLE) 強皮症（全身性硬化症） 混合性結合組織病 Sjögren 症候群 Behçet 病 多発血管炎性肉芽腫症 (GPA) 結節性多発動脈炎 顕微鏡的多発血管炎 (MPA) 好酸球性多発血管炎性肉芽腫症 (EGPA)	細菌性肺炎 ウイルス性肺炎 ニューモシスチス肺炎 クラミジア肺炎 マイコプラズマ肺炎 レジオネラ肺炎 栗粒結核 肺真菌症
IIP以外の原因不明疾患	**医原性肺疾患**	**気道系が関与する肺疾患**
サルコイドーシス 慢性好酸球性肺炎 急性好酸球性肺炎 リンパ脈管筋腫症 (LAM) 肺胞蛋白症 Hermansky-Pudlak 症候群 肺 Langerhans 細胞組織球症 鉄肺症 アミロイドーシス 肺胞微石症	薬剤性肺炎（抗菌薬，消炎鎮痛薬，インターフェロン，漢方薬，ほか） 放射性肺炎 ほか	びまん性汎細気管支炎 線毛不動症候群 嚢胞性線維症 (cystic fibrosis)
	腫瘍性肺疾患	**その他のびまん性肺疾患**
職業・環境性肺疾患	浸潤性粘液性肺腺癌 癌性リンパ管症 癌血行性肺転移 悪性リンパ腫 Castleman 病 リンパ腫様肉芽腫症 Kaposi 肉腫	心原性肺水腫 急性呼吸窮迫症候群 (ARDS) 高地肺水腫 HIV 関連肺疾患 HTLV-1 関連肺疾患 IgG4 関連肺疾患
過敏性肺炎（夏型，鳥関連，加湿器肺など） じん肺（珪肺，石綿肺，アルミニウム肺，超硬合金肺など）		

（文献1より改変引用）

を行う必要がある（☞第6章参照）。その際に重要なことは，各鑑別疾患を想定しながら見落としなく丁寧に診察・問診をすることである。特に膠原病は，症状が軽微な場合は見落とされる可能性や，疑わしい身体所見や血清学的異常所見が存在しても診断基準を満たさない症例が存在するため注意を要する。また，慢性過敏性肺炎は，抗原曝露が明らかで臨床像が特徴的な場合は診断が比較的容易であるが，抗原曝露が明らかでなく慢性進行性の場合は，その他のIPとの鑑別がしばしば困難であるため注意が必要である。

＊ 発症前に新規の薬剤や漢方・サプリメントの内服歴がないか，膠原病の家族歴がないか，住居の築年数や材質は何か，鳥の飼育歴はあるか，職業の詳細など。

高分解能CT（HRCT）による画像診断

　　IPの原因について検討を行ったのち，高分解能CT（HRCT）の画像パターン（☞第4章3参照）によりさらに診断プロセスを進める。画像所見にて明らかな蜂巣肺を認め

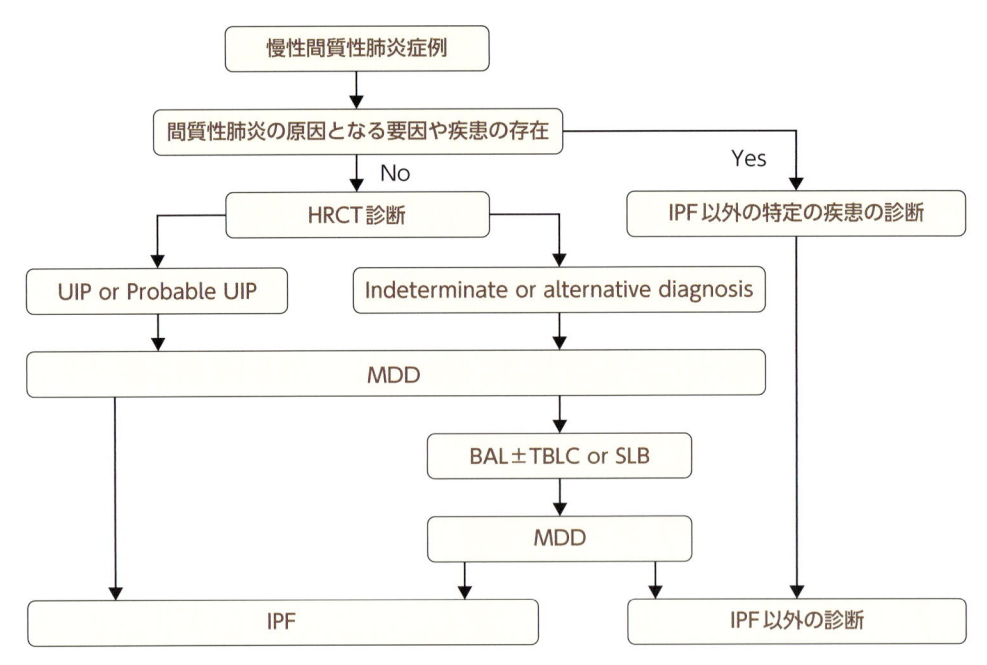

図1　特発性肺線維症 (IPF) 診断フローチャート

BAL：気管支肺胞洗浄，HRCT：高分解能CT，IPF：特発性肺線維症，MDD：多分野による集学的検討，SLB：外科的肺生検，TBLC：経気管支肺生検，UIP：通常型間質性肺炎　　　　　　　　　　　　　　　　　　　　（文献2より引用）

る通常型間質性肺炎（usual interstitial pneumonia：UIP）パターンの場合や，牽引性気管支拡張を認めるprobable UIPパターンの一部の症例（**図2**）については，呼吸器科医と放射線科医で協議を行い，明らかな原因が認められなければ，気管支鏡検査や外科的肺生検を行わずにIPFと診断可能である。ただし，診断確定困難な膠原病や過敏性肺炎などの二次性のUIPパターンが疑われる場合は気管支鏡検査などを検討してもよい[4]。

診断確定のための集学的検討

　画像パターンがprobable UIPパターン，indeterminate for UIPパターン（**図2**），alternative diagnosis（☞第4章3参照）の場合は気管支鏡検査もしくは外科的肺生検を行いさらに診断プロセスを進める。上記検査の結果をもって，呼吸器科医，放射線科医を中心に病理医，可能であれば膠原病科医を含めた多分野による集学的検討（multidisciplinary discussion：MDD）を行うことが診断精度を高めることに有用とされている[5]（☞第4章5参照）。

　IPの診断は非常に複雑であり，一度のMDDで確定診断に至らない場合も多い。時間をかけたMDDを行っても最終診断が得られない場合は，分類不能型特発性間質性肺炎（unclassifiable idiopathic interstitial pneumonia）と診断される。その場合は，経過観察を行い病勢進行の程度を加味して再度MDDを行うことが重要である。

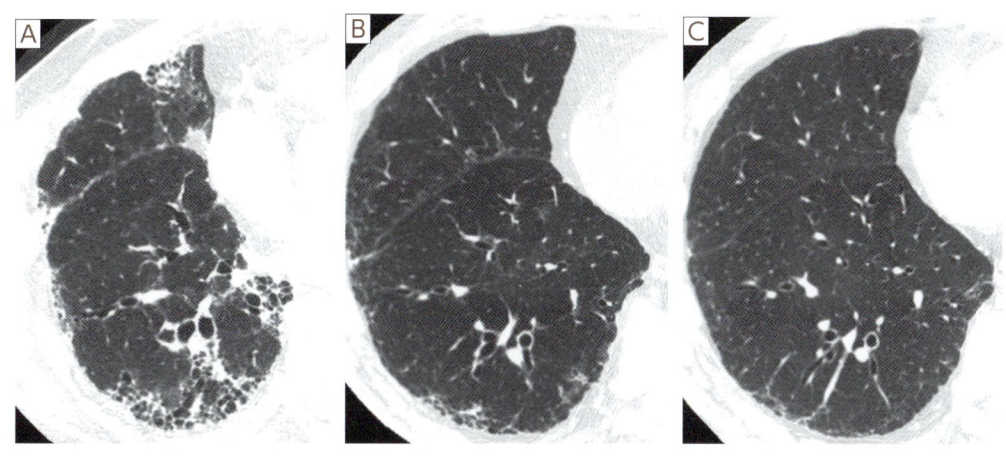

図2　IPFの高分解能CT（HRCT）画像パターン
A) UIPパターン。胸膜直下優位に蜂巣肺形成と牽引性気管支拡張を認める。
B) probable UIPパターン。胸膜直下に網状病変に加えて牽引性気管支拡張を認める。
C) indeterminate for UIPパターン。胸膜直下にわずかな網状病変を呈する。

指定難病の診断基準，新重症度分類（2024年4月より）

　日本におけるIPFの重症度分類では，安静時のPaO$_2$値と歩行時のdesaturation（SpO$_2$＜90％）の有無により重症度Ⅰ〜Ⅳに分類されており，指定難病申請の際に広く使用されている。従来の重症度分類ではPaO$_2$ 80Torr以上の場合は，歩行時のdesaturationがあっても重症度Ⅰであったが，2024年4月からの重症度分類改定により，公費助成対象の重症度Ⅲと判定されるようになった（**表2**）[6]。

　国の指定難病である特発性間質性肺炎の診断基準も改定され，より多くの患者が適切な公的助成を受けられるようになったと考えられる。

表2　厚生労働省における特発性間質性肺炎重症度分類の改定

重症度	安静時動脈血酸素分圧	6分間歩行時最低SpO$_2$（旧分類）	6分間歩行時最低SpO$_2$（新分類）
Ⅰ	80Torr以上		90％未満の場合はⅢ
Ⅱ	70Torr以上80Torr未満	90％未満の場合はⅢ	90％未満の場合はⅢ
Ⅲ	60Torr以上70Torr未満	90％未満の場合はⅣ（危険な場合は測定不要）	90％未満の場合はⅣ（危険な場合は測定不要）
Ⅳ	60Torr未満	測定不要	測定不要

（文献6より改変引用）

改定のポイントは下記の3点である。

- •「蜂巣肺のない特発性肺線維症 (IPF)」の認定には，基本的には外科的肺生検が必要となっていたが，外科的肺生検を実施せず認定が可能となった。
- •「IPF以外の特発性間質性肺炎 (特発性NSIPなど)」の認定には，基本的には外科的肺生検が必要となっていたが，外科的肺生検を実施せず認定が可能となった。
- •「特発性胸膜肺実質線維弾性症〔特発性上葉優位型肺線維症，pleuroparenchymal fibroelastosis (iPPFE)〕」は特発性間質性肺炎として認定されなかったが，認定が可能となった。

 当センターではこうしている

　前述のようにIPの鑑別疾患は多岐にわたるため，初診時における診察・問診が非常に大切である。当センターでは初診時に「間質性肺炎初診時テンプレート」を作成しており，系統的に重要な診察所見 (ばち状指の有無，口腔内乾燥・皮疹・関節痛・Raynaud症状の有無など) や問診所見 (粉塵曝露歴の詳細，発症前に新規の薬剤や漢方・サプリメントの内服歴がないか，膠原病の家族歴がないか，住居の築年数や材質は何か，加湿器やエアコンは使用しているか，鳥の飼育歴はあるか，職業の詳細など) をカルテに記載できるようにしている。また，診察の待ち時間にアンケート形式で問診事項 (第3章3，図1参照) を記載してもらうことも有用と考える。

【文献】

1) 日本呼吸器学会びまん性肺疾患診断治療ガイドライン作成委員会，編：特発性間質性肺炎診断と治療の手引き2022. 改訂第4版. 南江堂, 2022.
2) Raghu G, et al:Idiopathic Pulmonary Fibrosis(an Update)and Progressive Pulmonary Fibrosis in Adults:An Official ATS/ERS/JRS/ALAT Clinical Practice Guideline. Am J Respir Crit Care Med. 2022;205(9):e18-e47.
3) F Shirai, et al:Crackles in asbestos workers:auscultation and lung sound analysis. Br J Chest. 1981;75(4):386-396.
4) Raghu G, et al:An official ATS/ERS/JRS/ALAT statement:idiopathic pulmonary fibrosis: evidence-based guidelines for diagnosis and management. Am J Respir Crit Care Med 2011; 183(6):788-824.
5) Flaherty KR, et al:Idiopathic interstitial pneumonia:what is the effect of a multidisciplinary approach to diagnosis? Am J Respir Crit Care Med 2004;170(8):904-10.
6) 厚生労働省：指定難病の概要，診断基準等，臨床調査個人票(告示番号1～341) ※令和6年4月1日より適用.
   [https://www.mhlw.go.jp/stf/newpage_36011.html] (2024年10月閲覧)

仲村泰彦

2 血液検査

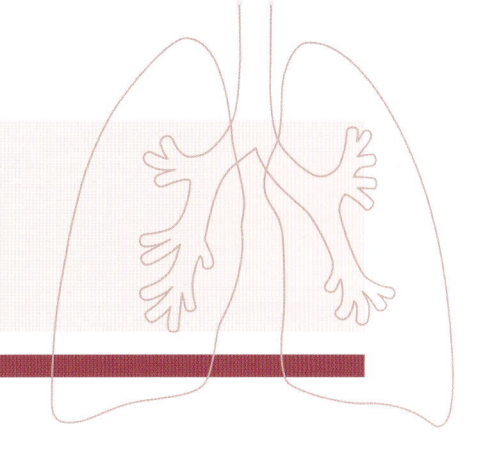

間質性肺炎マーカー

　間質性肺炎（interstitial pneumonia：IP）において，肺胞上皮由来のバイオマーカーであるKL-6，SP-D，SP-Aは高い陽性率を示すため，本疾患を疑うきっかけや，病態のモニタリング，治療反応性に有用であるとされている[1]。特発性肺線維症（idiopathic pulmonary fibrosis：IPF）と慢性過敏性肺炎はしばしば鑑別が困難となりうるが，KL-6とSP-Dが慢性過敏性肺炎においてより高値を示すとされており，鑑別の一助となる（**症例**，☞第2章参照）。

症例　特発性間質性肺炎と鑑別を要した慢性過敏性肺炎の一例

　72歳，男性。数年前から夏季になると咳嗽を自覚していた。労作時呼吸困難が出現したため受診。両側背下部で捻髪音（fine crackles）を聴取。KL-6 4,320U/mL，SP-D 362ng/mLと高値であった。胸部CTでは両側上葉では胸膜直下の短い索状病変，網状病変が認められ，両側下葉では非特異性間質性肺炎（nonspecific interstitial pneumonia：NSIP）パターンの線維化を認め，腹側では蜂巣肺と鑑別困難な嚢胞性病変がみられた（**図1**）。後日，抗トリコスポロン抗体陽性であることが判明し，線維化型の慢性過敏性肺炎の診断に至った。

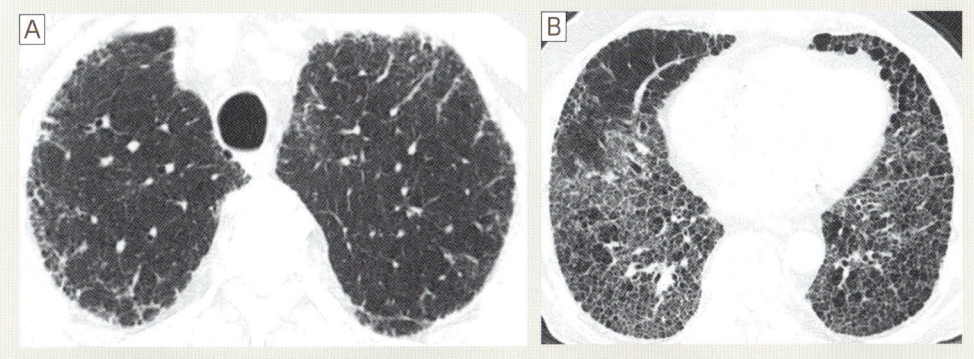

図1　慢性過敏性肺炎のCT所見
A）両側上葉。胸膜直下の短い索状病変，網状病変が認められる。
B）両側下葉。NSIPパターンの線維化を認め，蜂巣肺と鑑別困難な嚢胞性病変が腹側でみられる。

また，原発性肺癌（特に非小細胞肺癌）組織では，KL-6，SP-D，SP-Aが産生され，肺癌合併時に血清値の上昇をみることがある。肺腺癌の一型で，経気道的に粘液に沿って進展し，他の肺腺癌とは異なる臨床的特性を持つ浸潤性粘液産生性肺腺癌（invasive mucinous adenocarcinoma：IMA）では，KL-6も高値であり，気腫性変化が背景肺にあった場合，画像上もIPFとの鑑別が困難な場合がある。さらに，これらのバイオマーカーは，ニューモシスチス肺炎やサイトメガロウイルス肺炎などの呼吸器感染症や，肺胞蛋白症でも上昇するため注意を要する。

膠原病関連自己抗体

　IPFや特発性非特異性間質性肺炎（idiopathic nonspecific interstitial pneumonia：iNSIP）では約10〜20％で抗核抗体やリウマチ因子が陽性となるが，高い抗体価を認めた場合は，膠原病を念頭に置いて診断を進めていく。

　また，膠原病の診断基準は満たさないが，膠原病類似の身体所見や画像所見を呈する間質性肺炎〔自己免疫性疾患の特徴を伴う間質性肺炎（interstitial pneumonia with autoimmune features：IPAF）〕という概念が提唱され[2]，IPAFを鑑別する目的で必要に応じて膠原病疾患特異的自己抗体の測定を行う。リウマチ因子陽性の場合は抗CCP抗体を測定し，抗核抗体陽性の場合は，抗ds-DNA抗体，抗Sm抗体，抗U1RNP抗体，抗SS-A／SS-B抗体，抗セントロメア抗体，抗トポイソメラーゼⅠ抗体の測定を行う。抗核抗体測定時に細胞質型が陽性の場合は，抗ARS抗体の測定を行う。皮膚筋炎合併急速進行性間質性肺炎が臨床的に疑われる場合は，抗MDA-5抗体やフェリチンを速やかに測定する。また，血管炎症候群の鑑別を要す場合は，MPO-ANCAやPR3-ANCAを確認する。

新規血清バイオマーカー

　IPFの活動性を予測する新規血清バイオマーカーとして，CCL18やペリオスチンの臨床応用が期待されている。CCL18は，線維芽細胞からの細胞外マトリックス（extracellular matrix：ECM）蛋白の産生を促す線維化性マクロファージ由来のケモカインである。ペリオスチンは，IL-13やIL-4の刺激で線維化芽細胞を活性化するマトリセルラー蛋白である。これらの血清濃度は，IPFの経時的な呼吸機能低下や全生存期間を予測しうることが示されている。

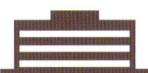 **当センターではこうしている**

　当センターではIPAFの定義を満たす症例や，確定診断のつかないunclassifiable特発性間質性肺炎 (idiopathic interstitial pneumonia：IIP) の症例では定期的 (6カ月おき程度) に疑わしい膠原病関連の自己抗体を確認するようにしている。当初陰性であった膠原病関連の自己抗体が，経過中に陽転化した場合や，皮疹・関節痛などの身体所見を認めた際は，速やかに膠原病専門医へコンサルテーションを行っている。

【文献】

1）Nukiwa T, et al：The role of biomarkers in management of interstitial lung disease：implications of biomarkers derived from type II pneumocytes. Interstitial Lung Diseases. Du Bois RM, Richeldi L, eds. Europian Respiratory Monograph 46. Latimer Trend & Co. Ltd, 2009, p47-66.
2）Fischer A, et al：An official European Respiratory Society／American Thoracic Society research statement：interstitial pneumonia with autoimmune features. Eur Respir J. 2015；46(4)：976-87.

仲村泰彦

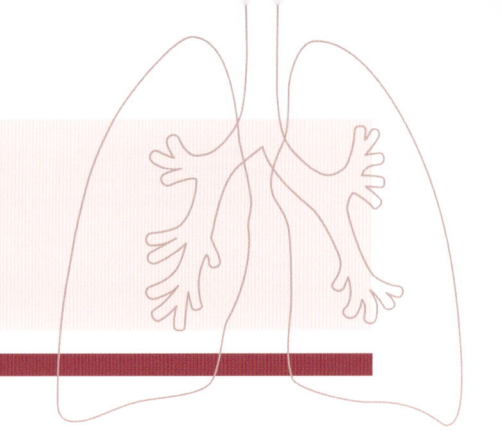

3 画像診断

画像診断の基本手法と最新技術

　間質性肺炎（interstitial pneumonia：IP）の診断に用いられる画像診断の手法は，X線撮影と高分解能CT（HRCT）である。活動性の評価にガリウムシンチグラフィーや¹⁸F-fluorodeoxyglucose positron emission tomography（FDG-PET）などの核医学的手法が試用されているが，有用性の評価は定まっていない。

胸部X線検査

　胸部X線検査は，手軽でかつ安価な検査方法であり，スクリーニングに利用されることが多いが，IPの経過観察でも有用性が大きい。肺野容積の変化や横隔膜の位置なども把握しやすく，IPの容積減少を簡単に把握できる。病変の上下方向の分布は，直観的に把握しやすく，異常陰影の分布の把握に優れている。早期の陰影の発見には，血管陰影の不鮮明化や横隔膜陰影の不鮮明化などの所見が有用とされている（**図1**）[1]。

　上葉優位型肺線維症の場合，両側上葉の肺容量減少を反映して，胸部単純X線では両側肺門部が上方に吊り上がる所見や，両側の軽度気胸の所見を呈する場合もあるので注意を要する。

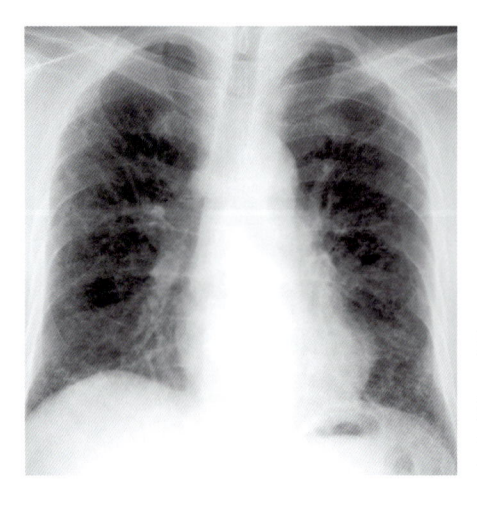

図1　早期特発性肺線維症（IPF）患者の胸部X線所見

両側下肺野，末梢側優位に網状間質性陰影を認め，血管陰影の不明瞭化や横隔膜陰影が不明瞭化している。

高分解能CT (HRCT)

　びまん性肺疾患の鑑別疾患を進める上で，高分解能CT（HRCT）による詳細な読影は必須である。HRCT画像読影の基本は，二次小葉内部での病変の分布に着目して行う。小葉内の病変分布に着目することにより，既存構造との関連性を把握し，病変の性状や病変の進展様式の推定に役立つ。二次小葉内での分布は，小葉（細葉）中心性分布，小葉（細葉）辺縁性分布，広義間質（リンパ路）分布，汎小葉（多小葉）性，ランダム分布などに区別される。特発性肺線維症（idiopathic pulmonary fibrosis：IPF）の診断では胸膜直下および小葉（細葉）辺縁から線維化が進行するとされており，特に早期のIPFを認識する際に二次小葉内の分布に着目するとよい（**図2**）[1]。

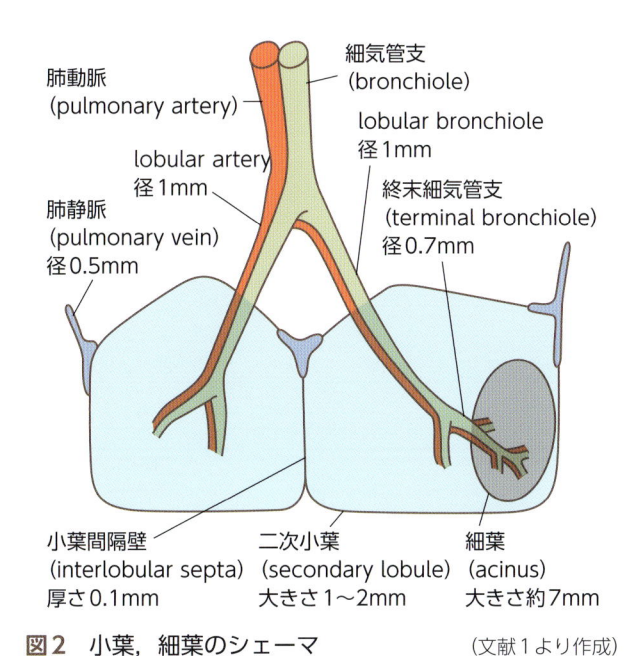

肺動脈
(pulmonary artery)

細気管支
(bronchiole)

lobular bronchiole
径1mm

lobular artery
径1mm

終末細気管支
(terminal bronchiole)
径0.7mm

肺静脈
(pulmonary vein)
径0.5mm

小葉間隔壁
(interlobular septa)
厚さ0.1mm

二次小葉
(secondary lobule)
大きさ1〜2mm

細葉
(acinus)
大きさ約7mm

図2　小葉，細葉のシェーマ　　　　　　　（文献1より作成）

　IPFの画像診断の国際ガイドライン[2]によると，IPFの確診度により下記の4種類の画像パターンに分類される（**表1**，☞第4章1，図2参照）。

- 通常型間質性肺炎（usual interstitial pneumonia：UIP）パターン：＞90%
- probable UIPパターン：70〜89%
- indeterminate for UIPパターン：51〜69%
- alternative diagnosisを示唆するCT所見：≦50%

　以下，それぞれについて解説する。

表1 高分解能CT (HRCT) の画像パターン

	HRCTパターン			
	UIP	probable UIP	indeterminate for UIP	alternative diagnosisを示唆するCT所見
組織学的なUIPに対する確診度	確診度は高い(90%超)	暫定的に確診度は高い(70〜89%)	確診度は低い(51〜69%)	確診度は低〜非常に低い(50%以下)
分布	・胸膜下および肺底部優位 ・分布はしばしば不均一(正常肺と線維化のある領域が混在) ・時にびまん性 ・非対称性の場合もある	・胸膜下および肺底部優位 ・分布はしばしば不均一(正常肺と網状影,牽引性気管支拡張/細気管支拡張が混在)	・胸膜下優位のないびまん性分布	・胸膜直下は保たれ気管支血管束優位(NSIPを考慮) ・リンパ路に沿った分布(サルコイドーシスを考慮) ・上中肺野(線維性HP,CTD-ILD,サルコイドーシスを考慮) ・胸膜直下は保たれる(NSIP,喫煙関連IPを考慮)
CT像の特徴	・牽引性気管支拡張または細気管支拡張を伴う,または伴わない蜂巣肺 ・小葉間隔壁の不整な肥厚の存在 ・通常は網状影パターン,軽度GGOが重なる ・肺骨化を伴うことあり	・牽引性気管支拡張または細気管支拡張を伴う網状影パターン ・軽度のGGOを認める場合あり ・胸膜直下は病変あり	・線維化のパターンがどの疾患にも当てはまらない肺線維化CT像	・肺の所見 -囊胞(LAM, PLCHLIPおよびDIPを考慮) -モザイクattenuationまたはthree-densitysign(HPを考慮) -GGO(HP,喫煙関連疾患,薬剤性,線維症の急性増悪) -大量の小葉中心性微小結節影(HP,喫煙関連疾患を考慮) -結節(サルコイドーシスを考慮) -浸潤影(OPなどを考慮) ・縦隔の所見 -胸膜プラーク(石綿肺を考慮) -食道拡張(CTDを考慮)

GGO：すりガラス病変, UIP：通常型間質性肺炎　　　　　　　　　　　　　　　　　　　（文献2より改変引用）

UIPパターン

　表1の分布の欄に「胸膜下および肺底部優位」,CT像の特徴の欄に「牽引性気管支拡張または細気管支拡張を伴う,または伴わない蜂巣肺」とあるように,胸膜下および肺底部優位に蜂巣肺・蜂窩肺が認められることがUIPパターンを判断するポイントとして重要である(症例)。そのほかに,通常は網状病変パターンで,すりガラス病変が軽度に重なるという特徴もある。

　蜂巣肺・蜂窩肺は,IPFの病理組織で認められるUIPパターンと一致するHRCT所見であることから,確診度としては90%超とされている。そのため,UIPパターンの場合は,膠原病などの二次性IPの原因となる要素が認められなければ,病理組織学検査を行わずともIPFと診断することができる。

症例　典型的UIPパターンの進行例

　65歳，男性。労作時呼吸困難と乾性咳嗽を主訴に来院。20本/日×45年のcurrent smoker で，職業はタクシー運転手。既往歴は高血圧症のみでその他特記事項は認めない。膠原病の家族歴はない。診察上，両側背下部に捻髪音（fine crackles）を聴取し，視診にてばち状指を認めたが，明らかな皮疹・関節痛は認めない。

　図3に胸部HRCT所見の経過を示す（図3）。初診時，右肺の胸膜直下に線状網状影および小嚢胞状変化の集簇巣があり，牽引性気管支細気管支拡張を伴っている（probable UIPパターン，後述）。近傍に微細な粒状影もみられ，局所の不均一性が明瞭である。約1年間の経過で，経時的に嚢胞が明瞭化，かつ増加し，典型的な蜂巣肺へ変化していくのがわかる（UIPパターン）。典型的なIPF症例の画像所見である。左肺下葉末梢には当初すりガラス病変やわずかな網状病変がみられるのみであるが，こちらも経時的に小嚢胞状変化が明瞭化し，蜂巣肺ができつつある。

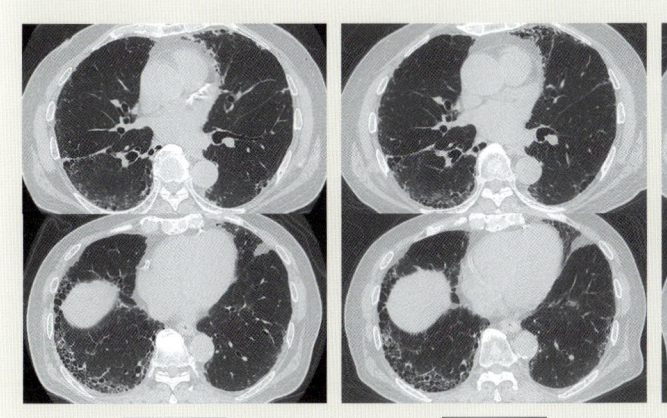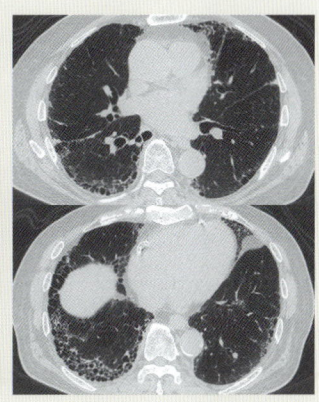

| 初診時 | 6カ月後 | 12カ月後 |

図3　本症例における蜂巣肺の形成過程

probable UIPパターン

　probable UIPパターンは，「胸膜下および肺底部優位」に「牽引性気管支拡張または細気管支拡張を伴う網状影パターン」を認めるHRCTパターンである。分布はしばしば不均一で，正常肺と網状病変，牽引性気管支拡張/細気管支拡張が混在してみられることもある。すりガラス病変については軽度に認められる場合もある。

　蜂巣肺・蜂窩肺は認められないことから，probable UIPパターンの組織学的なUIPに対する確診度は70〜89%とされている。UIPパターンと比べると確診度は下がるものの，UIPである可能性を考慮に入れて診療方針を考える必要がある。IPFの臨床像と矛盾がない場合や，IPF以外を想定する所見や経過がなければ多くの場合はIPFと診断可能である。

indeterminate for UIPパターン

　indeterminate for UIPパターンは，胸膜下優位のないびまん性分布を示すHRCTパターンである。indeterminate for UIPパターンに当てはまる例としては，網状間質性陰影や牽引性気管支拡張／牽引性細気管支拡張が背側胸膜下だけでなく内部にもみられるような場合などが挙げられる。

　indeterminate for UIPパターンの確診度は低く，51〜69％とされている。そのため，IPFが疑われる症例でindeterminate for UIPパターンが認められた場合は，外科的肺生検や経気管支肺生検などの病理組織学検査を行い，IPFの可能性を検討する必要がある。

alternative diagnosisを示唆するCT所見

　alternative diagnosisを示唆するCT所見では，胸膜直下は保たれ気管支血管束優位な分布や，リンパ路に沿った分布がみられる。また，上中肺野への分布や胸膜直下は保たれている場合もある。CT像の特徴は疾患によって様々である。UIPパターンやprobable UIPパターンでも認められるすりガラス病変については，alternative diagnosisを示唆するCT所見では主体として認められる場合が多い。

　alternative diagnosisを示唆するCT所見がみられた場合の組織学的なUIPに対する確診度は50％以下と低いとされている。そのため，IPFを確定診断するためには病理組織学検査（☞第4章4参照）が必要となる。

　以上を端的にまとめると，下記の2パターンはIPFを疑うHRCT所見として確実にとらえることが重要であるといえる。

> ・胸膜下および肺底部優位に蜂巣肺・蜂窩肺が認められた場合（UIPパターン）
> ・蜂巣肺・蜂窩肺は認められないが，網状病変や牽引性気管支拡張／細気管支拡張が胸膜下および肺底部優位に認められた場合（probable UIPパターン）

　それ以外のindeterminate for UIPパターンやalternative diagnosisを示唆するCT所見については，病理組織検査を含めた各検査結果から総合的にIPの診断を行う必要がある。

interstitial lung abnormality (ILA)

　両肺の5％を超える，重力変化ではない軽微な網状間質性病変を指すCT所見（図4）の呼称としてinterstitial lung abnormality（ILA）という概念が報告されている[3]。

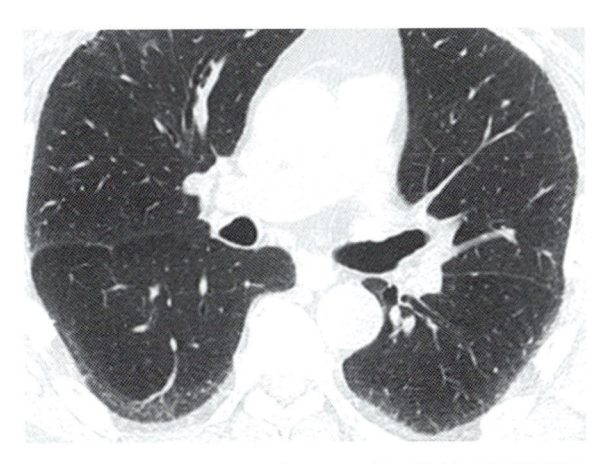

図4 interstitial lung abnormality (ILA) の画像所見
両側下葉背側の胸膜直下に線維化を伴わないわずかな網状間質性病変を認める。

種々の成人病コホートやCT検診で，ILAの頻度は約6〜10%程度と報告されている。また，ILAは死亡率だけでなく，手術・化学療法・放射線療法による合併症のリスク増大と関連しているため，重要と考えられている。軽微な網状間質性病変をみた際には，腹臥位でのCT撮影や，両側背下部における聴診で捻髪音を聴取しないか確認をするとよい。

 **当センターではこうしている**

当センターではびまん性肺疾患の画像診断で診断に難渋した症例に関しては，結核予防会放射線診療部長で，東邦大学医療センター大森病院呼吸器センター内科の客員講師である黒﨑敦子先生をおまねきして画像症例検討会を行い，ご指導頂いている。開催頻度は3カ月に1回程度で，5例程度の症例を対象としている。主治医が臨床経過をプレゼンテーションをし，画像所見について医局員全員で活発な討議が行われている。特に若手医局員にとって有意義な勉強の場となっている。

【文献】
1) 池添潤平, 他：肺の微細構造. 胸部の CT. 第 2 版. 池添潤平, 他, 編. 医学書院, 1998.
2) Raghu G, et al：Idiopathic Pulmonary Fibrosis (an Update) and Progressive Pulmonary Fibrosis in Adults：An Official ATS/ERS/JRS/ALAT Clinical Practice Guideline. Am J Respir Crit Med. 2022；205(9)：e18-e47.
3) Hatabu H, et al：Interstitial lung abnormalities detected incidentally on CT：a Position Paper from the Fleischner Society. Lancet Respir Med. 2020；8(7)：726-37.

仲村泰彦

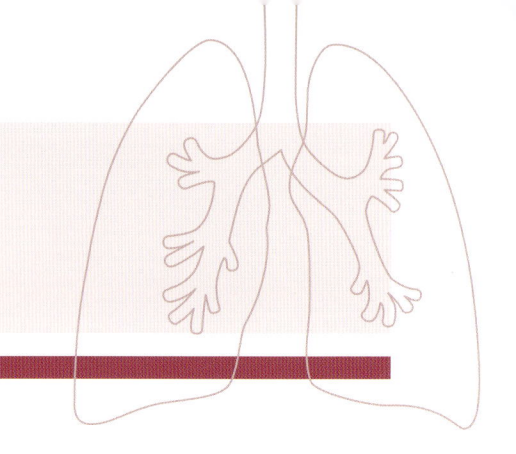

4　病理診断

間質性肺炎の診断における肺生検手法

　びまん性肺疾患の鑑別診断を進める上で重要となるのは，肺生検の病理組織学診断である。気管支鏡検査における肺生検として経気管支肺生検（transbronchial lung biopsy：TBLB）に加えて，近年各施設で導入が進んでいる経気管支クライオ肺生検（transbronchial lung cryobiopsy：TBLC）がある。さらには手術室で外科的肺生検（surgical lung biopsy：SLB）を行う場合がある。

経気管支肺生検（TBLB）

　肺生検法の中で合併症リスクは最も低いと考えられるが，TBLBにより得られる検体は試料サイズが小さいため（1〜3mm），TBLB単独で特発性間質性肺炎（idiopathic interstitial pneumonia：IIP）の各病型，特に特発性肺線維症（idiopathic pulmonary fibrosis：IPF）は小葉辺縁の線維化をとらえることが難しく，確定診断を得ることは困難とされている。しかしながら，TBLBでポリープ状の腔内器質化を特徴とした器質化肺炎（organizing pneumonia：OP）パターンの所見や，硝子膜形成などのびまん性肺胞障害（diffuse alveolar damage：DAD）パターンの所見（**図1**）が示唆さ

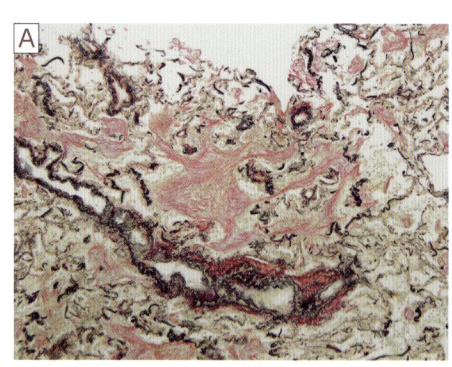 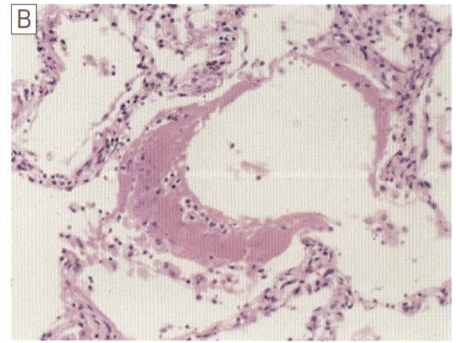

図1　経気管支肺生検（TBLB）所見
A）EVG染色において肺胞腔にポリープ状の線維化病変を認める。器質化肺炎（OP）パターンの線維化所見である。
B）HE染色において肺胞壁に沿って硝子膜形成を認める。滲出期のびまん性肺胞障害（DAD）パターン所見である。

れ，かつ典型的な臨床像と画像所見が存在する場合には，それぞれ特発性器質化肺炎（cryptogenic organizing pneumonia：COP），急性間質性肺炎（acute interstitial pneumonia：AIP）と診断可能な場合がある。

経気管支クライオ肺生検（TBLC）

　TBLCは，気管支内視鏡下にクライオプローブを用いて肺組織を凍結させて採取する生検手技である[1]。TBLBよりも大きく挫滅の少ない検体が得られる（**図2**）が，SLBよりも得られる検体は小さい。また出血や気胸のリスクがTBLBよりも高いが，SLBに比べると安全性が高いといわれており，SLBが行えない高齢者や合併症のある症例でも施行可能な場合がある（症例）。

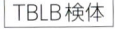
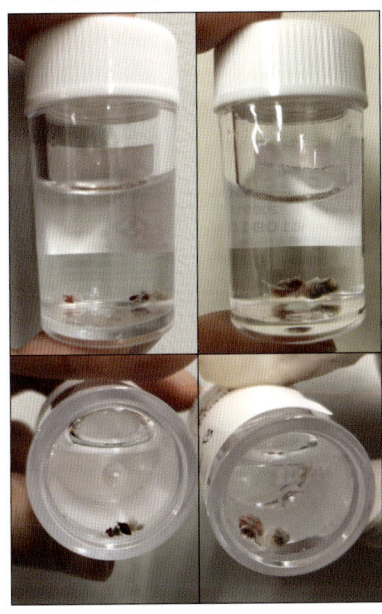
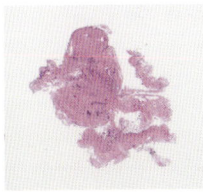
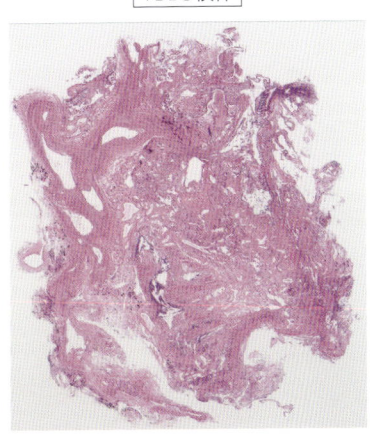

図2　経気管支肺生検（TBLB）と経気管支クライオ肺生検（TBLC）の検体比較

> **症例**　TBLCで診断された関節リウマチ関連器質化肺炎（OP）の一例
>
> 　49歳，男性。38℃の発熱，呼吸困難，両手指の関節痛を主訴に前医を受診した。胸部単純CT検査にて右肺下葉に浸潤影を認め（**図3**），1週間の抗菌薬加療が行われるも無効のため当センター転院となった。既往は小児喘息と尿管結石があり，アスベストを含め粉塵曝露歴は認めない。体温は39.1℃の発熱を認め，診察上両手指DIP〜PIP関節の発赤・腫脹・疼痛を認めた。

採血ではRF120IU／mL，抗CCP抗体24.4U／mLと高値であることから，臨床的に関節リウマチ関連OPを疑い，第7病日に右B9にてTBLCを施行した。組織学的に肺胞腔内に器質化病変の形成と胞隔炎の所見を認め（**図4**），関節リウマチ関連のOPの診断に至った。PSL30mg／日の投薬にて関節痛と浸潤影は速やかに改善した。

　TBLCはSLBと比較し侵襲性が低く，特にOPの診断や慢性過敏性肺炎における肉芽腫性病変の検出率においてはTBLBよりも高く，鑑別診断を進める上で有用な検査と考えられる。

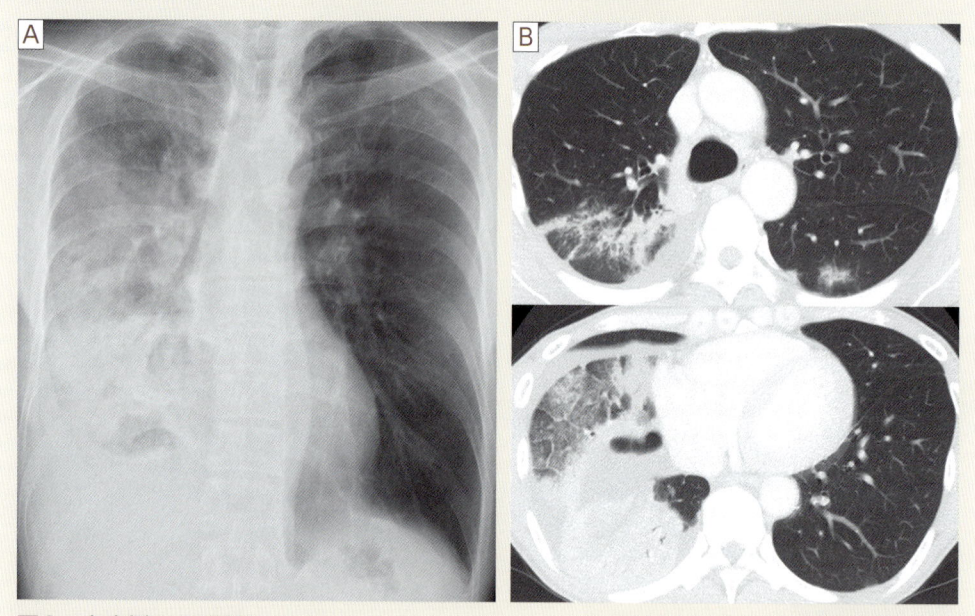

図3　本症例のCT所見

A) 初診時の胸部単純X線。
B) 胸部単純CT。右肺下葉を主体に広範な浸潤性病変とすりガラス病変を認める。

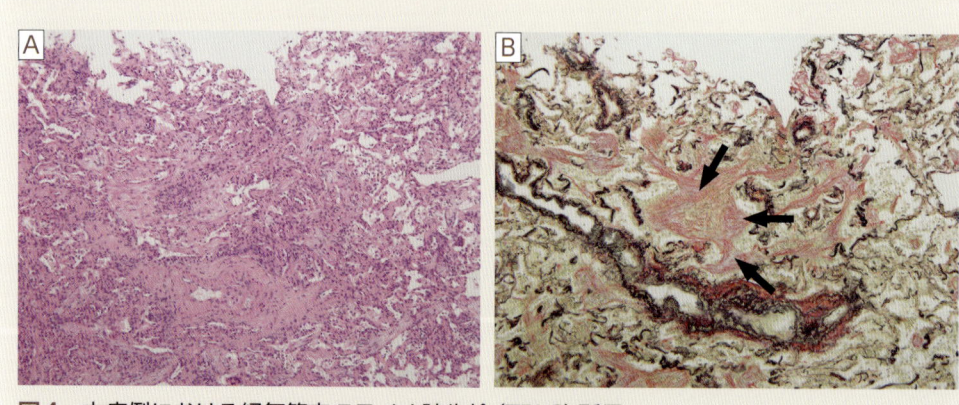

図4　本症例における経気管支クライオ肺生検（TBLC）所見

A) HE染色にてリンパ球を主体とした小円形細胞浸潤を認める（胞隔炎）。
B) EVG染色では肺胞隔壁の肥厚は軽度で慢性の線維化所見は認めず，肺胞腔内にポリープ状の器質化病変（➡）を認め，OPの診断に至った。

通常のTBLBと同様に血小板数が5万/μ未満の場合や，抗血小板薬・抗凝固薬が一定期間中止できない場合は禁忌であり，肺高血圧症，低肺機能〔%努力肺活量（FVC）＜50%，%拡散能（DLco）＜35%〕も相対的な禁忌と考えられる。TBLCでは，通常型間質性肺炎（usual interstitial pneumonia：UIP）のガイドライン評価はおおむね可能とされるが，その病態機序の推測や，UIP以外のびまん性肺疾患の診断ではSLB検体と一致しない可能性がある[1]。TBLCでは無理に診断せず，高分解能CT（HRCT）画像や臨床像と合致しない場合はSLBによる確定診断が推奨される。

外科的肺生検（SLB）

SLBは，TBLBやTBLCにて診断が確定しえないびまん性肺疾患で，手術が禁忌ではない患者に推奨される。SLBで採取される組織のサイズは数cm単位であり，TBLBの数百倍の大きさである。したがって，適切に実施されれば，病変の分布（斑状かびまん性か），程度，気道との関連性，肺胞構造の破壊，改築などの所見を認識することが可能である（**図5**）。これらの所見の観察はIIPの病理組織パターンの鑑別に不可欠である。

検体は複数の肺葉から採取するのが望ましい。SLB施行時にHRCT所見で蜂巣肺を伴う高度の線維化をみる部位のみからの生検は，種々の疾患における終末期像である蜂巣肺のみの所見を示し，確定診断に至らない可能性が高く，避ける必要がある。また，HRCTはSLBの部位決定に有用である。すなわち，HRCTにて病変の強い部

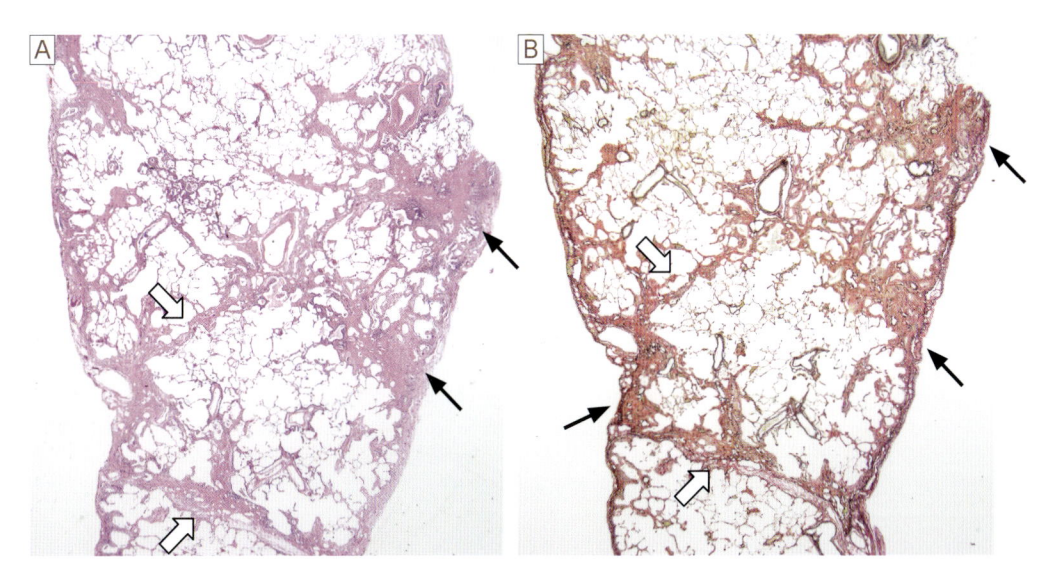

図5　外科的肺生検（SLB）の組織検体
A) HE染色，B) EVG染色
典型的なUIPパターンを呈したSLB組織所見。小葉間隔壁（⇨）および胸膜直下（→）を主体に線維化を認める。

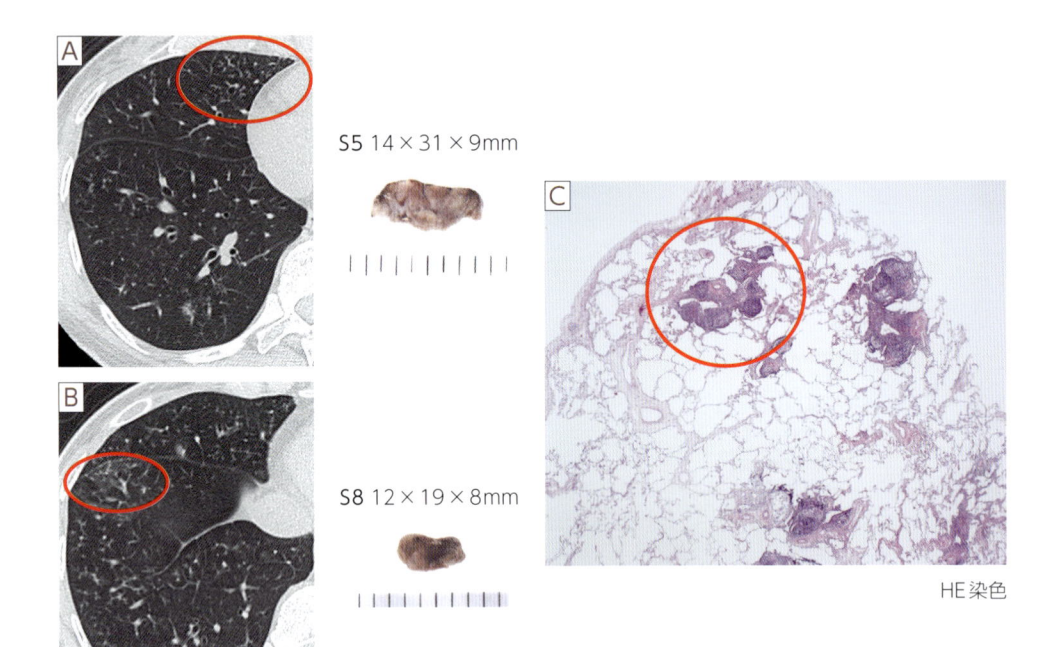

図6　外科的肺生検（SLB）の採取部位（関節リウマチ症例）

比較的病変の乏しい右中葉S5（A）とすりガラス病変を伴う右下葉S8（B）の2箇所（〇部分）より外科的肺生検（SLB）を施行。細気管支気管支周囲に濾胞を伴うリンパ球の集簇（〇部分）を認め（C），関節リウマチに伴う濾胞性細気管支炎の診断に至った。

分と最も初期変化があると思われる部分の最低2箇所からの採取が望ましい（**図6**）。各葉の先端部，特に中葉あるいは舌区の先端部では非特異的な炎症所見を伴う場合が多いので，これらの部位の生検は避けるべきである。

　切除検体は針で，肺組織のステープラー部位を外してから切離面および胸膜面の数箇所から10％緩衝ホルマリンを注入し，肺を膨らませて固定することが重要である。ステープラー部分を外してから膨らませることで，吸気状態に近い元の形に膨らみ，病理組織を読む際に有用であると考える。その後，パラフィン包埋，薄切した切片を作成し，Hematoxylin-Eosin（HE）染色，弾性線維染色（EVG染色）を行い病理医に診断を依頼する。

【文献】

1）　Walsh SLF, et al:Multicentre evaluation of multidisciplinary team meeting agreement on diagnosis in diffuse parenchymal lung disease:a case-cohort study. Lancet Respir Med. 2016;4(7):557-65.

仲村泰彦

5 MDDの実際，エビデンス

多分野による集学的検討 (MDD) の目的と手順

MDDの概要，目的

　多分野による集学的検討 (multidisciplinary discussion：MDD) は，間質性肺炎診療における診断と，診断の確診度のレベルの確立，生検やその他の検査の必要性の判断，管理方針の決定のために重要である。MDDは呼吸器内科医，放射線科医，病理医の三者によって臨床情報，画像診断，病理診断における意見交換を通じて行われ，診断の精度を高めることにつながるとされている。

　MDDの開催頻度としては，患者数によるが2～3カ月ごとが推奨されている。対象患者は，確定診断がついていない患者・特発性肺線維症 (idiopathic pulmonary fibrosis：IPF) 以外の疾患を疑う患者が挙げられる。カンファレンスの形態としては，MDD認定医制度の案では直接対面もしくはオンライン会議とされているが，画像と病理に関しては直接閲覧できる環境を整えるべきである。

　参加者としては，先に述べたように間質性肺疾患診療の経験がある臨床医，放射線科医および病理医で，MDDの目的は確定診断をつけること，治療計画の決定，病態進行の評価を行うことである。

MDDの手順

　具体的には，臨床医から臨床情報の提供が行われ，画像まで提示された時点で，臨床医が考える第一診断を提示する。次に放射線科医による画像の読影結果をふまえ，臨床医と放射線科医が議論を行ったのち，第一診断を提示する。最後に肺生検組織〔経気管支肺生検 (transbronchial lung biopsy：TBLB)，経気管支クライオ肺生検 (transbronchial lung cryobiopsy：TBLC)，外科的肺生検 (surgical lung biopsy：SLB)〕の病理組織診断を病理医に提示してもらい，最終的には臨床医，放射線科医，病理医の三者で協議を行い，総合的に考えて最終診断を決めていく。

　その際に呼吸器内科医が果たす役割として重要なことは，司会役となって膨大な臨床情報を整理し，画像・病理所見の解釈を行い，実際の患者の臨床情報と矛盾のない最終診断へ導くことである。

MDDのエビデンス

MDDにより，検者間における診断一致率と診断確診度を改善させるとの報告や，臨床医や放射線科医単独での診断よりもIPF診断の確信度を上昇させることも報告されている[1, 2]。IPFと診断された症例のうち，MDDによる再評価により30〜50%がIPF以外の診断に変わったとの報告もある[3, 4]。さらに，臨床医や放射線科医単独よりも，MDDでのIPF診断のほうが予後識別能に優れているとの報告もなされている[1]。

しかし，IPF以外の慢性線維化性間質性肺炎において，非特異性間質性肺炎や慢性過敏性肺炎などは専門医によるMDD診断においても一致率が良好ではないという問題もあり，診断基準の確立が必要である。

なお，経験のある臨床医か放射線科医がIPFに矛盾しない臨床所見と典型的な高分解能CT（HRCT）所見〔通常型間質性肺炎（usual interstitial pneumonia：UIP）パターン〕であると判断した場合には，MDDを行わなくともIPFと診断可能である。間質性肺炎の診断は，確診度や経過により診断が変わる可能性があることに留意し，3〜6カ月ごとに治療反応性も含め，定期的に再評価を行う姿勢が重要である[5]。

日本におけるMDD認定医制度

MDDを行うと，予後予測能・予後分離が向上し，適正な診断が行われることにより，最適の治療を提供することが可能となると言われている。また，MDD介入のモデル解析では医療費の削減，予後の改善が見込まれている。さらには昨今のTBLCの普及もあり，びまん性肺疾患の病理学的評価，MDDによる評価の需要も増えている。

このような背景から，2024年にMDD認定医制度の整備とびまん性肺疾患MDD評価提供料の保険収載申請が行われた。2024年度保険報酬改定では保険収載されなかったが，MDDの標準化を進めていくことは変わらず必要な状況であり，2024年4月の日本呼吸器学会学術総会の会期中において第1回暫定MDD認定医講習会が行われた。MDD認定医制度の認定要件などについては日本呼吸器学会のHPに掲載されているので，参照されたい[6]。

当センターではこうしている

日本には胸部専門の画像診断医や病理医が非常に少ないため，定期的にMDDを行える施設がほとんどないのが現状である。今後，MDD診断の普及と質の向上をめざして，他施設との連携を図りながら，各専門医を育成していくことが重要な課題である。

　当センターでは，2017年10月より年２〜３回程度の頻度で院内勉強会としてMDDカンファレンスを行っている。臨床的に診断に苦慮した症例を毎回２〜３例取り上げ，症例提示を行い医局員および他施設の先生方と議論している。2019年以降はコロナ禍の影響もありオンライン形式となり，より多くの先生方にもカンファレンスに参加頂けるようになっている。

【文献】

1)　Flaherty KR, et al:Idiopathic interstitial pneumonia:what is the effect of a multidisciplinary approach to diagnosis? Am J Respir Crit Care Med. 2004;170(8):904-10.
2)　Walsh SLF, et al:Multicentre evaluation of multidisciplinary team meeting agreement on diagnosis in diffuse parenchymal lung disease:a case-cohort study. Lancet Respir Med. 2016;4(7):557-65.
3)　Jo HE, et al:Clinical impact of the interstitial lung disease multidisciplinary service. Respirology. 2016;21(8):1438-44.
4)　Fujisawa T, et al:Nationwide cloud-based integrated database of idiopathic interstitial pneumonias for multidisciplinary discussion. Eur Respir J. 2019;53(5):1802243.
5)　Lynch DA, et al:Diagnostic criteria for idiopathic pulmonary fibrosis :a Fleischner Society White Paper. Lancet Respir Med. 2018;6(2):138-53.
6)　日本呼吸器学会:MDD委員会 MDD認定医制度.
[https://www.jrs.or.jp/activities/reports/mdd/rules.html]（2024年10月閲覧）

仲村泰彦

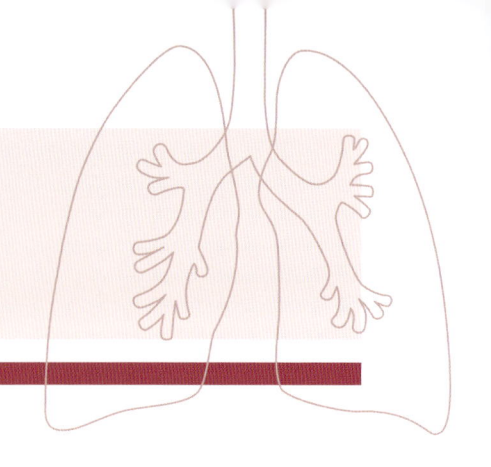

6 肺活量検査

拘束性換気障害と肺拡散能障害

　呼吸機能検査では，特発性肺線維症（idiopathic pulmonary fibrosis：IPF）は通常，拘束性換気障害〔％肺活量（VC）70％以下〕，肺拡散能障害〔％拡散能（DLco）80％以下〕を認め，フローボリューム曲線では正常と比較して呼気気流速は遅く，肺活量は低値となる（**図1**）。肺拡散能障害は，努力肺活量（FVC）やVCの低下に先行して認められることもある。

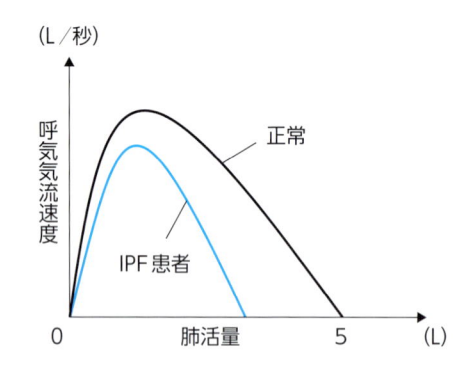

図1　IPF患者のフローボリューム曲線

閉塞性障害の鑑別

　閉塞性障害を認める場合は，びまん性汎細気管支炎，リンパ脈管筋腫症（lymphangioleiomyomatosis：LAM），じん肺，関節リウマチの一部，気管支喘息の合併の可能性のある好酸球性肺炎などの疾患を鑑別する必要がある。また，喫煙による慢性閉塞性肺疾患（chronic obstructive pulmonary disease：COPD）の合併を考慮する。重喫煙者では気腫病変を合併するために，FVCやVCの減少が一見軽微で，肺気腫による気流閉塞も伴うことがあるため，閉塞性障害としても拘束性障害としても非典型的な所見となる。この場合，DLcoが顕著に低下し，労作時呼吸困難が強いことや肺高血圧症を合併している場合が多い。

特発性肺線維症（IPF）における予後予測因子

　IPFでは，％FVCや％DLcoは最も信頼できる予後予測因子のひとつである。予後不良を示唆する臨床的に有意なベースラインからの変化は，％FVC 10％以上，％DLco 15％以上とされる。特に診断から24カ月以内の早期予後については，組織型よりも％FVCや％DLco，およびその変化が大きく影響すると報告されている[1]。慢性期の呼吸機能モニターの頻度としては3〜6カ月ごとが望ましいとされている。

文献

1）　Egan J, et al:Lung function estimates in idiopathic pulmonary fibrosis :the potential for a simple classification. Thorax. 2005;60(4):270-3.

仲村泰彦

7 歩行試験

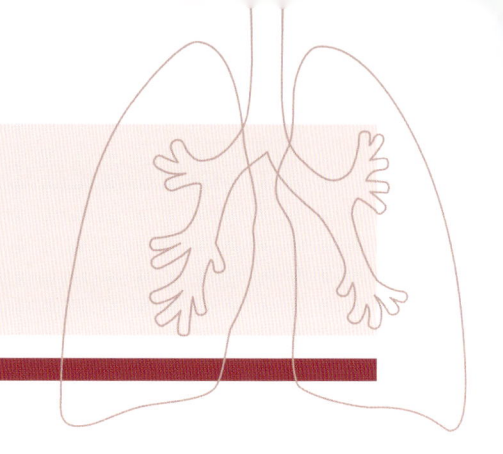

6分間歩行試験の目的

　6分間歩行試験は，間質性肺炎（interstitial pneumonia：IP）における運動負荷時のガス交換能の変化を評価する検査であり，拘束性換気障害を示す努力肺活量（FVC）低下とは異なる情報が得られるとともに，予後予測に有用である。

試験方法

　具体的には，試験開始前にSpO_2を測定したのち，パルスオキシメーターを装着した患者に30mの直線距離を6分間往復してもらい，6分間で歩ける距離とSpO_2の最低値を測定する。

　検査中，SpO_2が88％以下となった場合はいったんその場で立ち止まり，休憩を促す。SpO_2が改善したら再度検査を再開する。検査後に息切れの程度としてBorgスケールを用いて10段階で評価を行う。

　6分間歩行距離250m未満，6カ月間で50m以上の短縮，SpO_2最低値88％以下あるいは未満，歩行後心拍数増加の回復の遅れは予後予測因子とされている。

重症度分類への影響

　歩行試験は日本の重症度分類で，重症度を判定する上で非常に重要な試験となっており，特に動脈血液ガス分析でPaO_2 80Torr以上あっても6分間歩行試験でSpO_2が90％未満に低下する症例は，2024年4月からの重症度分類改定により，従来の重症度Iから重症度IIIに判定されるようになったことに留意を要する（☞第4章1，表2参照）。

仲村泰彦

第5章
原因不明の間質性肺炎・肺線維症

　　原因不明の間質性肺炎は特発性間質性肺炎（idiopathic interstitial pneumonia：IIP）と総称される。IIPの中でもいくつかの異なるサブタイプに分類されるが，代表的なサブタイプが特発性肺線維症（idiopathic pulmonary fibrosis：IPF）である。IIPのカテゴリーには特発性器質化肺炎（cryptogenic organizing pneumonia：COP）のような比較的急性の炎症が疾患の主な病態と考えられる疾患群も含まれるが，本章では主にIPFなどの慢性進行性の線維化を伴うIIPを中心に概説する。

　原因不明とは，臨床的にあるいは多分野による集学的検討（multidisciplinary discussion：MDD）診断を通して外的（主に吸入抗原の存在）・内的（主に自己免疫疾患の存在）な原因が現時点で明らかではないという意味であり，すべての疾患に共通することではあるがgenetic predisposition（遺伝的素因）や問診などでは抽出しえない何かしらの環境要因が関与している可能性はある。また，診断時には明らかではなかった原因が経過とともに表面化する場合もある。間質性肺炎の臨床経過は多様であり，それぞれのケースを縦断的な視点でとらえ，必要に応じて診断や治療を修正することが重要である。

一色琢磨

1 原因不明の間質性肺炎の分類

Clinical Practice Guideline (2022)

　特発性間質性肺炎（idiopathic interstitial pneumonia：IIP）および特発性肺線維症（idiopathic pulmonary fibrosis：IPF）の診断や治療のガイドラインは，国際的なワーキンググループにおける議論をもとに数年おきに改訂されている。2022年にAm J Respir Crit Care Medに掲載されたClinical Practice GuidelineではIPFを中心に慢性間質性肺炎の診断や治療が概説されている[1]。

　以下，上記および日本呼吸器学会のガイドラインを参考に原因不明の間質性肺炎の分類について概説する。

特発性肺線維症 (IPF) の診断と特徴

　IPFはIIPの中で代表的なサブタイプであり，高度で不可逆的な肺の線維化による呼吸不全をきたす。IPFの診断は，臨床的に明らかな原因を除外するとともに放射線学的および病理学的に通常型間質性肺炎（usual interstitial pneumonia：UIP）パターンを確認することでなされる（**図1**）[1]。放射線と病理それぞれのUIP診断の確診度に応じて，IPF診断の確診度を調整することが推奨されている（**表1**）[1]。

　IPFは間質性肺炎の中で主要なサブタイプであることから，IPFかIPFでないか，あるいはどの程度IPFらしいのか（likely）は，IIP診断の中で主要な診断プロセスとなる。予後不良で症例数も多いことから，IPFは間質性肺炎に対する治療薬の臨床試験の主要な対象となってきた。また，第9章で解説する急性増悪を最も引き起こしやすいサブタイプでもあり，IPF診療では慢性進行をいかに抑制するかという点とともに急性の悪化にも注意を払う必要がある。

IPF以外の特発性間質性肺炎 (IIP)

　IPF以外ではIIPのカテゴリーに特発性非特異性間質性肺炎（idiopathic nonspecific interstitial pneumonia：iNSIP），　特発性胸膜肺実質線維弾性症（idiopathic

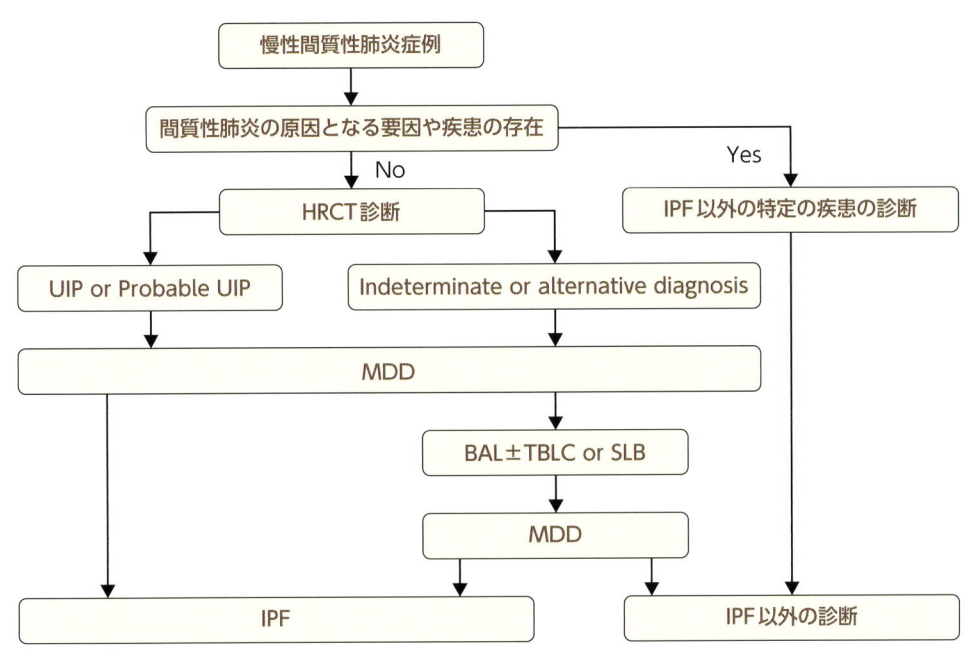

図1 特発性肺線維症 (IPF) 診断フローチャート (再掲)

BAL：気管支肺胞洗浄，HRCT：高分解能CT，IPF：特発性肺線維症，MDD：集学的検討，SLB：外科的肺生検，
TBLC：経気管支肺生検，UIP：通常型間質性肺炎　　　　　　　　　　　　　　　　　　　　　　（文献1より引用）

表1 病理，放射線診断による特発性肺線維症 (IPF) 診断確診度

IPF 診断確診度		病理学的なUIP確診度			
		UIP	probable	indeterminate あるいは病理所見 が得られていない	alternative diagnosis
HRCTにおけるUIP確診度	UIP	IPF	IPF	IPF	IPF以外
	probable	IPF	IPF	Likely IPF	IPF以外
	indeterminate	IPF	Likely IPF	Indeterminate	IPF以外
	alternative diagnosis	Likely IPF	Indeterminate	IPF以外	IPF以外

（文献1より引用）

pleuroparenchymal fibroelastosis：iPPFE），特発性剝離性間質性肺炎（idiopathic desquamative interstitial pneumonia：iDIP），acute fibrinous and organizing pneumonia（AFOP），分類不能型特発性間質性肺炎（unclassifiable idiopathic interstitial pneumonia）など慢性進行性の経過をとりうる間質性肺炎のほか，特発性器質化肺炎（cryptogenic organizing pneumonia：COP），特発性リンパ球性間質性肺炎（idiopathic lymphocytic interstitial pneumonia：iLIP），急性間質性肺炎（acute interstitial pneumonia：AIP），好酸球性の間質性肺炎など，急性あるいは比較的急性の経過で発症し，線維化を呈することが少ない炎症性のサブタイプが含まれている[1]

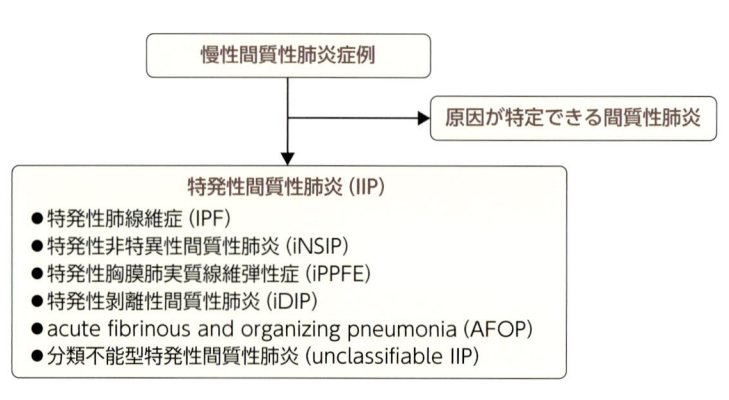

図2　特発性間質性肺炎 (IIP) の分類

（**図2**）。以下に比較的患者数が多く，臨床上問題となることの多い慢性進行性の間質性肺炎のサブタイプであるiNSIP，iPPFE，unclassifiable IIPについて解説する。

特発性非特異性間質性肺炎 (iNSIP)

　iNSIPはIPFと同様に慢性進行性に線維化を呈する独立した疾患単位であり，cellular NSIPとfibrotic NSIPに分類される。胸部CTでは下葉優位にすりガラス病変，牽引性気管支拡張像，網状病変を呈し，比較的均一に気管支血管束に沿って連続的な広がりを呈するのが特徴的とされるが，進行した場合にはしばしば蜂巣肺に類似した所見を呈し鑑別が困難となる[2]（**図3**）。組織学的には胸膜側から内側にかけて比較的均一で，びまん性の広がりを呈する肺胞壁のリンパ球主体の炎症細胞浸潤および，もしくは線維化を特徴とする。

　炎症が病変の主体と考えられるcellular NSIPは一般的にステロイド薬による治療に反応性が良好である。iNSIPの大部分は線維化が主体のfibrotic NSIPであり，その予後はIPFと比較すると良好であるとされるが，呼吸機能が低いfibrotic NSIP症例では予後はIPF同様に不良であるとする報告もある[3, 4]。

特発性胸膜肺実質線維弾性症 (iPPFE)

　iPPFEは病変主座が両側上肺野にあり，画像的には肺尖部から胸膜直下を主体に牽引性気管支拡張や細気管支拡張像を伴う楔状，帯状の浸潤影を呈する（**図4**）のが特徴的である[2]。病理学的には肺胞隔壁は破壊されずに顕著な弾性線維の増生を伴って肥厚して畳み込まれており，内腔は膠原線維により置換されている。性差は明らかではなく，喫煙との関連は薄いとされる。骨髄移植や造血幹細胞移植，肺移植，抗癌薬使用例にiPPFEが発症することが報告されている。このようにIPFやiNSIPとはまったく異質の疾患であるようにも思えるが，上葉にiPPFEの病変を呈し，下葉にはUIPやNSIPパターンの間質性肺炎を伴う症例が少なくない。このような場合に臨

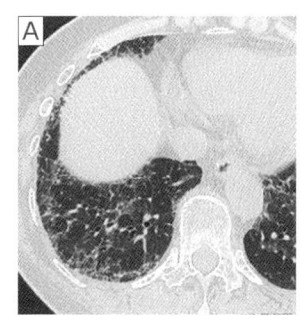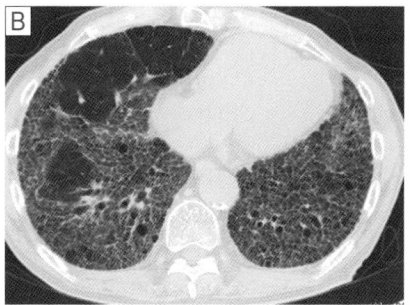

図3 特発性非特異性間質性肺炎 (iNSIP) の胸部CT

A) fibrotic NSIP。
B) 進行した fibrotic NSIP。蜂巣肺様の線維化を示す。

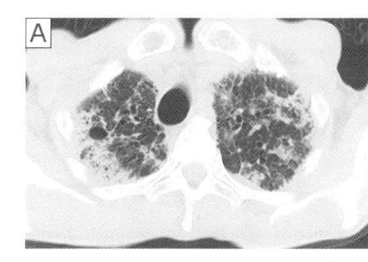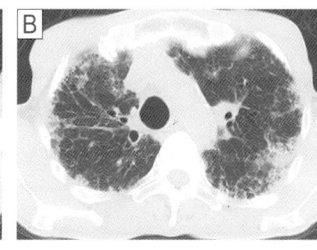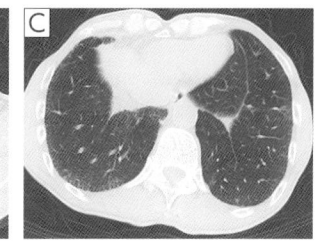

図4 特発性胸膜肺実質線維弾性症 (iPPFE) の胸部CT

A, B) 上葉優位かつ胸膜直下を中心に浸潤影をびまん性に認める。
C) 肺底部にはほとんど病変を認めない。

床診断としてIPFに入れるのかiPPFEに入れるのかに迷うことも多い。iPPFEはステロイド薬などの抗炎症薬や抗線維化薬はともに有効ではないとされており，肺移植のほかに治療の選択肢がないのが現状である。また，下葉にUIPパターンを呈するiPPFEの予後はIPFよりも悪いとする報告もあり，今後病態への理解と新たな治療戦略が必要な疾患である[5]。

分類不能型特発性間質性肺炎 (unclassifiable IIP)

unclassifiable IIPは十分に多分野による集学的検討 (multidisciplinary discussion：MDD) を行っても最終診断が得られない間質性肺炎のカテゴリーで，データが十分に得られない場合や臨床，画像，病理で得られた所見の間に大きな不一致があるケース，同一症例の中で複数の画像や病理所見が混在するケースが含まれる*。不均一な疾患群のカテゴリーのため，その予後や進行に関しての報告は様々であるが，進行を認める場合には抗炎症療法や抗線維化薬による治療を導入するのが一般的である。

＊ 病理検査は侵襲的であるため，すべての患者に行うことはできない。画像も適切な条件で撮像されていないと評価は難しくなる。

進行性肺線維症 (PPF)

　2022年のClinical Practice Guidelineで提唱された重要な概念のひとつに，進行性肺線維症 (progressive pulmonary fibrosis：PPF) がある[1]。これは以前には進行性線維化を伴う間質性肺疾患 (progressive fibrosing interstitial lung disease：PF-ILD) と呼称され，臨床試験に用いられていた概念がガイドライン上で明記されたものである。

　PPFとは，IPF以外の間質性肺炎であり，原因があるかどうかにかかわらず以下の3項目のうち2項目を満たすものと定義されている[1] (☞第2章1，表1参照)。

- 呼吸器症状の悪化
- 疾患進行の生理学的証拠 (追跡調査1年以内に%FVCが5%以上の絶対的低下あるいは追跡調査1年以内に%DLco (Hbで補正) が10%以上の絶対的低下)
- 疾患の放射線学的証拠

　この包括的な病型は，間質性肺炎において臨床診断によらず治療が必要な群を抽出する必要があること，肺線維化の原因が何であっても線維化の下流のシグナルは共通である可能性があること (線維芽細胞から筋線維芽細胞への分化を介したextracellular matrixの産生および沈着)，細分化された疾患分類に対してそれぞれに臨床試験を行うのは困難であることなどの理由から合理的であると考えられる。実際に近年の臨床試験ではIPFのほかにPF-ILDやPPFを対象疾患として施行されているものが増えてきている[6]。

【文献】
1) Raghu G, et al：Idiopathic Pulmonary Fibrosis (an Update) and Progressive Pulmonary Fibrosis in Adults：An Official ATS/ERS/JRS/ALAT Clinical Practice Guideline. Am J Respir Crit Care Med. 2022；205(9)：e18-e47.
2) 日本呼吸器学会びまん性肺疾患診断・治療ガイドライン作成委員会，編：特発性間質性肺炎診断と治療の手引き改訂第4版. 南江堂, 2022.
3) Latsi PI, et al：Fibrotic Idiopathic Interstitial Pneumonia：The Prognostic Value of Longitudinal Functional Trends. Am J Respir Crit Care Med. 2003；168(5)：531-7.
4) Travis WD, et al：Idiopathic Nonspecific Interstitial Pneumonia：Report of an American Thoracic Society Project. Am J Respir Crit Care Med. 2008；177(12)：1338-47.
5) Oda T, et al：Distinct Characteristics of Pleuroparenchymal Fibroelastosis With Usual Interstitial Pneumonia Compared With Idiopathic Pulmonary Fibrosis. Chest. 2014；146(5)：1248-55.
6) Flaherty KR, et al：INBUILD Trial Investigators. Nintedanib in Progressive Fibrosing Interstitial Lung Diseases. N Engl J Med. 2019；381(18)：1718-27.

一色琢磨

2　検査と診断

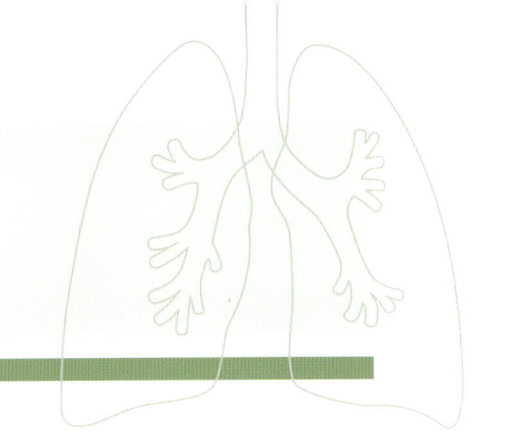

特発性間質性肺炎 (IIP) の検査

原因のある間質性肺炎の除外

　まずは一般的な間質性肺炎の検査を進めて，原因のある間質性肺炎を除外することが特発性間質性肺炎（idiopathic interstitial pneumonia：IIP）の診断につながる。一般的な間質性肺炎の検査とはすなわち詳細な問診，身体診察，肺機能検査，胸部X線，胸部CTスキャン，採血検査，気管支鏡による組織検査などである（☞第4章参照）。

　問診において吸入歴（鳥の毛，粉塵，職業性吸入歴，住居環境）や膠原病の既往歴やRaynaud症状の有無について詳細な聴取を行い，さらに膠原病を疑う臨床所見（皮膚関節所見や爪床出血の有無）がないか診察を行う。膠原病を疑う問診や身体所見，血液検査所見があれば膠原病専門医との連携を通じて膠原病の診断を同時に進める。肺機能検査は拡散能（DLco）も含めて検査を行う。採血検査では一般的な血算生化学検査のほか，KL-6やSP-Dなどのいわゆる肺線維化マーカー，自己抗体について検査を行う。

IIPの臨床診断

●画像検査

　慢性進行性の間質性肺炎と思われる画像所見を認め，膠原病や過敏性肺炎など他の明らかな原因が除外できればIIPの臨床診断となる。胸部X線では下肺野を中心に肺野容積の減少，網状影を呈するのが典型的な特発性肺線維症（idiopathic pulmonary fibrosis：IPF）の所見である（図1）。前項（☞第5章1参照）で述べた通り，放射線学的な所見と病理所見が得られれば，病理学的な所見を併せることでIPFとしての診断あるいはIPF以外のサブタイプとしての診断の確診度の目安とすることができる（☞第5章1，表1参照）。

　胸部CT検査では高分解能CT（HRCT）で詳細に画像パターンを検討する。HRCTで通常型間質性肺炎（usual interstitial pneumonia：UIP）パターンないしprobable UIPパターンを認識できればIPFと診断することが可能である（図1，☞第4章1，図1参照）。胸膜直下，肺底部優位の分布で牽引性気管支拡張を伴う網状病変をHRCTで

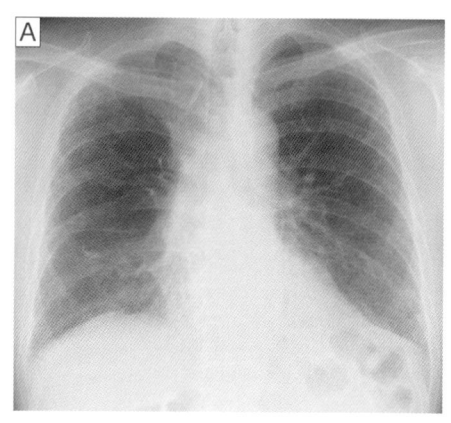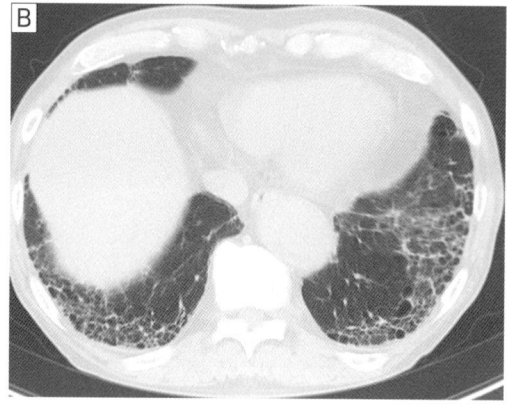

図1　IPF胸部単純X線写真およびCT

A) 両側下肺の容積低下，網状病変を認める。
B) 肺底部胸膜直下に網状病変，honeycomb (蜂巣肺) を認める。

確認できればprobable UIPパターンであり，さらにhoneycomb（蜂巣肺）を認めれ
ばUIPパターンと診断できる。

●気管支肺胞洗浄と生検

　胸膜直下ではないびまん性の分布，上葉優位やsubpleural sparingの分布を認める
場合や囊胞，すりガラス病変優位，結節，浸潤影などIPF以外を疑う所見を認める場
合はindeterminate for UIPないしalternative diagnosisの放射線学的な診断となり，
気管支肺胞洗浄（bronchoalveolar lavage：BAL）±経気管支クライオ肺生検（trans-
bronchial lung cryobiopsy：TBLC）ないし外科的肺生検（surgical lung biopsy：SLB）
を追加することが推奨される（☞第4章1，図1参照）。

　BALにおけるリンパ球比率の上昇はIPF以外の診断を示唆する一つの所見である。
SLBは以前より急性増悪のリスクがあることが報告されており，より低侵襲のTBLC
の有用性が近年検討されてきた。同一症例からのSLBとTBLC検体における前向き
な多分野による集学的検討（multidisciplinary discussion：MDD）の診断一致率は
76.9％と報告されており，TBLCの一定の有用性が示されている[1]。TBLCやSLBで
病理学的所見が得られれば，さらに病理医を加えたMDDを通じて診断を進めること
が可能である（☞第4章1，図1参照）。

臨床診断と放射線・病理学的診断

　IPFやIIPの分類ならびに診断を複雑にする点として，臨床診断名と放射線および
病理学的な診断が必ずしも対応しない点が挙げられる。すなわち，放射線・病理学
的にUIPパターンであっても，IPFではなく関節リウマチなどによる自己免疫性疾
患関連間質性肺疾患（autoimmune interstitial lung disease：autoimmune ILD）や

過敏性肺炎が臨床診断となる場合がある。逆に，放射線・病理学的にNSIPの診断で autoimmune ILDが疑われても，原因が特定できなければ特発性非特異性間質性肺炎（idiopathic nonspecific interstitial pneumonia：iNSIP）の臨床診断になる。また，当初iNSIPの臨床診断であってものちに自己免疫性疾患が顕在化してくることはしばしば経験される。臨床診断とともに放射線・病理学的な診断を別個にカルテに記載しておくことは診断や治療を見直す上で有用であろう。

IPFとIIPの重症度分類

IPFならびにIIPの重症度は世界的には予後との相関をもとに作成されたGAPモデル（stage Ⅰ～Ⅲ）が主に用いられている（**表1**)[2]。性別（G），年齢（A），呼吸機能（P）から構成され，合計点が0～3点がGAP stage Ⅰ，4～5点がstage Ⅱ，6～8点がstage Ⅲであり，それぞれの1年死亡率が5.6％，16.2％，39.2％と報告されている[2]。

日本ではGAPモデルに加えて医療費助成制度との関連もあり，以前より独自の重症度分類（重症度Ⅰ～Ⅳ）が用いられてきた。2024年4月から，より適切な公費負担助成を受けられるように重症度分類が改定された（**表2**)[3]。重症度Ⅰにおいて6分間歩行試験で最低SpO_2が90未満の場合は重症度Ⅲに分類され，歩行時のdesaturationがより重要視されるようになった。また，IIPにおける診断基準に関して特発性胸膜肺実質線維弾性症（idiopathic pleuroparenchymal fibroelastosis：iPPFE）と分類不能型特発性間質性肺炎（unclassifiable idiopathic interstitial

表1 GAP stage

GAP	因子	点
性別 (G)	男性	1
年齢 (A)	≦60歳	0
	61～65歳	1
	<65歳	2
呼吸機能 (P)		
%FVC	>75%	0
	50～75%	1
	<50%	2
%DLco	>55%	0
	35～55%	1
	<35%	2
	測定不能	3

（文献2より引用）

表2 厚生労働省における特発性間質性肺炎重症度分類の改定（再掲）

重症度	安静時動脈血酸素分圧	6分間歩行時最低SpO_2（旧分類）	6分間歩行時最低SpO_2（新分類）
Ⅰ	80Torr以上		90％未満の場合はⅢ
Ⅱ	70Torr以上80Torr未満	90％未満の場合はⅢ	90％未満の場合はⅢ
Ⅲ	60Torr以上70Torr未満	90％未満の場合はⅣ（危険な場合は測定不要）	90％未満の場合はⅣ（危険な場合は測定不要）
Ⅳ	60Torr未満	測定不要	測定不要

（文献3より改変引用）

pneumonia) では病理学的な所見がなくても臨床診断による申請が可能となったことにも留意する必要がある。特にiPPFEでは気胸のリスクから病理検体を得ることが難しいケースが多いため，患者にとってメリットの大きい改定と考えられる。

 当センターではこうしている

　当センターでは初診の間質性肺炎の患者には，同意が得られれば短期間 (2〜3泊) の評価入院をして精査を行うようにしている。具体的には血液検査，HRCT，呼吸機能検査，6分間歩行検査，気管支鏡検査 (BAL + TBLC)，必要であれば膠原病学的な精査である。

　入院精査を行うことにより，網羅的で漏れのない検査を行うことが可能であり，その結果をもとにMDDを行い，合議の上で迅速な診断および分類と治療介入を行うように努めている。

　その後の外来診療においては，数年ごとに改訂される国際的なガイドラインの変遷に応じて，経過をみている症例の診断，分類を定期的に見直すようにしている。臨床的な診断名のほか，放射線病理学的な診断をカルテに併記すること，診断時の分類のみならず臨床経過から個々の症例の治療変遷や進行速度を記載している。PPFに該当するのかどうかなどを随時検討することは，適切な治療介入や治療の変更を行う上で重要である。

　線維化マーカーや呼吸機能 (主にFVC，%FVCや%DLco，KL-6) の変化を表にして記載し (表3)，外来診療の際に素早くその推移を把握するように努めている。また，特に進行を認める症例では1年あるいは数年ごとに再度入院精査を行い，詳細な経過を把握するとともに診断に変更がないか，より適切な治療法がないかなど治療方針の確認，検討を行っている。

表3　外来カルテ記載例

	FVC (L)	%FVC	%DLco	KL-6	備考
2019年4月	2.43	67.9	66.7	1993	
2020年4月	2.20	61.6	52.2	2470	ニンテダニブ開始
2020年10月	2.26	63.6	49.4	1653	開始後半年
2021年4月	2.23	62.4	50.4	1550	開始後1年

【文献】

1) Troy LK, et al:Diagnostic Accuracy of Transbronchial Lung Cryobiopsy for Interstitial Lung Disease Diagnosis(COLDICE):A Prospective, Comparative Study. Lancet Respir Med. 2020;8(2):171-81.

2) Ley B, et al:A Multidimensional Index and Staging System for Idiopathic Pulmonary Fibrosis. Ann Intern Med. 2012;156(10):684-91.

3) 厚生労働省:指定難病の概要, 診断基準等, 臨床調査個人票(告示番号1〜341)※令和6年4月1日より適用.
[https://www.mhlw.go.jp/stf/newpage_36011.html](2024年10月閲覧)

一色琢磨

3 治療法と予後

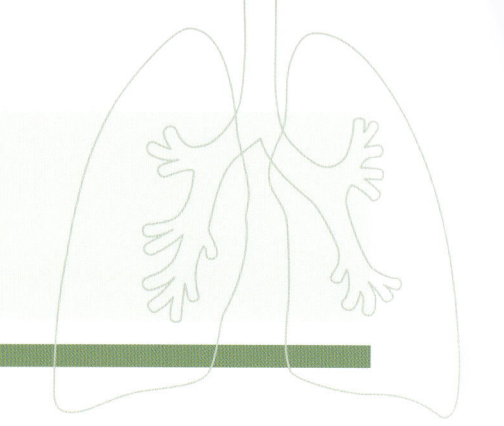

抗線維化薬と抗炎症薬

特発性間質性肺炎（idiopathic interstitial pneumonia：IIP）および特発性肺線維症（idiopathic pulmonary fibrosis：IPF）の治療に用いられる薬剤には，大きく分けてニンテダニブ，ピルフェニドンなどの抗線維化薬と，ステロイド薬を中心とした抗炎症薬がある（**表1**）。

本項では，これらの薬剤を中心にその使用方法，起こりうる有害事象およびその対策などについて概説する。

表1 慢性期の特発性間質性肺炎 (IIP) の主な治療薬と臨床試験

薬剤	主な臨床試験	適応疾患
ニンテダニブ	TOMORROW[1], INPULSIS[1], SCENSIS[2], INBUILD[3]	IPF, PPF
ピルフェニドン	CAPACITY[4], ASCEND[5], RELIEF[6]	IPF
ステロイド薬, 免疫抑制薬	PANTHER[7]	NSIP や一部の PPF 症例

ニンテダニブ

ニンテダニブは血小板由来増殖因子受容体（platelet-derived growth factor receptor：PDGFR），線維芽細胞増殖因子受容体（fibroblast growth factor receptor：FGFR），血管内皮細胞増殖因子受容体（vascular endothelial growth factor receptor：VEGFR）と，増殖因子との結合を阻害する低分子チロシンキナーゼ阻害薬である。複数の第Ⅲ相国際共同臨床試験（TOMORROW[1]，INPULSIS[1]）において，IPFの努力肺活量（FVC）の低下および，急性増悪の発症率をプラセボと比較して抑制したことが示され，IPFに対して使用が開始された。

その後，さらにIPF以外の間質性肺炎に対する有効性も検討された。SCENSIS試験では，全身性強皮症に伴う間質性肺疾患を対象としてニンテダニブとプラセボの52週時点でのFVCの低下が比較され，ニンテダニブ群で有意にFVCの低下が抑制されて

いた[2]。さらに，進行性線維化を伴う間質性肺疾患（progressive fibrosing interstitial lung disease：PF-ILD）症例を対象とした第Ⅲ相国際共同臨床試験（INBUILD）においても，ニンテダニブはプラセボと比較して52週時点でのFVC低下を抑制した。

以上の結果よりIPFならびにIPF以外のPF-ILD／PPF症例に対してもニンテダニブを用いることが可能となった[3]。

ピルフェニドン

ピルフェニドンはピリドン骨格を有する低分子化合物で，炎症性サイトカインやトランスフォーミング増殖因子-β（transforming growth factor β：TGF-β）をはじめとする増殖因子の抑制を介して抗線維化作用を発揮していると考えられている。ピルフェニドンは多国間の複数の第Ⅲ相試験（CAPACITY，ASCEND）[4, 5]においてプラセボと比較してFVCの低下を有意に抑制することが示され，IPFに対して広く用いられている。

さらに，PF-ILD症例に対する第Ⅱ相試験（RELIEF）[6]では，膠原病に伴う間質性肺疾患（connective tissue disease-associated interstitial lung disease：CTD-ILD）などのPF-ILD症例に対して，ピルフェニドンの有効性が検討された。登録遅延により早期中止となったが，48週後の解析でピルフェニドン群はプラセボ群に対して有意にFVCの低下を抑制した。しかし，現時点ではエビデンスが不十分でありPF-ILD，PPFに対するピルフェニドンの有用性についてはさらなる検討が必要とされている。

当センターではこうしている

　ニンテダニブの投与法は300mg／日で投与を開始する。高齢患者や体格の小さい患者の場合200mg／日で治療を導入する場合もある。有害事象として多く報告されているのが下痢，食欲低下などの消化器症状と肝機能障害である。

　特に下痢は多くの症例で認められるが，整腸薬やロペラミドなどの止痢薬で対応可能な場合が多い。肝機能障害出現例に関しては，休薬後の再投与で肝機能障害が再度出現しない症例もあり再投与を検討する。INBUILD試験のサブ解析では減量やいったん休薬した後に再開した場合でも，FVC低下の抑制効果は遜色なかったと報告されており[8]，副作用のマネジメントを行いながら継続可能であれば継続を試みている。

　ピルフェニドンの一般的な使用方法としては600mg／日より開始し，忍容性をみながら最大量1,800mg／日まで漸増を行う。特定使用成績調査において多く報告さ

れた副作用は，食欲減退や吐気などの消化器症状，光線過敏反応である。光線過敏症に関しては特に外出時の遮光やサンスクリーン（日焼け止め）使用など投与開始前に注意を促す必要がある。消化器症状に対しては胃薬や六君子湯が有用な場合もある。

治療導入のタイミング

間質性肺炎は多様な進行速度をとり，治療導入のタイミングを一様に決定することが困難である。医療費助成制度の問題もあり，かつては重症度が上がってきたタイミングで治療を導入するという考え方が一般的であったが，経過をみている中で病状が進行した場合，全身状態が悪化して適切な治療導入のタイミングを逃してしまう恐れがある。

また，重症度が軽症のIPF症例においても，抗線維化薬の呼吸機能低下抑制作用が示されていることより[9,10]，抗線維化薬の効果を十分に発揮するために，進行を認める症例には早期から治療の導入を検討するという考え方にシフトしている。

したがって，IPFおよび一部のIIPで，受診時に既に重症度の高い症例や，軽症の症例でも進行が認められる症例に対しては，積極的に抗線維化薬の開始を検討する必要がある。

抗炎症療法の有用性

IPFにおける肺線維化の病態機序は，反復する気道上皮障害に対する異常修復によるとされ，炎症はその発症に関与していない，あるいは必ずしも関与しないと考えられている。

IPFに対するステロイド薬ならびに抗炎症療法の有用性は，ステロイド薬＋アザチオプリン＋Nアセチルシステインを併用した臨床試験（PANTHER）[7]においてプラセボ群と比較して死亡率が有意に高く試験が中止となったことから否定的とされた。ガイドライン上もステロイド薬を「使用しないことを強く推奨する」とされており，典型的な通常型間質性肺炎（usual interstitial pneumonia：UIP）パターンを呈するIPFに抗炎症治療は行わないのが原則である。

しかし，実臨床においてIPFの診断はしばしば困難であり，すりガラス病変が目立つ一部の症例やPPFの症例で画像／病理学的にリンパ球浸潤がある／ありそうな間質性肺炎に対しては，ステロイド薬や免疫抑制薬の使用は有用である可能性がある（症例）。

症例　ステロイド薬が有効であったunclassifiable IIPの一例

　60歳代の男性。他院でIPFと診断され経過観察されていたが，慢性的に呼吸困難が悪化したため当センター紹介となった。膠原病を示唆する病歴，身体所見，血液学的所見はなく，吸入歴も認めなかった。胸部CTにて胸膜直下の網状病変や牽引性気管支拡張を認めるが，両側肺にすりガラス病変が目立った。

　気管支肺胞洗浄（bronchoalveolar lavage：BAL）を施行し，細胞分画はマクロファージ75％，リンパ球18％，好中球2％，好酸球5％であった。unclassifiable IIPと診断し，ステロイド薬を導入したところ，呼吸機能およびすりガラス病変は改善を認めた（**図1**）。その後さらに抗線維化薬を導入した。

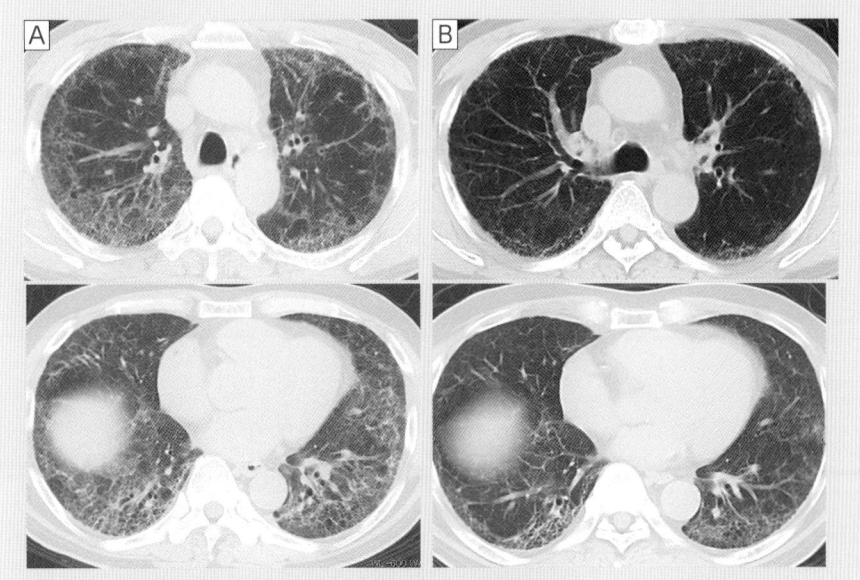

図1　ステロイド薬によるすりガラス病変の改善
A) ステロイド薬導入前。
B) ステロイド薬導入後。すりガラス病変は消退したが，肺底部の網状病変は残存している。

　どのような症例に対して抗炎症療法がより有効なのか，抗炎症療法と抗線維化薬をどのように使い分けるのか，あるいは併用していくのかはいまだエビデンスの少ない領域である。病理学的な検討はもちろんその根拠となりうるが，外科的肺生検（surgical lung biopsy：SLB）のリスクを考えると，経気管支クライオ肺生検（transbronchial lung cryobiopsy：TBLC）検体やBALにおけるリンパ球分画がその判断に有用な可能性があり，今後の重要な検討課題であろう。

肺移植の適応とタイミング

　IPFならびにPPFは予後不良の進行性疾患であり，いまだに肺の線維化を完全に止める，ないし線維化を消失させる治療法はない。適応があれば肺移植の登録を検討する。日本における肺移植の適応年齢は両肺移植で55歳未満，片肺移植で60歳未満である。肺移植紹介のタイミングについて肺移植検討委員会による目安が日本呼吸器学会のホームページに示されている[11]。症例ごとに検討が必要にはなるが，抗線維化薬などによる適切な治療が行われているにもかかわらず，進行が認められる中等症以上（%FVC＜80% or %DLco＜40%）の症例が一般的な適応である。若年の症例においては，初診時より移植の可能性も念頭に置いて加療を行い，移植登録の適切な時期を逃さないことが重要である。

当センターではこうしている

　高度に進行した間質性肺炎では，咳や呼吸困難が強くなり患者の苦痛となる。非癌性呼吸器疾患の緩和ケアにおける薬物療法は，前向きの臨床試験で検討されたものが少なく，いまだ確立されていない。IPFの咳に対しては第Ⅱ相ランダム化試験においてプラセボと徐放性モルヒネ製剤のクロスオーバーが行われ，モルヒネは客観的な咳嗽の頻度を減少させたと報告されている[12]。

　呼吸困難に対してはいまだ構築されたエビデンスはなく緩和ケアにおける大きな課題ではあるが，在宅診療では呼吸器疾患の末期患者に対する麻薬注射が保険適用となった。当センターにおいても患者本人や家族と相談の上，肺癌の治療に準じて塩酸モルヒネなどのオピオイドを用いて呼吸困難の緩和を図っている。

【文献】

1）　Richeldi L, et al：Nintedanib in Patients with Idiopathic Pulmonary Fibrosis：Combined Evidence from the TOMORROW and INPULSIS® Trials. Respir Med. 2016；113：74-79.

2）　Distler O, et al：Nintedanib for Systemic Sclerosis-Associated Interstitial Lung Disease. N Engl J Med. 2019；380(26)：2518-28.

3）　Flaherty KR, et al：INBUILD Trial Investigators. Nintedanib in Progressive Fibrosing Interstitial Lung Diseases. N Engl J Med. 2019；381(18)：1718-27.

4）　Noble PW, et al：Pirfenidone in Patients with Idiopathic Pulmonary Fibrosis(CAPACITY)：Two Randomised Trials. Lancet. 2011；377(9779)：1760-9.

5）　King TE, et al：A Phase 3 Trial of Pirfenidone in Patients with Idiopathic Pulmonary Fibrosis. N Engl J Med. 2014；370(22)：2083-92.

6）　Maher TM, et al：Pirfenidone in Patients with Unclassifiable Progressive Fibrosing Interstitial Lung Disease：A Double-Blind, Randomised, Placebo-Controlled, Phase 2 Trial. Lancet Respir Med. 2020；8(2)：147-57.

7） Idiopathic Pulmonary Fibrosis Clinical Research Network, et al：Prednisone, Azathioprine, and N-Acetylcysteine for Pulmonary Fibrosis. N Engl J Med. 2012；366(21)：1968-77.

8） Cottin V, et al：Safety and Tolerability of Nintedanib in Patients with Progressive Fibrosing Interstitial Lung Diseases：Data from the Randomized Controlled INBUILD Trial. Respir Res. 2022；23(1)：85.

9） Albera C, et al：Efficacy of Pirfenidone in Patients with Idiopathic Pulmonary Fibrosis with More Preserved Lung Function. Eur Respir J. 2016；48(3)：843-51.

10） Kolb M, et al：Nintedanib in Patients with Idiopathic Pulmonary Fibrosis and Preserved Lung Volume. Thorax. 2017；72(4)：340-6.

11） 日本呼吸器学会：肺移植検討委員会．
[https://www.jrs.or.jp/activities/reports/lung_transplantation.html]（2024年10月閲覧）

12） Wu Z, et al：Morphine for treatment of cough in idiopathic pulmonary fibrosis (PACIFY COUGH)：a prospective, multicentre, randomised, double-blind, placebo-controlled, two-way crossover trial. Lancet Respir Med. 2024；12(4)：273-80.

一色琢磨

第6章

様々な原因による間質性肺炎・肺線維症

本章では，様々な原因による間質性肺炎について詳述する。膠原病に伴う間質性肺疾患，過敏性肺炎，薬剤性間質性肺疾患の主要なタイプと特徴を解説し，それぞれの疫学，診断方法，治療法について述べていく。

膠原病に伴う間質性肺疾患では，各種抗体検査や画像診断が重要であり，特定の抗体と疾患との関連性も示唆されている。過敏性肺炎は抗原曝露が主な原因であり，詳しい問診と抗原回避が治療の基本である。薬剤性間質性肺疾患は特定の薬剤によって引き起こされ，原因薬剤の特定と中止が治療の鍵となる。

清水宏繁

1 様々な原因による間質性肺炎の分類

はじめに

　間質性肺炎は，引き起こした原因が明確な場合と，原因が特定されない特発性に分類される。本章では原因が明確な場合の間質性肺炎について，主に膠原病に伴う間質性肺疾患（connective tissue disease-associated interstitial lung disease：CTD-ILD），過敏性肺炎（hypersensitivity pneumonitis：HP），薬剤性間質性肺疾患について記載する。

膠原病に伴う間質性肺疾患（CTD-ILD）

発症頻度と基礎疾患の関連性

　CTD-ILDは，関節リウマチ（rheumatoid arthritis：RA），全身性強皮症（systemic sclerosis：SSc），多発性筋炎／皮膚筋炎，Sjögren症候群（Sjögren syndrome：SjS），抗好中球細胞質抗体（anti-neutrophil cytoplasmic antibody：ANCA）関連血管炎などの膠原病に合併し，全間質性肺炎の約15％を占める[1]。膠原病における間質性肺疾患（interstitial lung disease：ILD）の合併頻度は基礎疾患により異なる。SScでは65％，特にびまん型皮膚硬化を有する場合は80％とILD合併率が高い。筋炎特異的自己抗体陽性例では，抗ARS抗体陽性の特発性炎症性筋疾患（idiopathic inflammatory myopathy：IIM）の80％がILDを合併する。混合性結合組織病の52〜67％，SScの11〜27％，RAの1.5〜5％，全身性エリテマトーデス（systemic lupus erythematosus：SLE）の1〜2％にILDが合併すると報告されている[1]。RAやSScは合併頻度は低いが，罹患患者数が多いので遭遇することは多い。

　CTD-ILDの病態生物学的機序は十分に解明されていないが，SSc，IIMでは特異的自己抗体とILD発症との関連が示唆されている。一方，関節リウマチに伴う間質性肺疾患（rheumatoid arthritis-associated interstitial lung disease：RA-ILD）の遺伝子プロファイルは特発性肺線維症（idiopathic pulmonary fibrosis：IPF）に類似している。

表1 各種膠原病の間質性肺疾患（ILD）を引き起こすリスク因子

疾患	性別	年齢	喫煙歴	自己抗体	皮膚所見
関節リウマチ（RA）	男性	高齢（60歳以上）	＋	抗CCP抗体陽性／高値，RF抗体高力価陽性	－
全身性強皮症（SSc）	－	－	－	抗トポイソメラーゼI抗体陽性	皮膚硬化，びまん皮膚硬化型
多発性筋炎／皮膚筋炎（PM／DM）	－	－	－	抗ARS抗体陽性 抗MDA5抗体陽性	機械工の手（PM／DM）
Sjögren症候群（SjS）	－	高齢	－	－	－

診断と画像診断におけるパターン認識

　CTD-ILDは一般的に，膠原病の診断がついてから受診する場合もあれば，間質性肺炎を契機に診断がつく場合もある。後者では，当初は特発性として考えていても，のちに膠原病が発症することがあり，当センターでは定期的な診断や抗体検査（半年～1年ごと）を施行している。

　診断には，各種抗体も有用であるが問診・診察が重要となってくる。CTD-ILDのリスク因子を認識して問診することが有用であり，リスク因子について**表1**にまとめた。たとえば，皮膚硬化や爪の所見，手荒れ，日焼けしていないのに日焼けをしたような所見がないかなどしつこく問診するとよい。

　さらに，どの症例がCTD-ILDになりうるか，画像パターンも認識していなければならない。たとえば，高分解能CT（HRCT）でSScは非特異性間質性肺炎（nonspecific interstitial pneumonia：NSIP）パターン，RAでは器質化肺炎（organizing pneumonia：OP）パターン，NSIPパターン，通常型間質性肺炎（usual interstitial pneumonia：UIP）パターンが，皮膚筋炎・多発筋炎関連疾患では下肺野優位の胸膜直下のすりガラス・浸潤影，NSIP／OP オーバーラップパターン，ANCA関連血管炎ではUIPパターンを中心とし，IPFでは認められない所見として気管支拡張や蜂巣肺の周囲の浸潤影（increased attenuation）を示すことがある（**図1**）[2]。

治療と経過観察

　UIPパターンや進行が早い場合は予後が悪いとされているので注意深く経過観察し，適切に治療タイミングを図る必要がある。特に，抗MDA5抗体陽性の場合，採血検査の結果が出る前に臨床症状が増悪していくため，治療を悩むことがあるが，酸素化や症状が急激に悪化している場合，治療先行を優先している。

　予後を左右する急性増悪や悪性腫瘍，肺高血圧の合併にも注意が必要で，定期的に3～6カ月ごとの胸部X線や胸部CT，心エコー，肺機能検査を施行している。IPFと同様に，CTD-ILDでも早期診断・早期治療介入が重要である。初期症状は非特異的

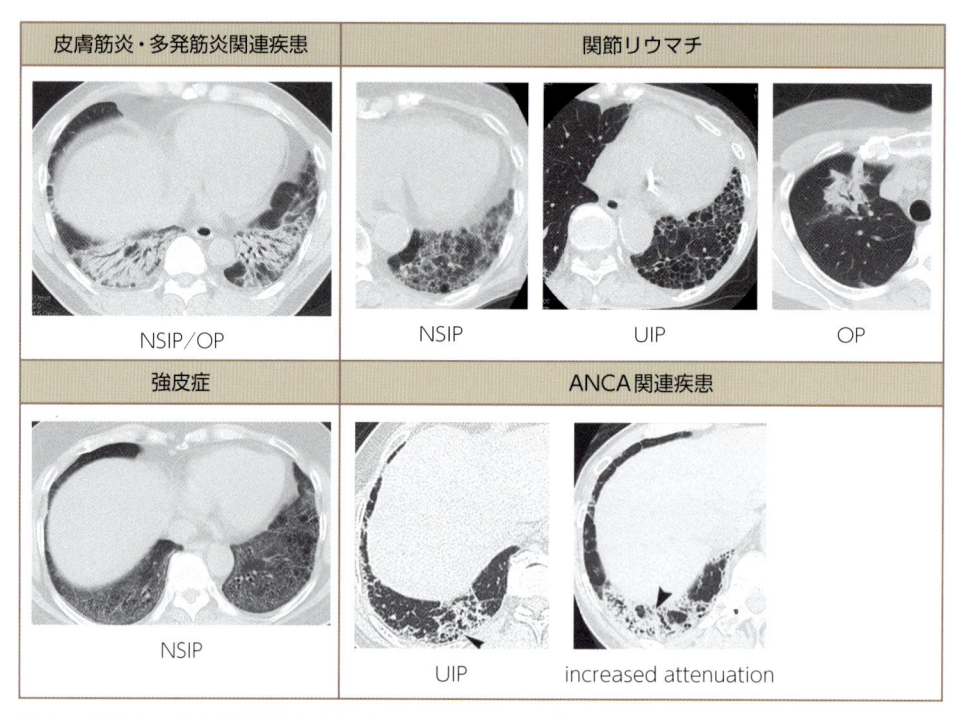

図1　膠原病に伴う間質性肺疾患（CTD-ILD）のCTパターン比較

NSIP：非特異性間質性肺炎，OP：器質化肺炎，UIP：通常型間質性肺炎

(ANCA関連疾患は文献2より許可を得て転載)

だが，労作時呼吸困難や乾性咳嗽などがあれば，積極的に検査を進めるべきである。

過敏性肺炎（HP）

　HPは，金属や真菌などの吸入抗原により生じる間質性肺炎で，全間質性肺炎の約5〜15％を占める[3]。HPは，鳥の糞や真菌の胞子，加湿器水中の細菌や真菌など特定の抗原の吸入によって引き起こされる疾患であり，これらの抗原に対する免疫学的な肉芽腫反応が病態の特徴である。

疫学と分類

　疫学的には，IPFと異なり，HPの男女の有病率はほぼ同等である。

　HPは，線維化の有無により線維化型と非線維化型に分類され，線維化型は予後不良であり，IPFに類似した経過をたどる。診断においては，原因抗原への曝露歴の聴取が重要である。特に曝露量，曝露タイミングと疾患活動性にもとづき原因を探ることを意識し，さらに注意深く問診を進める必要がある。たとえば，事務職といった場合でもどのような事務職なのか，事務所の構造なども現地で精査することも時には役に立つことがある。

非線維化型の特徴

　非線維化型の場合，日当たり不良の室内や浴室のカビ，鳥との接触，季節性など比較的わかりやすい病歴もあれば，加湿器肺のように詳細に聴取しないとわかりづらい症例も存在する。特に加湿器肺においては市中肺炎と間違われるような症例や，急性間質性肺炎（acute interstitial pneumonia：AIP）として挿管されるような急激な呼吸不全をきたす症例も経験がある。人工呼吸器管理が必要な症例では，初診時に加湿器を使用しているかの有無を聴取していないことも多く，退院前に生活環境を聴取し，原因を除去し再燃を防ぐことが重要である。

　ステロイド薬の反応性は非常に良好であるため，原因不明の急性肺障害の中にはこのような病態が隠れている可能性がある。

画像診断の特徴

　胸部CTでは，気道中心性の結節，斑状のすりガラス病変，モザイク状の減衰が特徴的な所見であるが，線維化型では，three-density patternやびまん性の小葉中心性結節＋線維化の所見で特異性が高く，IPFとの鑑別にhexagonal pattern（図2）が有用という報告がある[4]。

　IPFとの鑑別が困難であり，かつ治療も異なるためIPFと線維化型HPの診断方法をどのように統合すべきかについての指針が必要である。

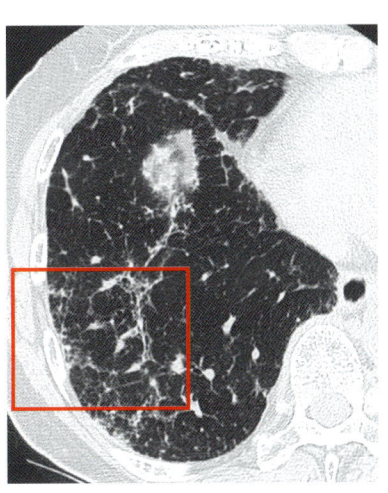

図2　hexagonal pattern（図中□）
胸膜下から2層以上内側の二次小葉にかけて認める小葉間隔壁の肥厚。

薬剤性間質性肺疾患

　薬剤性間質性肺疾患は，抗悪性腫瘍薬，抗リウマチ薬，抗菌薬など様々な薬剤によって引き起こされ，全間質性肺炎の約3～5%を占める[5]。特定の薬剤への曝露により起こるものであり，臨床においては原因薬剤の同定が重要であり，抗癌薬，ついで抗リウマチ薬，アミオダロン，抗菌薬，免疫チェックポイント阻害薬（immune checkpoint inhibitor：ICI）などが主な原因薬剤として知られている[4]。

そのほか漢方薬，健康食品，サプリメントまで，詳細な病歴聴取により，原因薬剤を特定することが重要である。

薬剤投与からの発症は約1～6週にわたり，労作時呼吸困難や発熱，乾性咳嗽を伴うことが多いので，薬剤投与と発症時期について詳細に聴取することが問診のポイントである。高齢になると多くの薬剤を内服していることがあり，また病歴も不確かになることも多い。薬剤師，看護師などの多職種で数回にわたって聴取するのがよい。

胸部CTの特徴

薬剤性間質性肺疾患の胸部CTは非特異的で多彩である。各薬剤により起こしやすい病型はあるものの，1種類の薬剤が多種の病型を示すことも多い。多彩な胸部CT所見をきたすが，主な原因薬剤と起こしやすい病型を**表2**[7]にまとめた。

実臨床では薬剤性間質性肺疾患はすりガラス病変や斑状の浸潤影を示すので，HP，

表2　主な原因薬剤と臨床病型

臨床病型	原因薬剤
急性呼吸窮迫症候群（ARDS）	MTX，ゲムシタビン，輸血，G-CSF製剤，EGFR-TKI，アミオダロン，シタラビン，インフリキシマブ，小柴胡湯，抗EGFR抗体，アスピリン
通常型間質性肺炎（UIP）	アミオダロン
非特異性間質性肺炎（NSIP）	MTX，アミオダロン，小柴胡湯，SASP
器質化肺炎（OP）	ICI，MTX，INF-α製剤，SASP
好酸球性肺炎（EP）	抗菌薬，漢方薬，MTX，SASP，ヨード造影剤
閉塞性細気管支炎	金製剤，健康食品（アマメシバ）
ANCA関連血管炎	PTU，SASPなど
肺高血圧	ダサチニブ

EGFR-TKI：EGFRチロシンキナーゼ阻害薬，ICI：免疫チェックポイント阻害薬，INF-α：インターフェロンα，MTX：メトトレキサート，PTU：プロピオチオウラシル，SASP：サラゾスルファピリジン

（文献7より改変引用）

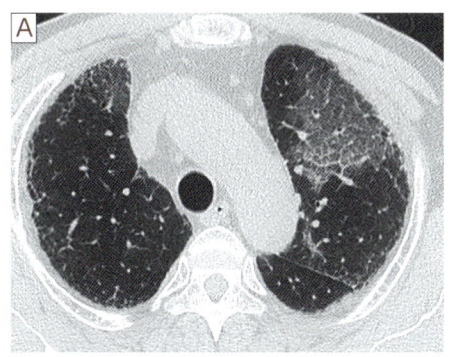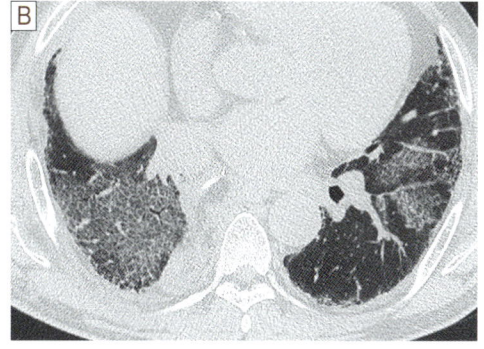

図3 crazy paving pattern
すりガラス病変＋網状病変が重複しており（A），小葉間隔壁肥厚を伴い，すりガラス病変の内部に牽引性気管支拡張（B）を認める。

心不全や間質性肺炎急性増悪など他の疾患との鑑別に苦慮することが多い。また，EGFR-TKIなど一部の抗癌薬による，crazy paving pattenを示すようなHRCT所見（**図3**）は注意が必要で，急激な変化をきたし致死的になる可能性がある。

薬剤性肺炎の診断と治療には，詳細な病歴聴取と各種検査結果の総合的な解釈が不可欠である。原因薬剤の同定と速やかな中止が，治療の基本となる。

◎

間質性肺炎の診療には，原因の探索と背景疾患の理解が重要である。CTD-ILDでは関連疾患の身体所見と経過観察，HPでは曝露歴の詳細な聴取と線維化の評価，薬剤性間質性肺疾患では原因薬剤の同定と中止が肝要である。

HRCTを含む各種検査の特徴を理解し，総合的に判断することが正確な診断と適切な治療方針の決定につながる。

【文献】

1）Fischer A, et al:Interstitial lung disease in connective tissue disorders. Lancet. 2012;380(9842):689-98.

2）Suzuki A, et al:Chest High-Resolution CT Findings of Microscopic Polyangiitis:A Japanese First Nationwide Prospective Cohort Study. AJR Am J Roentgenol. 2019;213(1):104-14.

3）Coultas DB, et al:The epidemiology of interstitial lung diseases. Am J Respir Crit Care Med. 1994;150(4):967-72.

4）Okabayashi H, et al:The new useful high-resolution computed tomography finding for diagnosing fibrotic hypersensitivity pneumonitis:"hexagonal pattern":a single-center retrospective study. BMC Pulm Med. 2022;22(1):76.

5）Skeoch S, et al:Drug-Induced Interstitial Lung Disease:A Systematic Review. Journal of Clinical Medicine. 2018;7(10):356.

6）Isobe K, et al:Immune checkpoint inhibitors in patients with lung cancer having chronic interstitial pneumonia. ERJ Open Res. 2024;10(2):00981-2023.

7）日本呼吸器学会：薬剤性肺障害の診断・治療の手引き 第2版 2018. メディカルレビュー, 2018.

清水宏繁

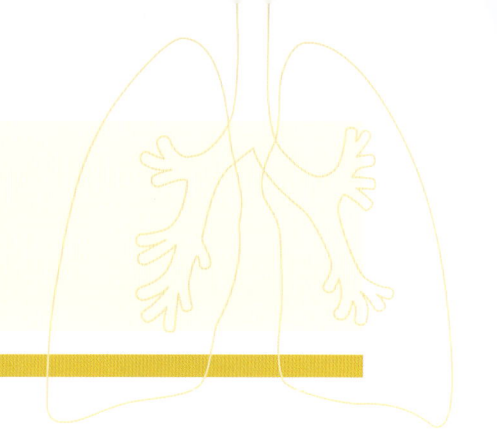

2　検査と診断

病歴聴取と身体所見

　本項目では，当センターで施行している様々な原因による間質性肺炎の実際の診断の流れについて記載する。間質性肺炎が疑われる患者に対しては，まず詳細な病歴聴取を行う。呼吸器症状，喫煙歴，職業歴，薬剤使用歴，家族歴などを確認する。当センターでは，**図1**のような問診票を用いている。

　身体所見では，爪（爪出血），機械工の手[1]＊，関節所見〔近位指節間（proximal interphalangeal：PIP）関節，中手骨指節骨間（metacarpo phalangeal：MP）関節，手関節，肘関節，肩関節，膝関節〕，皮膚硬化，皮疹（ショールサイン，ヘリオトロープ疹，Gottron，逆Gottron）[2] を中心に診察する。聴診で捻髪音（fine crackles）だけではなく，肺高血圧のことも考慮し，心音Ⅱ音の亢進がないかなども注意深く診察する。

　＊ 手指が有名であるが，足趾にも同様の病変を示すことがあり，hikers feetと呼ばれる。

胸部画像検査 (☞第4章3参照)

　胸部X線写真や高分解能CT（HRCT）を撮影し，冠状断，矢状断なども併せて考慮していく。過敏性肺炎を疑う場合は吸呼気で撮影する。

血液検査

　自己抗体検査（抗核抗体，リウマトイド因子，抗CCP抗体，抗ARS抗体，抗SS-A抗体，抗Scl70抗体，MPO-ANCA，PR3-ANCA）をスクリーニングとして行い，膠原病に伴う間質性肺疾患の可能性を評価する。また，トリコスポロン抗体や鳥抗体を測定し過敏性肺炎も考慮する。KL-6やSP-Dなどの間質性肺炎マーカー (☞第4章2参照) も測定する。

```
【主訴】
【現病歴】■
労作時呼吸困難：□有 □無 有りの場合 mMRC（      ）
□体重減少、 □GERDのエピソード、□誤嚥のエピソード
□筋力低下、 □皮疹の有無
□眼、口腔の乾燥、 □レイノー症状の有無
出身地：（      ）
【既往歴】□副鼻腔炎、□GERD、□膠原病
【内服歴】：処方薬（      ）
健康食品（      ：期間   ）、サプリメント（    ：期間   ）
【家族歴】□間質性肺炎家族歴（誰に   ）、□膠原病家族歴（誰に   ）
        □皮膚疾患家族歴（誰に   ）、 □腎臓腫瘍家族歴（誰に   ）
【喫煙歴】□現喫煙者 □過去喫煙者 □非喫煙者
        有りの場合  本 x 年；packs×years
【飲酒歴】□有 □無（      ）
【住居・環境】
□木造家屋、□鉄筋家屋、築（ ）年、□羽毛布団使用 □ダウンジャケット使用
□園芸、鶏糞肥料の使用、□加湿器使用
【鳥曝露歴】 □鳥飼育歴（種類      ）
【ペット飼育歴】
【職業歴】：        何歳～何歳まで
【粉塵曝露歴】：
        □アスベスト、□その他の粉塵（種類    期間    ）
【身体所見】
身長    cm、体重    kg、BMI
体温   ℃、SpO₂   %、呼吸数   回/分、血圧   /   mmHg、脈拍   回/分
□眼瞼結膜貧血、□口腔内乾燥、□頸静脈怒張（□仰臥位、□座位）
□頸部リンパ節腫脹 □圧痛、□熱感
胸部：心音：S1→、S2、S3 (-)、S4 (-)   心雑音
      呼吸音：□清、□減弱、coarse，□fine（部位：      ）
      胸郭のあがり、呼吸のしかた、口すぼめ、陥没呼吸、など・・・
皮疹：□蝶形紅斑、□ショールサイン、□ヘリオトロープ疹、□ゴットロン兆候、
      □Vネックサイン、□サーモンピンク皮疹、□結節性紅斑
手指：□爪の所見（具体的に      、□mechanics hands
□関節痛（場所の詳細、□熱感、□疼痛、□腫脹、□圧痛）、□ばち指：□有 □無
下肢：□浮腫、□筋力低下、□把握痛
```

図1 当センターで使用している問診票

呼吸機能検査

　スパイロメトリー（肺気量測定）や肺拡散能力検査を行い，拘束性換気障害や拡散能力の低下を確認する。6分間歩行試験で，労作時呼吸困難や労作時の低酸素の程度を評価する。

　経気管支凍結（クライオ）肺生検（transbronchial lung cryobiopsy：TBLC）や気管支肺胞洗浄（bronchoalveolar lavage：BAL）を行い，病理学的所見や細胞分画を確認する。

実際に呼吸器内科医が外来を行いながら，6分間歩行試験を行うことは困難であるため，当センターでは2泊3日の評価入院でリハビリテーション科と理学療法士の協力により施行している。さらには呼吸リハビリテーション，運動耐容能の評価なども行っている。

また，1分間立ち上がり試験が6分間歩行試験と強い相関があることが報告されており，外来診察においては，1分間立ち上がり試験をスクリーニングとして施行している。

外科的肺生検

画像所見やTBLCが困難な場合，外科的肺生検を考慮する。胸腔鏡下肺生検（thoracoscopic lung biopsy：VATS）が一般的であり，病理学的所見から確定診断を得ることができる。

間質性肺炎が疑われる患者に遭遇したときは詳細な問診を行い，安易に特発性間質性肺炎として診断をしないことが重要である。当センターでは問診で聴取したことを手がかりに，担当医師が積極的に環境調査を行っている。環境調査をすることで初めて診断にたどりつくことがあると考えており，近年では患者にスマートフォンなどで写真を撮って持ってきてもらうことも有用である。

加湿器肺の症例では，実際に加湿器を置いている場所と患者本人との位置関係なども重要である。これに関して以前筆者が経験した失敗談を紹介したい。原因不明の呼吸不全で挿管管理となった64歳男性にステロイドパルス療法を施行したところ，2週間で改善し退院した。しかし翌日には同様の呼吸不全で再入院となった。詳細な問診をすると，加湿器の使用が明らかとなり，加湿器肺の可能性が考えられた。環境調査を行ったところ，加湿器がソファーを挟むように配置されていた（**図2**）。本人が病気にならないように工夫をしたとのことであった。

また，環境調査が功を奏した一例として，超硬合金肺の症例を紹介したい（**症例**）。

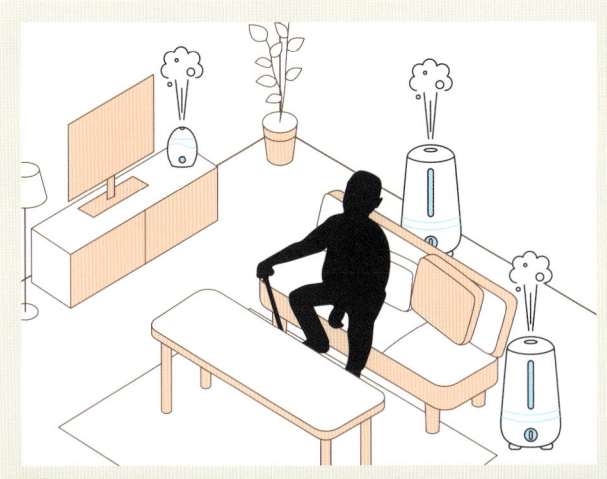

図2　環境調査で明らかになった加湿器と患者の位置関係

症例　職場環境調査によって原因を特定できた超硬合金肺の一例

　64歳，女性。健康診断の胸部単純X線写真で異常陰影を指摘され当センター紹介となった。非喫煙者で事務の仕事をしていた。精査時の胸部CT検査で小葉中心性粒状病変と胸膜直下の網状病変を認めた。胸腔鏡下肺生検を施行し，病理学的に小葉辺縁部や小葉中心部に不規則な分布を示す膠原線維の増生を伴う線維化病変や肺胞腔内の多核巨細胞の集簇を認めた（**図3**）。職場環境調査を行い，金属研磨と同一空間で事務作業をしていたことが判明した（**図4**）。病理組織の元素分析（**図5**）の結果，タングステンが陽性となり超硬合金肺と診断した。本症例の経過を**図6**に示す。

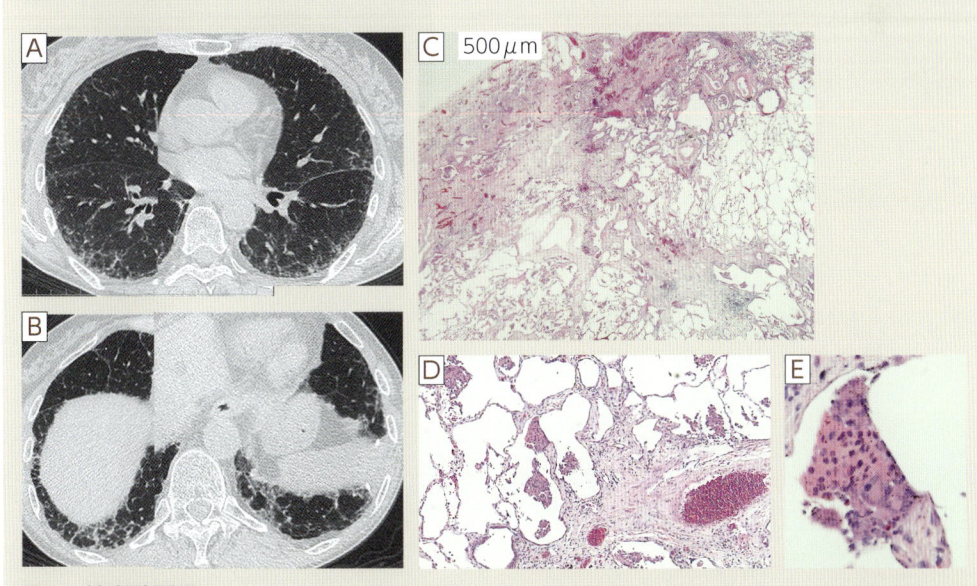

図3　精査時所見
A，B) CT所見。胸膜直下に分布する網状病変およびすりガラス病変を認める。
C〜E) 病理所見。小葉辺縁や小葉中心部に不規則な分布を示す膠原線維の増生を伴う線維化病変，線維化部周囲の肺胞腔内に多核巨細胞を認める。

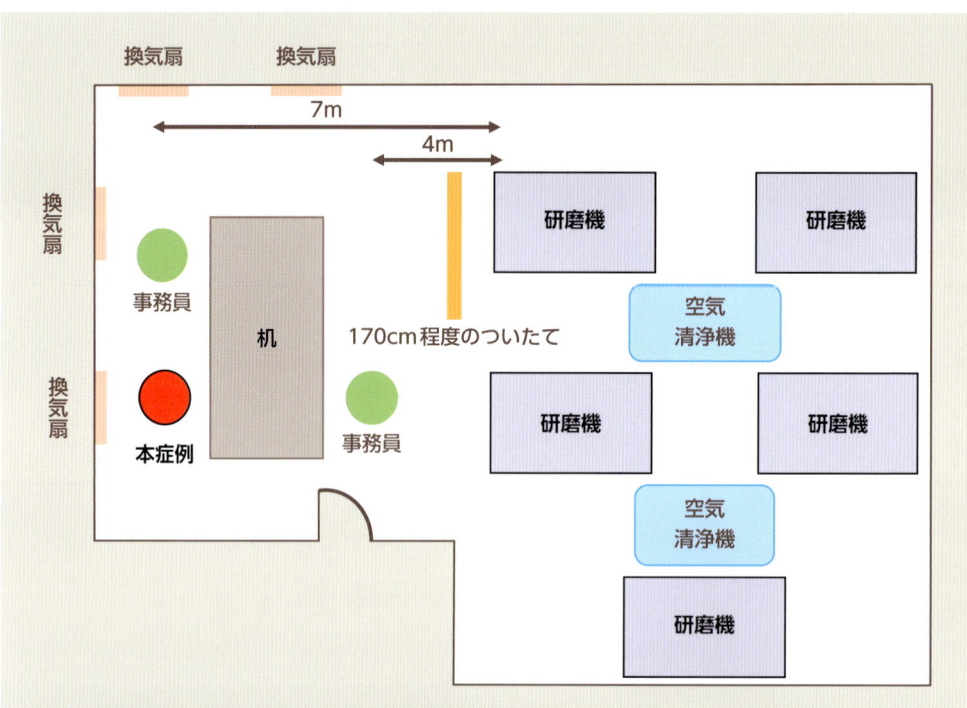

図4 環境調査で明らかになった研磨工場の見取り図

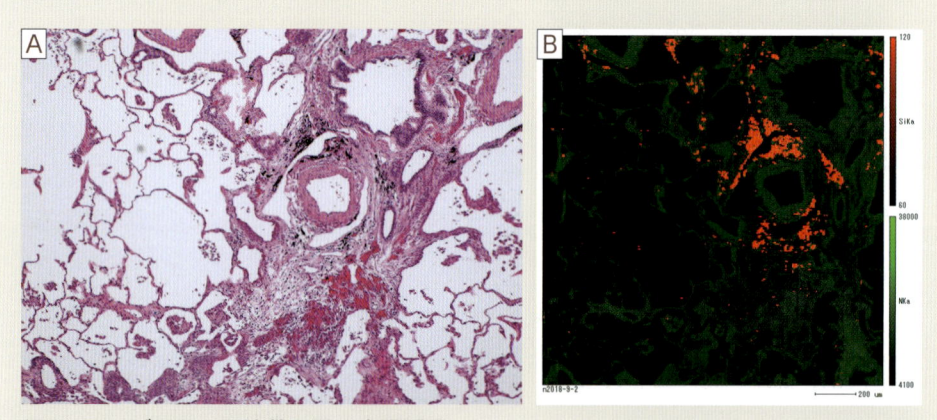

図5 タングステンの沈着を示す病理所見

細気管支周囲に線維化を示す病変（A）があり，その一部にタングステンの沈着（B，赤色部）が認められる。

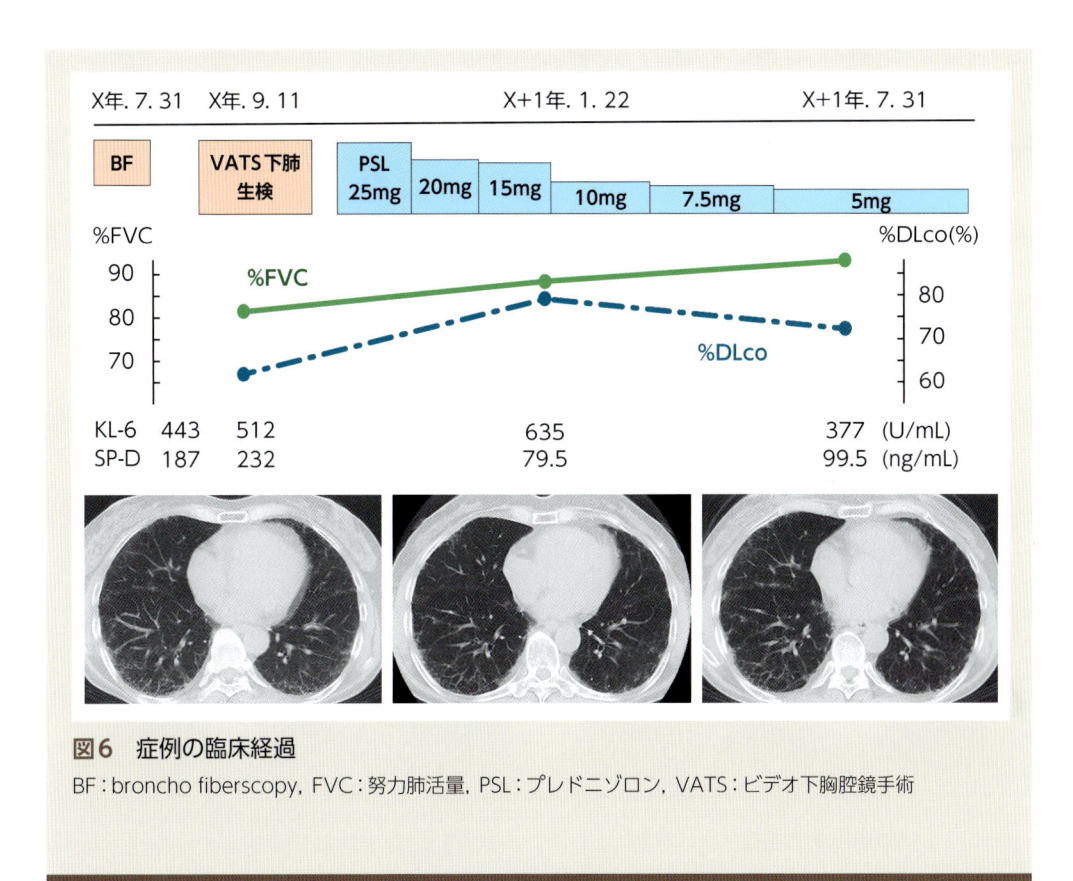

図6 症例の臨床経過
BF：broncho fiberscopy，FVC：努力肺活量，PSL：プレドニゾロン，VATS：ビデオ下胸腔鏡手術

【文献】
1）Chatterjee S：Mechanic's Hands. N Engl J Med. 2021；384(6)：e16.
2）日本呼吸器学会・日本リウマチ学会合同膠原病に伴う間質性肺疾患 診断・治療指針 2020作成委員会，編：膠原病に伴う間質性肺疾患 診断・治療指針 2020. メディカルレビュー，2020.

清水宏繁

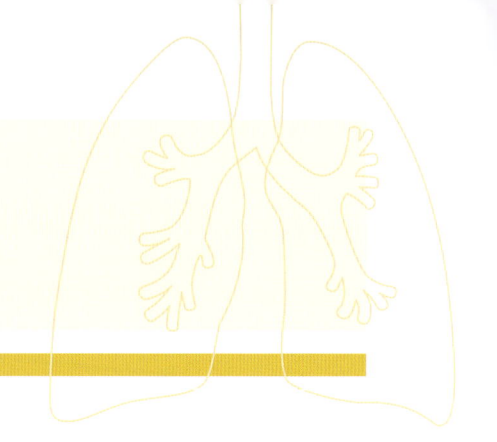

3 治療法と予後

様々な原因による間質性肺炎の予後と注意すべきリスク因子

　予後については，生存期間中央値は，過敏性肺炎（hypersensitivity pneumonitis：HP）以外の曝露に関連する間質性肺疾患（interstitial lung disease：ILD）が2.4年，全身性強皮症に伴うILD（systemic sclerosis-associated interstitial lung disease：SSc-ILD）が3.1年，関節リウマチに伴うILD（rheumatoid arthritis-associated inter-stitial lung disease：RA-ILD）が6.6年と報告されており，HPや筋炎関連ILDについては予後良好とされている[1]。

　通常型間質性肺炎（usual interstitial pneumonia：UIP）パターンを呈するものや，肺高血圧が合併するものは予後不良とされているので注意が必要である。また，抗MDA5抗体陽性の皮膚筋炎は，病勢の進行が急速な病態を呈する。この病型では，急速進行性間質性肺炎を高率に合併し，予後不良となることが知られている。抗MDA5抗体価や血清フェリチン高値，低酸素血症などが予後不良因子として報告されており，症状出現前からのモニタリングと迅速な治療開始が求められる。

膠原病に伴う間質性肺疾患（CTD-ILD）の治療

　膠原病に伴う間質性肺疾患（connective tissue disease-associated interstitial lung disease：CTD-ILD）の治療について，各疾患ごとに解説する。また，CTD-ILDと各薬剤の特徴について**表1**にまとめた。

全身性強皮症に伴う間質性肺疾患（SSc-ILD）

　SSc-ILDの治療には，いくつかの薬剤が推奨されている。

● ミコフェノール酸モフェチル（MMF）

　MMFは第一選択薬である。MMFはプラセボ群と比較して，24カ月後の％努力肺活量（FVC）を2.19％改善させた。MMFの効果はシクロホスファミドと同等であった。

● トシリズマブ

　トシリズマブも条件付きで推奨される。トシリズマブ投与群でプラセボ群と比べ，

表1　膠原病に伴う間質性肺疾患 (CTD-ILD) と各薬剤の特徴

薬剤	投与量	疾患	副作用	備考
ステロイド薬	急性進行：mPSL1g，後療法：PSL 0.5〜1mg/kg ※SScでは腎クリーゼのリスクあり，ARBなど使用し極力PSL＜15mg/日	RA. IIMs	糖尿病，不眠，易感染，血栓，骨粗しょう症，浮腫	胃潰瘍の予防についてはNSAIDs併用でなければ積極的には使用していない
ミコフェノール酸モフェチル	2,000mg〜3,000mg/日・分2，数日間で500〜100mgずつ増減し維持している	RA, SSc, IIMs	白血球減少，易感染症，肝障害消化器症状	妊娠には注意
アザチオプリン	2〜3mg/kg25mgもしくは50mgから開始し数日で25〜50mg/日ずつUP	RA, SSc, IIMs	肝機能障害，脱毛，骨髄抑制	肝機能障害が多く減量で改善するケースが多い
タクロリムス	2〜3mg/日で開始，血中濃度をCheck	IIMs	腎機能障害，振戦，耐糖能異常	腎機能増悪時は，変更を検討
シクロホスファミド	DIV：750mg/m^2/body/月×6カ月	RA, SSc, IIMs	出血性膀胱炎，易感染，骨髄抑制，膀胱がん	催奇形性があり妊娠初期には禁忌 出血性膀胱炎の予防としてウロミテキキサン400mgDIV
リツキシマブ	1,000mg/DIV0週，2週→6カ月ごと	RA, SSc, IIMs	Infusion reaction, 感染症，汎血球減少	COVID-19持続感染注意
ニンテダニブ	150mg内服×2回/日 100mg内服×2回/日	RA, SSc, IIMs	下痢，肝障害	創傷治癒には注意，外傷や周術期は休薬も検討

DIV：点滴静脈内注射

48週後の％FVCが平均4.2％改善した。また，MMFとトシリズマブの併用でさらに効果が高まった。

● ニンテダニブ

ニンテダニブも条件付きで推奨される。SENSCIS試験では，ニンテダニブがSSc-ILDの52週後のFVC低下を41mL抑制した。MMFとニンテダニブの併用も推奨される。

● リツキシマブ，シクロホスファミド

リツキシマブとシクロホスファミドの効果を比較したRECITAL試験では，SSc-ILD，混合性結合組織病 (mixed connective tissue disease：MCTD)，特発性炎症性筋疾患 (idiopathic inflammatory myopathy：IIM) に対して，両薬剤とも24週後にFVCを約100mL増加させ，K-BILDスコアを改善させたが，リツキシマブの優越性は示されなかった。

◎

これらの結果から，SSc-ILDの治療にはMMFが第一選択薬であり，トシリズマブ，ニンテダニブ，シクロホスファミド，リツキシマブも条件付きで推奨されている。また，MMFとトシリズマブやニンテダニブの併用療法が効果的である可能性が示唆さ

れている。

強皮症

　強皮症では，広範な間質性肺炎合併例〔高分解能CT（HRCT）で20%以上の病変または%FVC＜70%〕や進行リスクの高い症例〔喫煙歴，高齢，%拡散能（DLco）＜40%，抗Scl-70抗体陽性など〕が予後不良因子であり，早期からの免疫抑制療法の導入が推奨される。特に血清KL-6高値（＞1,000U/mL）は，治療抵抗性の予測因子として重要であり，進行例では早期にニンテダニブやトシリズマブなどの投与を考慮している

関節リウマチに伴う間質性肺疾患（RA-ILD）

　RA-ILDの予後のリスク因子としてUIPパターン，高齢，男性などがあり，UIPパターンの場合と非特異性間質性肺炎（nonspecific interstitial pneumonia：NSIP），器質化肺炎（organizing pneumonia：OP）パターンを示す場合で治療戦略は変わってくる。

　NSIP/OPに関してはステロイド薬，免疫抑制薬（MMF，リツキシマブ，トファシチニブ）を中心に考慮し，進行性のUIPパターンを示す病変であればニンテダニブを中心に治療していく。NSIP，OPに関しては再燃例や難治性のこともあり，その場合はアバタセプト，トファシチニブが有用との報告もあり，当センターでは膠原病科の医師と協議して治療選択を考慮している。

 **当センターではこうしている**

　メトトレキサートに関してはUIPパターンや広範囲に病変がある場合は投薬をしない方針としているが，ILDの発症抑制効果も期待されていることから，OPなどでは使用継続する場合もある。

特発性炎症性筋疾患に伴う間質性肺疾患（IIM-ILD）

　抗ARS抗体症候群などの筋炎関連肺疾患においては，ステロイド薬と免疫抑制薬を併用する。投与量としては0.5mg/kg，タクロリムス2～3mg（血中濃度を確認しながら経過観察）から開始し極力プレドニゾロンを減量していく。筋炎症状が全面に出る場合は膠原病科とも相談し，ステロイド薬1kg/mgを施行している。抗MDA5抗体症候群においては早期からステロイドパルス，シクロホスファミド静注療法（intravenous cyclophosphamide：IVCY），タクロリムスを併用して治療していき，

病勢の進行に抑制ができないのであれば，血漿交換なども検討する。

当センターではこうしている

経過観察については少なくとも半年〜1年に1回は胸部CT，KL-6，SP-D，HRCT，％FVC，％DLcoを測定し，呼吸器症状の増悪，胸部CTでの線維化進行，％FVC／％DLcoの低下を評価し治療開始の判断としている。特にCTD-ILDにおいては肺高血圧の精査が必要になることがあり，心エコーも1年ごとに精査をしている。

過敏性肺炎 (HP) の治療

HPの治療の基本は，原因抗原の回避である。しかし，実臨床ではステロイド薬や免疫抑制薬が処方されることも多い。ただし，これらの薬剤の有効性を示すランダム化比較試験（RCT）のエビデンスは乏しい。HPは，抗原曝露による免疫反応が病態の本質であり，線維化の有無が予後を大きく左右する特徴的な疾患である。

非線維化型

非線維化型では，抗原回避をし，呼吸困難や酸素化低下があればステロイド薬を投与する。投与量は重症度によって使い分けており，多くは0.5mg/kgで加療をするが，加湿器肺のように重症化する肺障害をきたす場合もあるので酸素需要が高い場合（5Lmask以上），ステロイドパルスも施行している。その後，後療法は経過にもよるが0.5mg/kgが多い。

線維化型

線維化型では，通常，抗原回避を行うが，住居関連などでは経済的な問題で抗原回避を完璧に行うことは困難なケースがある。その場合に関しては，ビデオ下胸腔鏡手術（video-assisted thoracoscopic surgery：VATS）や経気管支クライオ肺生検を施行していれば病理所見をもとに，ステロイド薬および抗線維化薬などを選択し追加投与していく。

病理検査を行うことが困難な場合は，まずステロイド薬を投与し反応をみて，病勢が進行すれば抗線維化薬を投与している。病勢の進行は，FVCの低下，画像の進行，呼吸器症状で判断しており，3項目のうち2つの項目を満たすことを基準とし，抗線維化薬を投与している。

ステロイド薬を先行する理由としては，ステロイド薬に反応する症例は一定数存在

し，抗線維化薬を先行すると，ステロイド薬を投与する時期を逸するからである。

薬剤性間質性肺疾患 (DILD) の治療

薬剤性間質性肺疾患（drug induced interstitial lung disease：DILD）の治療の第一歩は原因薬剤の中止である。多くの症例で，早期の薬剤中止により肺の炎症が改善し，長期的な肺機能障害を防ぐことができる。しかし，重症例や薬剤中止後も症状が持続する場合には，追加の治療介入が必要となる。

ステロイド薬による治療

DILDの治療にはステロイド薬が使用されることが多いが，その使用を支持する高品質のエビデンスは不足している。ステロイド薬の投与量と投与期間は，重症度や画像所見のパターンに応じて調整されることが多い。典型的には，プレドニゾロン換算で1mg/kgから開始し，症状と画像所見の改善に合わせて徐々に減量する。ステロイド薬は通常，原因薬剤中止と同時に開始されるため，ステロイド薬の効果を単独で評価することは困難である。

ステロイド薬の効果が不十分な場合の治療

ステロイド薬の効果が不十分な場合や，ステロイド薬の長期使用による副作用が懸念される場合には，他の免疫抑制薬の使用を考慮する。シクロホスファミドやミコフェノール酸モフェチルなどの薬剤や，インフリキシマブなどの生物学的製剤の使用が報告されているが，これらの薬剤の有効性と安全性を評価するためには，さらなる研究が必要である。

また，急性発症のDILDでは，呼吸不全に対する人工呼吸管理や，二次感染に対する抗菌薬治療など，支持療法も重要である。

CT画像と診断の困難さ

臨床的にDILDのCT画像は非常に多彩であるため，画像のみから診断することが困難である。そのため，被疑薬が複数あり絞り切れない場合や，DILDが重症でリチャレンジが容易ではない場合がある*。特に抗腫瘍薬などでは，DILDの重症度，画像パターンなどからriskとbenefitを考慮し代替案があるかも含めて検討する必要があり，他科の疾患では他科の医師とのコミュニケーションが大切である。

DILDの治療には不明な点が多く残されており，特にステロイド薬の使用や，他の免疫抑制薬の役割について，前向き研究によるエビデンスの構築が求められる。治療方針の決定には，原因薬剤，重症度，画像所見，患者背景など，多角的な評価が不可

欠である。

 ＊ 通常はリチャレンジは行わないが，最近では免疫チェックポイント阻害薬（immune checkpoint inhibitor：ICI）やmTOR阻害薬などは軽症例については再投与が許容されている。

間質性肺炎治療の展望

　間質性肺炎は多様な病態を含む疾患群だが，病型分類や重症度評価に基づき，個々の症例に適した治療を行うことが重要である。免疫抑制療法と抗線維化療法をバランスよく組み合わせることが求められる。早期診断・早期治療介入の重要性は言うまでもないが，慢性経過であっても病勢の定期的評価を継続し，適切なタイミングでの治療強化や変更を行うことが，患者のQOLと予後の改善につながる。

　間質性肺炎の病態解明は日進月歩であり，新たな血清バイオマーカーや画像バイオマーカーの開発，新規治療ターゲットの探索など，今後の研究の発展が大いに期待される分野である。多職種の密接な連携のもと，エビデンスの構築とガイドラインの整備を進めていくことが重要と考える。

【文献】
1）　Nasser M, et al:Estimates of epidemiology, mortality and disease burden associated with progressive fibrosing interstitial lung disease in France（the PROGRESS study）. Respir Res. 2021;22(1):162.

清水宏繁

第7章
治療・薬剤の選択

びまん性間質性肺炎に対する治療・薬剤の選択は，特発性間質性肺炎（idiopathic interstitial pneumonia：IIP）とその他の二次性間質性肺炎とで大別され，診断のためには，臨床・病理・画像所見を各専門医が吟味した上で多分野による集学的検討（multidisciplinary discussion：MDD）を行うことが望ましい。

特発性肺線維症（idiopathic pulmonary fibrosis：IPF）の安定期（慢性期）には，肺の抗線維化作用を目的として抗線維化薬が用いられ，それ以外の間質性肺炎に対しては抗炎症作用を目的としてステロイド薬や免疫抑制薬といった薬剤が用いられることが多い。また，過敏性肺炎や薬剤性肺障害など原因が判明している場合には，抗原回避や原因薬剤の中止をする必要があり，膠原病に伴う間質性肺疾患の場合には原因となる疾患に対応して個別の治療法を選択する必要がある。

一方，進行性線維化を伴う間質性肺疾患（progressive fibrosing interstitial lung disease：PF-ILD，あるいは進行性肺線維症（progressive pulmonary fibrosis：PPF）に対して，抗線維化薬を使用することで努力肺活量の経時的な低下を低減することが示されており，疾患のフェノタイプを問わず，臨床経過（disease behavior）を注意深く観察しながら治療選択をすることが重要である。

臼井優介

1 現在使用可能な治療薬のエビデンス

はじめに

　本項では，現在使用可能な抗線維化薬のエビデンスを中心に，特発性肺線維症（idiopathic pulmonary fibrosis：IPF）やその他の進行性線維化を伴う間質性肺疾患（progressive fibrosing interstitial lung disease：PF-ILD）に対する治療法について詳述する。特に，ピルフェニドンとニンテダニブの適応，効果，および最新の臨床試験結果に基づいた治療指針について述べる。また，全身性強皮症に伴う間質性肺疾患への適応拡大，さらには進行性肺線維症（progressive pulmonary fibrosis：PPF）に対する使用について，臨床現場での薬物選択の観点から解説する。

抗線維化薬

　現在使用可能な抗線維化薬にはピルフェニドンとニンテダニブの2種類が存在し，これらは特発性間質性肺炎（idiopathic interstitial pneumonia：IIP）の中で，IPFに対する使用が保険承認されている。また，ニンテダニブについては全身性強皮症に伴う間質性肺疾患，ならびにPF-ILDに対する使用効果のエビデンスを有し，ニンテダニブはIPFを除いたPPFに対する使用効果のエビデンスを有している。

特発性肺線維症（IPF）に対する抗線維化療法 (表1)

ピルフェニドン

　ピルフェニドン（ピレスパ®）は，TNF-αをはじめとする複数の炎症性サイトカイン産生抑制作用を有し，さらに線維芽細胞のコラーゲン産生抑制が認められたことから，米国においてIPFを対象としたパイロット試験が進められ，病勢進行が抑制されるなどの成績が示された[1]。日本のIPF治療ガイドライン[2]では，慢性期のIPF治療におけるピルフェニドンの有用性については日本からのランダム化比較試験（RCT）2件と，国際共同試験による大規模RCT3件（論文2本）で評価され，呼吸機能検査で軽症〜中等症のIPF患者を対象とした6分間定速歩行試験中のSpO_2最低値の低下抑

表1　抗線維化薬の臨床試験

薬剤の種類	名称	対象患者	結果
ピルフェニドン	CAPACTY試験 （004試験と006試験の統合解析）	IPF	投与72週における％FVC減少を有意に抑制（ピルフェニドン−8.5％，プラセボ群−11.0％）全死亡率，IPF関連死亡率の低下傾向
	ASCEND試験	IPF	投与52週におけるFVCの減少を有意に抑制（ピルフェニドン−235mL，プラセボ群−428mL）
ニンテダニブ	TOMORROW試験	IPF	投与52週でFVCの低下量を有意に抑制（ニンテダニブ群−60mL，プラセボ群−190mL）急性増悪の頻度やQOL低下抑制に寄与
	INPULSIS試験 （INPULSIS1と2の統合解析）	IPF	投与52週でFVCの減少率を10％以下に抑えた症例数が有意に多いSGRQスコア変化は群間差なし
	TOMORROW-INPULSIS統合解析	IPF	年間FVC減少量を有意に抑制（ニンテダニブ群−112.4mL，プラセボ群−223.3mL）
	SENSCIS試験	全身性強皮症に伴う間質性肺疾患	投与52週におけるFVCの年間減少率を有意に抑制（ニンテダニブ群−52.4mL，プラセボ群−93.3mL）
	INBUILD試験	PF-ILD	プラセボと比較し，FVCの年間減少率を有意に抑制初回急性増悪または死亡までの期間の延長

制と服用開始9カ月後の肺活量（VC）減少を有意に抑制した報告[3]，および52週の観察期間内におけるVCの低下抑制と無増悪生存期間（無増悪の定義：死亡，VCのベースラインからの10％以上の減少，症状悪化によるVC測定不能）の有意な延長が示された[4]。国際共同試験であるCAPACITY試験では，2つの第Ⅲ相臨床試験プロトコール（004試験と006試験）を統合解析した結果，高用量ピルフェニドンは，72週間後の％努力肺活量（FVC）の減少を有意に抑制し（高用量群：−8.5％，プラセボ群：−11.0％，$p = 0.005$％），全死亡率，IPF関連死亡率ともに低下させる傾向を示した[5]。もう1つの国際共同試験（ASCEND試験）では，IPF患者555例が高用量ピルフェニドン（1日2,403mg）投与群またはプラセボ群のいずれかにランダムに割り付けられ，ピルフェニドンは％FVCの低下を有意に抑制した（ピルフェニドン群：−235mL，プラセボ群：−428mL，絶対差：193mL，相対差：45.1％，$p < 0.001$）[6]。以上のようなエビデンスに基づき，ガイドライン作成委員会は慢性期のIPF患者に対してピルフェニドンを投与することを提案している[2]。

ニンテダニブ

　ニンテダニブ（オフェブ®）は，低分子チロシンキナーゼ阻害薬で，血小板由来増殖因子（platelet-derived growth factor：PDGF）受容体，線維芽細胞増殖因子（fibroblast growth factor：FGF）受容体，血管内皮増殖因子（vascular endothelial growth factor：VEGF）受容体に対して強力な阻害活性を示す分子標的治療薬である[7]。2011年に行われたTOMORROW試験では，ニンテダニブ投与群をプラセボ群と比較した試験で52週でのFVC減少量を低減し，12カ月後のFVCの10％以上あるいは200mL以上悪化症例数は有意に少ないと報告された。また急性増悪の頻度も有意に少なく，QOLの指標であるSt. George's respiratory questionnaire（SGRQ）の変化量はニンテダニブ群で有意に低値であった[8]。その後2014年に行われたINPULSIS試験は独立した2つのニンテダニブ300mg／日投与群とプラセボ群の第Ⅲ相，二重盲検試験（INPULSIS-1とINPULSIS-2）の統合解析結果であり，52週間の追跡期間内における死亡率は両群で有意差がなかったが〔リスク比（RR）0.70，95％CI 0.43〜1.12，$p = 0.14$〕，ニンテダニブ群でプラセボ群よりもFVC減少率を10％以下に抑えた症例数が有意に多いと報告された[9]。TOMORROW試験とINPULSIS試験の2試験の統合解析の結果では，ニンテダニブが年間FVC減少量を有意に抑制した結果となり，初回急性増悪発症までの期間についてはニンテダニブ群が有意に長く〔心拍数（HR）0.53，95％CI 0.34〜0.83，$p = 0.047$〕，SGRQスコアの変化量はニンテダニブ群が有意に少なかった。これらの結果により，日本におけるIPFの治療ガイドラインでは慢性期のIPF患者に対する治療薬として推奨されている[2]。

進行性線維化を伴う間質性肺炎 (PF-ILD)，進行性肺線維症 (PPF) に対する抗線維化療法

IPF以外の疾患も含む，PF-ILDに対するニンテダニブの効果を検討した二重盲検無作為化プラセボ対照試験であるINBUILD試験では，主要評価項目であるFVCの年間減少率を有意に抑制し，さらに初回急性増悪または死亡までの期間の延長が示された[8]ことから，2020年5月にPF-ILDに対するニンテダニブの使用が日本でも保険承認された。また，PF-ILDと類似した新たな概念であり，IPF以外の原因不明の進行性肺線維症として提唱されたPPFに関して，ピルフェニドンについては2つのRCTの結果から，FVC，％DLcoや6分間歩行距離の低下抑制に寄与できる可能性が示唆され，今後のさらなる追加研究が推奨されている[9, 10]。またニンテダニブについてはINBUILD試験および同試験のpost hoc解析から，FVCの年間平均減少量はニンテダニブ群で有意に少なかったと報告されており[11]，2022年の米国胸部医学会（ATS）／欧州呼吸器学会（ERS）／日本呼吸器学会（JRS）／ラテンアメリカ胸部医学会（ALAT）ガイドラインでは，PPFに対する治療として標準治療が無効な症例に対するニンテダニブの使用推奨がなされており，その有効性や効果，安全性についてさらなる研究を推奨すると記載されている[12]。

全身性強皮症に伴う間質性肺疾患に対するニンテダニブ

　ニンテダニブは全身性強皮症に伴う間質性肺疾患を対象としたSENSCSIS試験（第Ⅲ相）の結果を受け[13]，2019年12月に全身性強皮症に伴う間質性肺疾患に適応拡大された。

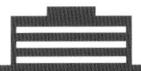
当センターではこうしている

> 　IPFと診断された場合には速やかに難病申請書類を提出し，早期からニンテダニブ（ピルフェニドン）の導入を検討する。一方で6分間歩行試験における低酸素血症を認めない軽症相当の場合には，PF-ILDの基準を満たしたタイミングで抗線維化薬の導入を検討する場合が多い。ニンテダニブ（ピルフェニドン）の忍容性が不良の場合，減量投与としても継続が難しければピルフェニドン（ニンテダニブ）への切り替えを行う。

ステロイド薬

　間質性肺炎に対するステロイド薬のエビデンスは病型により異なる。慢性期（安定期）IIPにおいては主に非特異性間質性肺炎（nonspecific interstitial pneumonia：NSIP），器質化肺炎（organizing pneumonia：OP），リンパ球性間質性肺炎（lymphoid interstitial pneumonia：LIP）に対して第一選択薬として使用されており，そのほか過敏性肺炎や薬剤性肺炎，膠原病に伴う間質性肺疾患やサルコイドーシスなどのびまん性肺疾患に対する治療薬として幅広く使用されている。一方でIPFに対するステロイド薬は急性増悪リスクを高め，生存期間を短縮する可能性があるため使用は推奨されていない。また，間質性肺炎の急性増悪，ならびに急性間質性肺炎に対してはステロイドパルス療法が用いられることがあるが，ステロイド薬の合併症としての日和見感染症，骨粗鬆症などに注意しながら使用する必要がある。

免疫抑制薬

　一般に免疫抑制薬は，膠原病に伴う間質性肺疾患や間質性肺炎に対するステロイド薬による重篤な副作用が出現した場合に使用されることが多い。日本ではカルシニューリン阻害薬であるシクロスポリンやタクロリムスが使用されることが多く，欧米では，アルキル化薬に分類されるシクロホスファミド，代謝拮抗薬に分類されるア

ザチオプリンが使用される場合が多い。

　当センターでは，IPFを除く原因不明のIIPや過敏性肺炎，薬剤性肺障害などに対し，ステロイド薬を用いて治療を開始し，漸減する過程において抗炎症作用，免疫抑制作用を維持する必要がある場合に併用することが多い。また膠原病に伴う間質性肺疾患を含む急速進行性間質性肺炎に対して，シクロホスファミドの点滴静注による大量療法や，全身性強皮症に伴う間質性肺疾患，自己免疫性疾患の特徴を伴う間質性肺炎（interstitial pneumonia with autoimmune features：IPAF）や他の免疫抑制薬が忍容性不良の間質性肺炎に対して，リンパ球DNA合成阻害薬であるミコフェノール酸モフェチルも使用される。薬剤の詳細な使い分けについては，各膠原病疾患の治療ガイドラインも参照されたい。

N-アセチルシステイン（NAC）

　米国における臨床試験（PNTHER-IPF）の中間解析結果，ならびにN-アセチルシステイン（N-acetylcysteine：NAC）群とプラセボ群を比較した欧米のRCTの結果から，中等度の呼吸機能障害を有するIPF患者に対するNAC療法は，プラセボと比較して有意なFVC低下抑制効果はないと結論づけられた[14]。一方，日本からの報告では，重症度がⅠ〜Ⅱ度で，FVC，％DLcoが低下しはじめた早期IPFに対するNAC吸入療法が有効である可能性が示されている[15]。なお，ピルフェニドンとNAC吸入の併用療法に関する有効性を検討した国内多施設共同試験では，ピルフェニドンとの併用療法の有効性は否定された[16]。

当センターではこうしている

　間質性肺炎の経過観察をする際，診察ごとの血液検査に加え，6カ月に1回の肺機能検査と6分間歩行試験，心臓超音波検査，および3〜6カ月に1回の胸部高分解能CT（HRCT）検査を行って病勢進行の有無を評価する。

　既にステロイド薬と免疫抑制薬を使用している症例においても，PF-ILDあるいはPPFの基準を満たす場合には抗線維化薬の併用を検討する。

【文献】
1）　Raghu G, et al：Treatment of idiopathic pulmonary fibrosis with a new antifibrotic agent, pirfenidone: results of a prospective, open-label Phase II study. Am J Respir Crit Care Med. 1999;159(4 Pt 1):1061-9.
2）　「特発性肺線維症の治療ガイドライン」作成委員会，編：特発性肺線維症の治療ガイドライン2023.

改訂第2版. 日本呼吸器学会／厚生労働科学研究費補助金難治性疾患等政策研究事業「びまん性肺疾患に関する調査研究」班, 監. 南江堂, 2023.

3）Azuma A, et al:Double-blind, placebo-controlled trial of pirfenidone in patients with idiopathic pulmonary fibrosis. Am J Respir Crit Care Med. 2005;171(9):1040-7.

4）Taniguchi H, et al:Pirfenidone in idiopathic pulmonary fibrosis. Eur Respir J. 2010;35(4):821-9.

5）Noble PW, et al:Pirfenidone in patients with idiopathic pulmonary fibrosis (CAPACITY):two randomised trials. Lancet. 2011;377(9779):1760-9.

6）King TE Jr, et al:A phase 3 trial of pirfenidone in patients with idiopathic pulmonary fibrosis. N Engl J Med. 2014;370(22):2083-92.

7）日本呼吸器学会びまん性肺疾患診断・治療ガイドライン作成委員会, 編:特発性間質性肺炎 診断と治療の手引き2022. 改訂第4版. 南江堂, 2022.

8）Flaherty KR, et al:Nintedanib in Progressive Fibrosing Interstitial Lung Diseases. N Engl J Med. 2019;381(18):1718-27.

9）Behr J, et al:Pirfenidone in patients with progressive fibrotic interstitial lung diseases other than idiopathic pulmonary fibrosis (RELIEF): a double-blind, randomised, placebo-controlled, phase 2b trial. Lancet Respir Med. 2021;9(5):476-86.

10）Maher TM, et al:Pirfenidone in patients with unclassifiable progressive fibrosing interstitial lung disease: a double-blind, randomised, placebo-controlled, phase 2 trial. Lancet Respir Med. 2020;8(2):147-57.

11）Wells AU, et al:Nintedanib in patients with progressive fibrosing interstitial lung diseases-subgroup analyses by interstitial lung disease diagnosis in the INBUILD trial: a randomised, double-blind, placebo-controlled, parallel-group trial. Lancet Respir Med. 2020;8(5):453-60.

12）Raghu G, et al:Idiopathic Pulmonary Fibrosis (an Update) and Progressive Pulmonary Fibrosis in Adults: An Official ATS/ERS/JRS/ALAT Clinical Practice Guideline. Am J Respir Crit Care Med. 2022;205(9):e18-e47.

13）Distler O, et al:Nintedanib for Systemic Sclerosis-Associated Interstitial Lung Disease. N Engl J Med. 2019;380(26):2518-28.

14）Idiopathic Pulmonary Fibrosis Clinical Research Network, et al:Prednisone, azathioprine, and N-acetylcysteine for pulmonary fibrosis. N Engl J Med. 2012;366(21):1968-77.

15）Homma S, et al:Efficacy of inhaled N-acetylcysteine monotherapy in patients with early stage idiopathic pulmonary fibrosis. Respirology. 2012;17(3):467-77.

16）Sakamoto S, et al:Pirfenidone plus inhaled N-acetylcysteine for idiopathic pulmonary fibrosis: a randomised trial. Eur Respir J. 2021;57(1):2000348.

臼井優介

2　薬剤選択の流れ

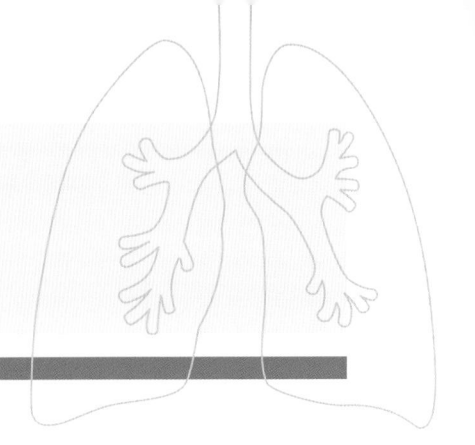

間質性肺炎患者における基本的な臨床マネジメント

　臨床・病理・画像所見に基づいた診断結果から，それぞれの病型に応じた治療薬を選択する（あるいは経過観察する）。その上で，臨床経過（disease behavior）や患者個別の状況（副作用出現や社会的背景）をふまえながら必要に応じて薬剤修正を行うことが重要である。また，酸素療法やリハビリテーション，栄養療法といった非薬物療法の併用，そして肺高血圧症や肺癌といった合併症の早期診断とマネジメントを行いながら，間質性肺炎の進行モニタリングや急性増悪の発症に注意を払う必要がある[1]。

薬剤選択の流れ

慢性期（図1）

　間質性肺炎に対する薬剤選択のプロセスの第一歩は，最も予後不良とされている特発性肺線維症（idiopathic pulmonary fibrosis：IPF）とそれ以外の疾患（alternative diagnosis）を適切に鑑別し，抗線維化療法の適否を見きわめることである（☞第4章1参照）。そしてIPF以外の間質性肺疾患（interstitial lung disease：ILD）と診断した場合には，個別の疾患や合併症に対する対応を行い，必要に応じてステロイド薬や免疫抑制薬を使用する。また，IPF以外のILDと診断され薬物療法を開始した患者においても，その後の臨床経過で線維化が残存する場合，あるいは線維化が進行する場合には，進行性線維化を伴う間質性肺疾患（progressive fibrosing interstitial lung disease：PF-ILD），進行性肺線維症（progressive pulmonary fibrosis：PPF）の可能性を考え，抗線維化療法への切り替え，もしくは併用を考慮する。

　膠原病に伴う間質性肺疾患に対する薬剤治療はステロイド薬や免疫抑制薬，およびそれらの併用を行うことが多いが，全身性強皮症に伴う間質性肺疾患（systemic sclerosis-associated interstitial lung disease：SSc-ILD）に対しては，プレドニゾロン（PSL）15mg／日以上の投与によって腎クリーゼのリスクが増大する可能性があるため，盲目的な治療は行わないよう注意が必要である[2]。SSc-ILDに対する初回治療としてはシクロホスファミド，ミコフェノール酸モフェチル，トシリズマブなどの免

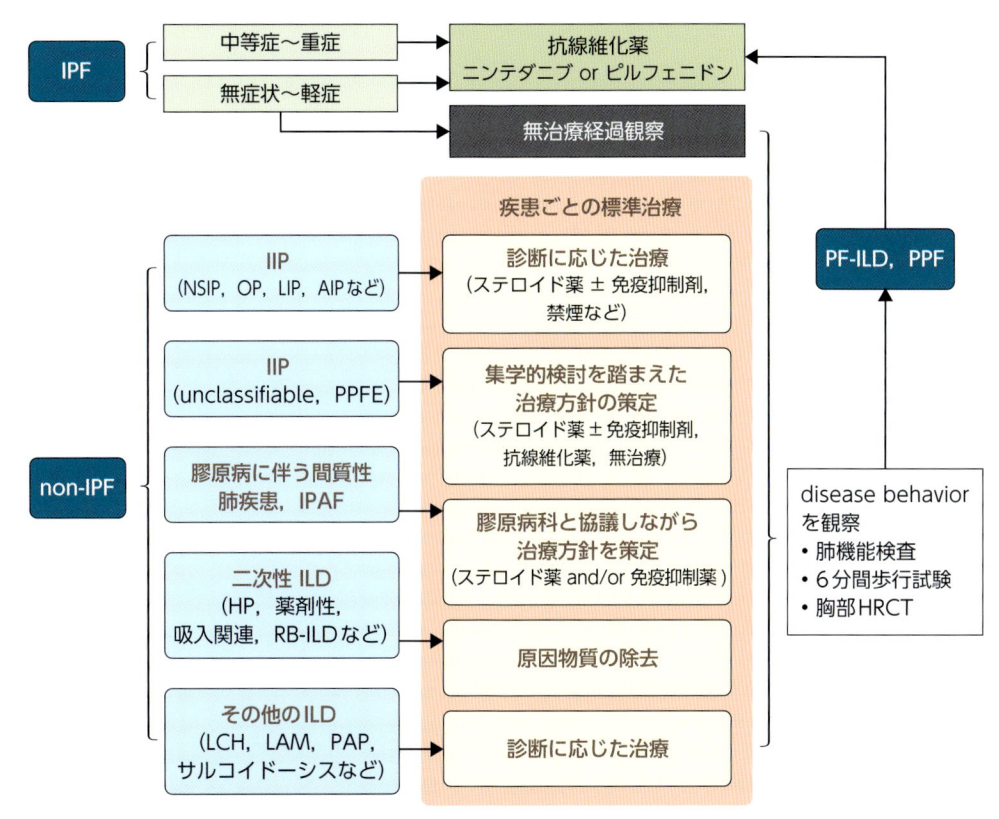

図1　間質性肺炎（慢性期）に対する薬剤選択の流れ

AIP：急性間質性肺炎，HP：過敏性肺炎，IIP：特発性間質性肺炎，ILD：間質性肺疾患，IPAF：自己免疫性疾患の特徴を伴う間質性肺炎，IPF：特発性肺線維症，LAM：リンパ脈管筋腫症，LCH：Langerhans 細胞組織球症，LIP：リンパ球性間質性肺炎，NSIP：非特異性間質性肺炎，OP：器質化肺炎，PAP：肺胞蛋白症，PF-ILD：進行性線維化を伴う間質性肺炎，PPFE：胸膜肺実質線維弾性症，PPF：進行性肺線維症，RB-ILD：呼吸細気管支炎を伴う間質性肺疾患

疫抑制薬療法が推奨されていることに加え，ニンテダニブによる抗線維化療法も選択肢となる。

急性期

　IPFの急性増悪に対しては，ステロイドパルス療法を含めたステロイド大量療法を行い，ステロイド薬不応性の場合には免疫抑制薬の併用を考慮する。また，抗線維化薬未使用の症例においては，当センターでは発症早期に抗線維化薬をステロイド薬に併用している（☞第9章参照）。

　また，非特異性間質性肺炎（nonspecific interstitial pneumonia：NSIP）や慢性過敏性肺炎（chronic hypersensitivity pneumonitis：CHP），薬剤性肺障害，膠原病に伴う間質性肺疾患などIPF以外の疾患においても，呼吸不全を呈する肺病変の悪化がみられた場合には，IPFの急性増悪に準じてステロイド大量療法を行う。

　なお，多発性筋炎／皮膚筋炎，関節リウマチ，全身性エリテマトーデスに伴う間質

性肺炎における急速進行性間質性肺炎，ステロイド薬や免疫抑制薬導入後のSSc-ILD
の病勢進行，ANCA関連血管炎に対する寛解導入療法に対しては，ステロイド薬に
加えてシクロホスファミドの大量静注療法や，病勢や疾患の種類に応じてガンマグロ
ブリン大量療法，血漿交換療法などを併用する場合もあるため，膠原病科医と適切に
連携しながら治療方針を決定していく必要がある。

IPF以外の疾患に対する抗線維化療法

2024年4月から，日本で抗線維化薬を使用する際に提出する特発性間質性肺炎の難
病申請において，分類不能型特発性間質性肺炎，ならびに特発性胸膜肺実質線維弾性
症（idiopathic pleuroparenchymal firoelastosis：iPPFE）に対する適応拡大がなさ
れた。

INBUILD試験では対象症例の17.2％に分類不能型特発性間質性肺炎が含まれて
おり[3]，線維化の進行抑制効果が示唆されている。iPPFEに対する抗線維化薬の効
果については不明あるいは限定的とされているものの[4]，肺底部に通常型間質性肺炎
（usual interstitial pneumonia：UIP）パターンの線維化病変を呈する，あるいは経過
中に進行性の線維化を呈することがあるため，抗線維化薬は治療選択肢になりうる。

当センターではこうしている

間質性肺炎に対してはステロイド薬に免疫抑制薬の併用を行う場合，免疫抑制薬
はタクロリムス（TAC）を使用することが多く，腎機能障害を有する場合やTACの
忍容性が不良の場合，ミコフェノール酸モフェチル（MMF）を用いることが多い。
ステロイド薬を開始後は，PSL 5mg／日前後を目標に漸減する。膠原病に伴う間質
性肺疾患や自己免疫性疾患の特徴を伴う間質性肺炎（interstitial pneumonia with
autoimmune features：IPAF）の場合には，膠原病科医と協議しながら治療方針
を検討し薬剤選択を行う。

【文献】
1) Raghu G, et al:Idiopathic Pulmonary Fibrosis (an Update) and Progressive Pulmonary Fibrosis in Adults: An Official ATS/ERS/JRS/ALAT Clinical Practice Guideline. Am J Respir Crit Care Med. 2022;205(9):e18-e47.
2) 日本呼吸器学会・日本リウマチ学会合同膠原病に伴う間質性肺疾患診断・治療指針作成委員会：膠原病に伴う間質性肺疾患 診断・治療指針2020. メディカルレビュー, 2020.
3) Wells AU, et al:Nintedanib in patients with progressive fibrosing interstitial lung diseases-subgroup analyses by interstitial lung disease diagnosis in the INBUILD trial:a randomised,

double-blind, placebo-controlled, parallel-group trial. Lancet Respir Med. 2020;8(5):453-60.

4) Kinoshita Y, et al:Limited efficacy of nintedanib for idiopathic pleuroparenchymal fibroelastosis. Respir Investig. 2022;60(4):562-9.

臼井優介

3　薬剤の使用法と有害事象

はじめに

　本項では間質性肺炎に対する主要な薬物の使用法について述べる。抗線維化薬，抗炎症薬，免疫抑制薬について，それぞれの薬剤の使用方法や注意点，有害事象の対処方法などを具体的に解説する。また，当センターにおける実際の治療アプローチも紹介する。

抗線維化薬

ピルフェニドン

　日本におけるピルフェニドンの投与量は，1回200mgを1日3回，合計1日量600mgから開始する。その後1回400mgを1日3回，合計1,200mgに増量し，忍容性が確認できればさらに1回600mg，合計1,800mgまで増量して維持することが望ましく，有害事象の出現や症状により適宜増減する。

　主な有害事象について，日本の特定使用成績調査の最終集計結果によると，腹部不快感や悪心，嘔吐などの胃腸障害（21.2％）や，光線過敏症反応，搔痒感などの皮膚障害（20.4％），γ-GTP上昇，肝障害などの肝胆道系障害（4.5％），倦怠感や眠気などが代表的である[1]。有害事象が発現した場合は，一時的な休薬や減量，経口消化管療法の併用などで対処する。光線過敏症反応に対しては遮光が第一であり，外出する場合には衣類や帽子，サングラス，日焼け止めを使用するよう指導する。

ニンテダニブ

　通常，成人におけるニンテダニブの投与方法は1回150mgを1日2回，朝・夕食後に経口投与する。なお，患者の状態により1回100mgの1日2回投与へ減量する。主な有害事象には肝機能障害や下痢，悪心・嘔吐などの消化器症状がある。肝機能障害の場合には，症状を伴う高度の有害事象の場合には投与を中止し，症状を伴わない場合には減量，あるいは休薬後改善を確認後に再開とする。下痢や悪心・嘔吐の場合には，症状に対し止痢薬や制吐薬などを投与し，効果がある場合には投与を継続するが，

効果が不十分な場合には減量，あるいは休薬後改善を確認後に再開とし，高度の副作用が継続する場合には投与を中止する。

また，特定の背景を有する患者として，下記の場合は慎重投与の対象となっている。

- 血栓塞栓症の既往およびその素因のある患者
- 出血性素因のある患者，抗凝固治療を行っている患者
- 肝機能障害を有する患者

また，Child分類B，Cの肝機能障害を有する患者はやむをえない場合を除き投与を避けることとされている[2]。

なおピルフェニドンとニンテダニブの使い分けに関する十分なエビデンスは存在しておらず，特発性肺線維症（idiopathic pulmonary fibrosis：IPF）においてはこの2剤の有効性に大きな違いはない。したがってそれぞれの副作用プロファイルを考慮した使い分けがされている。

 ## 当センターではこうしている

ピルフェニドンの光線過敏症反応に対しては，遮光や日焼け止めの使用を指示する。ニンテダニブの副作用には下痢，嘔気などの消化器症状や食欲不振が多く，症状に対して止痢薬や制吐薬などを投与する。2剤ともに休薬や用量調節によって長期服用を図るが，忍容性が不良の場合にはピルフェニドン⇔ニンテダニブへのスイッチを検討する。

ニンテダニブを使用する際，出血傾向がある場合には使用を控える。また創傷治癒を遅らせる可能性があり，間質性肺炎に合併しやすい気胸を有している場合には使用を控える。

抗炎症薬

ステロイド薬

非特異性間質性肺炎（nonspecific interstitial pneumonia：NSIP）や慢性過敏性肺炎（chronic hypersensitivity pneumonia：CHP），膠原病に伴う間質性肺疾患（connective tissue disease-associated interstitial lung disease：CTD-ILD），自己免疫性疾患の特徴を伴う間質性肺炎（interstitial pneumonia with autoimmune features：IPAF），あるいは病理組織所見においてステロイド薬の良好な反応が得られることが

想定される場合，ステロイド薬の使用を開始する。

安定期（慢性期）あるいは呼吸不全を伴わない場合には，初回導入として通常プレドニゾロン（PSL）換算で0.5mg／kg／日（20～30mg／日程度）相当から使用開始し，経過をみながら漸減する。なお，間質性肺炎の急性増悪に対する当センターでのステロイド薬の使用法については他項（☞第9章2）も参照されたい。

ステロイド薬の有害事象は多岐にわたるが，特に耐糖能異常や骨粗鬆症，気胸や縦隔気腫，不穏・せん妄といった精神症状の悪化に注意する必要がある。それぞれの有害事象に対して適宜予防薬投与やモニタリングを注意深く行い，有害事象が出現した際には早期対応することが重要である。

当センターではこうしている

慢性期の間質性肺炎に対してステロイド薬を導入する場合，当センターではPSL換算で0.5mg／kg／日相当から開始し，2週間に2.5～5mg／日ずつ漸減しながら，5mg／日未満での維持（あるいは終了）を目標としている。

免疫抑制効果を維持しながらステロイド薬を減量するために，免疫抑制薬との併用を行う場合には，PSL 15～20mg／日相当から漸減するタイミングでタクロリムス（TAC）もしくはミコフェノール酸モフェチルを併用開始する（適用外治療）。

 症例 間質性肺炎に対してステロイド薬と免疫抑制薬に加えて抗線維化薬を併用した一例

80歳，女性。20XX-2年10月に前医入院，間質性肺炎の急性増悪と診断されステロイドパルス療法を施行され退院となったが，翌年の1月に再度呼吸不全を呈したため，20XX-1年1月に当センターに入院となった。呼吸不全が著明であったため，気管支鏡検査による精査を行うことはできず，当月にステロイドパルス療法を施行後に，PSL 0.5mg／kg／日相当から後療法を開始し漸減した。20XX-1年2月に，PSL 20mgのタイミングでTAC併用開始，20XX-1年10月にPSL 5mg／日まで漸減した（**図1**）。

胸部HRCTにおいて肺底部線維化の残存を認めたことからPF-ILDと診断，20XX年2月からニンテダニブを併用開始した。呼吸不全に対して在宅酸素療法を導入していたが，血液ガス分析において二酸化炭素貯留所見を認めたため，睡眠時のみ在宅ハイフローセラピーを導入。肺高血圧を合併しており，右心カテーテル検査を行ったところ3群肺高血圧症の診断となったが，肺高血圧に対する治療薬の導入には至っていない。現在は在宅医療を介入開始しており，徐々に緩和医療も開始する予定としている。

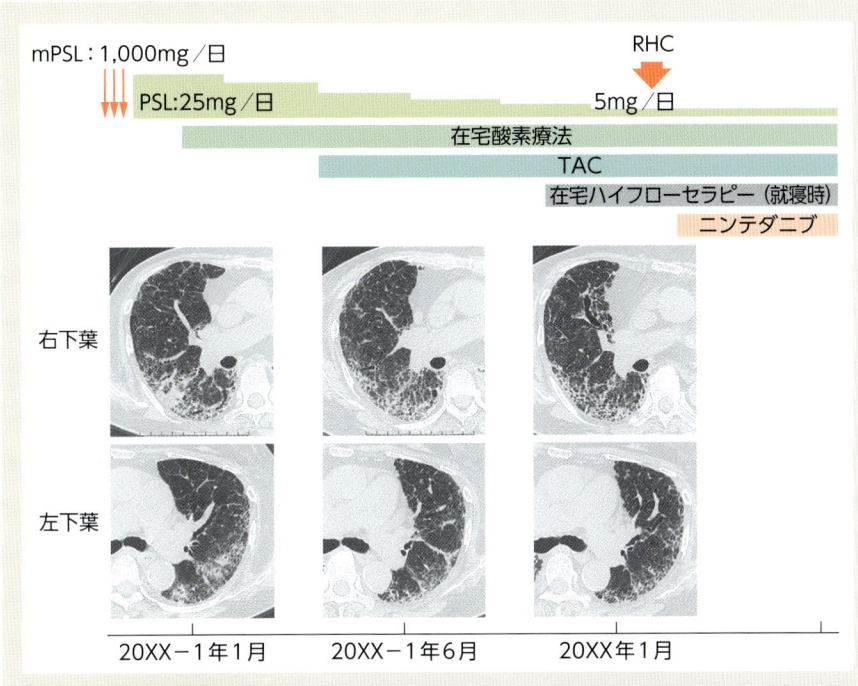

図1　症例の臨床経過

20XX−1年1月にステロイドパルス療法，0.5mg/kg/日で後療法開始。20XX−1年2月，PSL 20mgのタイミングでTAC併用開始。20XX−1年3月に10mg，10月に5mgまで漸減，維持。20XX年2月からニンテダニブ開始。もともと在宅酸素療法を導入していたが，5月に睡眠時のみ在宅ハイフローセラピーを導入開始。肺高血圧を合併しており，右心カテーテル検査を施行し，3群の診断。在宅医療を導入，緩和医療も検討予定。
PSL：プレドニゾロン，RHC：右心カテーテル検査，TAC：タクロリムス

免疫抑制薬

タクロリムス（TAC）

　初期には0.375mg/kg/日を目安として投与量を決定し，目標トラフ濃度を5〜10ng/mL以内となるように用量調節を行う。副作用として胃腸障害，腎障害が多い。

シクロスポリン（CYA）

　1日量5mg/kgで投与開始し，通常は血中トラフ濃度を80〜150ng/mLにコントロールするが，重症例では200〜300ng/mLを目安とする。副作用として腎障害，高脂血症や歯肉腫脹がみられる。

　CYAとTACに共通した副作用として，腎障害，高血圧，振戦などの神経障害，不整脈などの心障害があり，腎機能の低下した患者への投与はなるべく避ける。

シクロホスファミド (CY)

　治療抵抗性の全身性エリテマトーデス，全身性血管炎，多発筋炎/皮膚筋炎，全身性強皮症などに適応を有する。通常，1日1回500～1,000mg/m²を静脈内投与し，投与間隔および期間は疾患ごとのガイドラインによって異なる。

　副作用としては嘔気・嘔吐，骨髄抑制，出血性膀胱炎，感染症，二次性悪性腫瘍，心毒性に特に注意が必要である。嘔気・嘔吐の予防には5HT₃受容体拮抗薬などの投与が行われ，出血性膀胱炎の予防としては投与日に1Lを目安とした水分付加と排尿励行が行われる。

ミコフェノール酸モフェチル

　保険適用はループス腎炎のみである。成人では通常1回250～1,000mgを1日2回経口投与し，上限は1日3,000mgである。比較的副作用の少ない免疫抑制薬であるが，感染症のほか，消化器症状に留意する。

　妊娠可能な女性においては避妊に関する十分な説明が必要である[3]。

【文献】

1）　塩野義製薬株式会社：ピレスパ®錠200mg特定使用成績調査—最終集計結果—.
　　[https://med.shionogi.co.jp/products/medicine/pirespa/result_pdf.html]（2024年10月閲覧）
2）　日本ベーリンガーインゲルハイム株式会社：オフェブ適正使用ガイド.
　　[https://www.bij-kusuri.jp/products/files/ofe_cap_guide.pdf]（2024年10月閲覧）
3）　日本呼吸器学会・日本リウマチ学会合同　膠原病に伴う間質性肺疾患 診断・治療指針作成委員会：膠原病に伴う間質性肺疾患 診断・治療指針2020. メディカルレビュー, 2020.

臼井優介

第8章 酸素療法

酸素療法に関して，間質性肺疾患（interstitial lung disease：ILD）患者に特化したデータはほとんど存在しない。各種ガイドラインでは，主として慢性閉塞性肺疾患（chronic obstructive pulmonary disease：COPD）をはじめとした他の慢性呼吸器疾患に関連したデータを外挿し，酸素療法の推奨が決定されている。

安静時に低酸素血症を呈するILD患者においては，酸素療法が予後を改善する可能性が高いことから，一貫してその導入が推奨されている。睡眠時のみ低酸素血症を呈するILD患者の酸素療法はデータが少なく議論の余地がある。

労作時の低酸素血症に関しては，酸素療法が予後を改善するというデータはないが，QOLを改善するという報告があり，今後の大規模試験の結果が待たれるところである。

当センターでも上記の見解から，安静時の低酸素血症があれば積極的に在宅酸素療法を導入している。また労作時のみの低酸素血症に関しては，本人のQOLや生活習慣を鑑みて適応を検討している。

三好嗣臣

1 酸素療法の適応とエビデンス

間質性肺炎患者に対する慢性期酸素療法

　本項では，間質性肺炎に対する酸素療法について述べる。酸素療法には急性増悪期に人工呼吸器や高流量鼻カニュラ酸素療法などを用いて行う急性期治療と，慢性期の酸素療法に大別されるが，ここでは慢性期の酸素療法について解説する。結論としては，現在までに間質性肺炎患者に対する慢性期酸素療法が，生命予後を改善させることを示す直接的なエビデンスはない。しかし，患者のQOLなどを総合的に鑑みて，それぞれの患者ごとに検討することが重要である。

　まずはガイドラインやレビューのデータを中心に，間質性肺炎患者に対してどのように酸素療法を考慮すべきか述べていく。

米国胸部医学会 (ATS) のガイドライン

　2020年に発表された米国胸部医学会（ATS）の酸素療法に関するガイドラインでは，間質性肺疾患（interstitial lung disease：ILD）患者において長期酸素療法（long-term oxygen therapy：LTOT）が予後を改善するというデータはないものの，慢性閉塞性肺疾患（chronic obstructive pulmonary disease：COPD）においてはLTOTが予後を改善することが明確であることから，ILD患者の安静時低酸素血症に対してLTOTを強く推奨している（very-low-quality evidence）[1]。

　またILD患者でよくみられる労作時低酸素血症に関しては，酸素療法は条件付きで推奨となっている（low-quality evidence）。このガイドラインは，ILD患者の酸素療法における重要な指針となりうるが，推奨の度合いに比してエビデンスの質は低いレベルにとどまっていることがわかる。

英国胸部学会 (BTS) のガイドライン

　英国胸部学会（BTS）の酸素療法に関するガイドラインは2015年のやや古いものとなる[2]。安静時の血中酸素濃度が7.3kPa（≒55mmHg）以下のILD患者ではLTOTが

Grade D推奨，安静時の血中酸素濃度が8kPa（≒60mmHg）以下かつ浮腫，多血症，あるいは肺高血圧症を伴うILD患者では長期酸素療法がGrade D推奨であり，エビデンスレベルは低い。また，夜間低酸素血症のみでLTOTの基準を満たさないILD患者では，夜間酸素療法を行わないことをGrade Bで推奨している。この根拠としては，夜間低酸素状態を呈するILD患者の夜間酸素療法の効果を検証した報告において，夜間の酸素飽和度は改善するものの生存期間を改善するというエビエンスがなかったことと，睡眠の質は改善しなかったことを挙げている[3]。

豪州／ニュージーランド胸部学会の特発性肺線維症 (IPF) ガイドライン

ATSの酸素療法ガイドラインを参考に，豪州／ニュージーランド胸部学会の特発性肺線維症（idiopathic pulmonary fibrosis：IPF）ガイドラインでは，酸素療法は安静時の低酸素血症（PaO_2 55mmHg未満，肺高血圧合併では60mmHg未満）の特発性肺線維症（idiopathic pulmonary fibrosis：IPF），線維性間質性肺炎に適応，と記載されている[4]。さらに他の慢性呼吸器疾患のデータではあるものの，夜間低酸素血症が予後不良と関連する報告が一貫して複数あることから，ILD患者でも同様に睡眠時間の30%以上でSpO_2が88%未満の患者では夜間酸素吸入を考慮してもよい，となっている。いずれもILDに特化したデータがなく，他疾患を対象としたデータに由来した提案であることに留意する。

また近年公表されたAmbOx研究の結果から[5]，運動時の酸素飽和度低下を示すILD患者のサブグループでは，QOLの改善のために携帯型酸素吸入が考慮されると記載されている。

日本呼吸器学会の特発性肺線維症 (IPF) ガイドライン

日本のIPF治療ガイドラインでは，安静時低酸素血症を伴うIPF患者に対する酸素療法は推奨（推奨の強さ1，エビデンスの質D），労作時低酸素血症を伴うIPF患者への酸素療法は提案（推奨の強さ2，エビデンスの質C），となっている[6]。労作時低酸素血症への提案は，3つのランダム化比較試験（RCT）の結果から，酸素療法が運動耐容能と息切れ・咳嗽に関連するQOLを改善する可能性が示唆されたことを根拠としている[5, 7, 8]。

コクランレビュー

2016年のコクランレビューでは，2016年時点で解析対象となっているRCTは3つしかない[9~12]。そのうち，2つの研究では運動耐容能あるいは呼吸困難感の改善は認められず，1つの研究では酸素療法により運動持続時間の延長と運動中の最低酸素飽和度の改善がみられた。しかし，含まれた研究の数が少ない，生存期間などの重要なアウトカムへの評価がされていない，IPFのみを対象としている，一貫性のある結果がないといった多くの問題点があり，エビデンスの質はとても低いものとなっている。

◎

まとめると，ILD患者における酸素療法に関して，質の高いエビデンスは乏しいものの，総じて安静時低酸素血症がある場合は予後不良であると考えられている。したがって，安静時低酸素検証を伴うILD患者には積極的に酸素療法の適応を検討すべきである。一方で労作時や夜間のみの低酸素血症に関しては，各国のガイドラインにおいても見解の相違がみられる。そのため，労作時や夜間の低酸素血症を呈する患者への酸素療法の適応については，個々の患者の病態や症状，QOLなどを総合的に評価した上で，個別に判断する必要があるだろう。

【文献】

1) Jacobs SS, et al:Home Oxygen Therapy for Adults with Chronic Lung Disease. An Official American Thoracic Society Clinical Practice Guideline. Am J Respir Crit Care Med. 2020;202(10):e121-e141.

2) Hardinge M, et al:British Thoracic Society guidelines for home oxygen use in adults. Thorax. 2015;70 Suppl 1:i1-43.

3) Vázquez JC, et al:Effect of oxygen on sleep and breathing in patients with interstitial lung disease at moderate altitude. Respiration. 2001;68(6):584-9.

4) Mackintosh JA, et al:Treatment of idiopathic pulmonary fibrosis and progressive pulmonary fibrosis:A position statement from the Thoracic Society of Australia and New Zealand 2023 revision. Respirology. 2024;29(2):105-35.

5) Visca D, et al:Effect of ambulatory oxygen on quality of life for patients with fibrotic lung disease (AmbOx):a prospective, open-label, mixed-method, crossover randomised controlled trial. Lancet Respir Med. 2018;6(10):759-70.

6) Bando M, et al:Japanese guidelines for the treatment of idiopathic pulmonary fibrosis 2023:Revised edition. Respir Investig. 2024;62(3):402-18.

7) Dowman LM, et al:Greater endurance capacity and improved dyspnoea with acute oxygen supplementation in idiopathic pulmonary fibrosis patients without resting hypoxaemia. Respirology. 2017;22(5):957-64.

8) Khor YH, et al:Ambulatory Oxygen in Fibrotic Interstitial Lung Disease:A Pilot, Randomized, Triple-Blinded, Sham-Controlled Trial. Chest. 2020;158(1):234-44.

9) Arizono S, et al:Benefits of supplemental oxygen on exercise capacity in IPF patients with exercise-induced hypoxemia. Eur Respir J. 2015;46(suppl 59):OA4971.

10) Nishiyama O, et al:Effect of ambulatory oxygen on exertional dyspnea in IPF patients without resting hypoxemia. Respir Med. 2013;107(8):1241-6.

11）Troy L, et al：Does supplemental oxygen increase exercise endurance in patients with idiopathic pulmonary fibrosis? Respirology (Carlton, Vic.). 2014；19：95.
12）Sharp C, et al：Ambulatory and short-burst oxygen for interstitial lung disease. Cochrane Database Syst Rev. 2016；7(7)：CD011716.

三好嗣臣

2 酸素療法の有効性

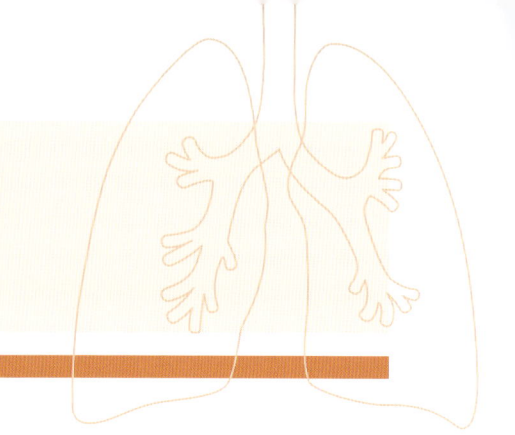

間質性肺疾患（ILD）患者における酸素療法の現状

前項（☞第8章1参照）で述べたように，間質性肺疾患（interstitial lung disease：ILD）患者に特化した酸素療法のデータはきわめて少ない。その中で，どのガイドラインにも共通することは，下記の2点である。

- 安静時の低酸素血症には酸素療法を積極的に考慮する
- 労作時のみの低酸素血症には酸素療法を状況に応じて考慮する

本項では，現時点での酸素療法の推奨の根拠となる，具体的なデータを示す（表1）[1〜3]。

表1　各試験の概要

項目	NOTT (1980) [2]	MRC (1981) [1]	AmbOx (2018) [3]
試験デザイン	多施設RCT	多施設RCT	単施設ランダム化クロスオーバー試験
治療介入内容	連続酸素療法（24時間）vs.夜間酸素療法（12時間）	酸素療法（15時間以上／日）vs.対照群（通常治療）	歩行時酸素療法 vs.歩行時酸素なし
患者群	慢性閉塞性肺疾患（COPD），安静時PaO_2が55mmHg以下または59mmHg以下で浮腫，ヘマトクリット＞55%，肺性P波のいずれか	慢性気管支炎またはCOPD，安静時PaO_2が40〜60mmHg	線維性肺疾患，歩行時SpO_2が88%以下に低下
患者数	連続酸素療法群：101名，夜間酸素療法群：102名	酸素療法群：42名（男性33名，女性9名），対照群：45名（男性33名，女性12名）	84名（76名が完了）
主要アウトカム	死亡率	死亡率	健康関連QOL（K-BILD）
追跡期間	12カ月	5年	2週間（各治療期間）＋2週間（ウォッシュアウト期間）
結果	12カ月時点で，連続酸素療法群の死亡率が夜間酸素療法群に比べ有意に低かった（11.9% vs.20.6%，$p＝0.01$）。	5年間で，酸素療法群の死亡率が対照群に比べ低かった（19/42 vs.30/45）。特に男性では，500日以降に酸素療法の効果が顕著になった。	歩行時酸素療法により，K-BILDスコアが有意に改善した（酸素療法期：55.5 vs.酸素なし期：51.8，$p＜0.0001$）。

（文献1〜3より作成）

安静時低酸素血症に対する酸素療法

慢性閉塞性肺疾患（COPD）患者への酸素療法の効果

● MRC trial

　種々のガイドラインで多く引用され，ILD患者にも外挿されている酸素療法の論文が2つある。1つ目は，Medical Research Council Working Partyによる通称MRC trialである[1]。この論文では，重症慢性閉塞性肺疾患（chronic obstructive pulmonary disease：COPD）患者を対象としており，5年の追跡期間中に酸素療法を導入した群では42名中19名が死亡，対照群では45例中30例が死亡となっており，明らかに酸素療法群で生存率が高かった。また男性患者においては，500日の観察期間の中で，酸素療法を受けた患者の死亡率が対照群よりも低くなり，死亡リスクは酸素療法群で年間12%，対照群で年間29%となっていた（$p = 0.04$）。女性患者に関しては21例と少数ではあるが，対照群の女性の死亡率は，試験開始時から酸素療法群の女性に比べ有意に高かった（$p < 0.05$）。

● NOTT study

　2つ目は米国における試験で，通称NOTT studyである[2]。本研究では，6つの施設が参加し，COPD患者203人を連続酸素投与群と夜間酸素投与群に無作為に割り付けて検討されている。12カ月死亡率は，夜間酸素療法群20.6%，連続酸素療法群で11.9%であったのに対し，24カ月死亡率は，それぞれ40.8%，および22.4%であり，すべての施設において連続酸素療法群で死亡率が低く，統計学的な有意差があった。全体の死亡の相対リスクは夜間酸素療法群で連続酸素療法群の1.94倍であった（$p = 0.01$）。

　これらのCOPD患者を対象とした2つの報告を主として，安静時低酸素血症に対する酸素療法の有効性は明らかであると考えられており，ILD患者に対しても酸素療法が推奨される根拠となっている。

ILD患者の安定時低酸素血症に関する新たな知見

　その後2021年にKhorらによって，中程度以上の安静時低酸素血症〔中等度：PaO₂ $56〜59$ mmHg（低酸素臓器障害なし）または$60〜65$ mmHg〕を呈するILD患者は，労作時のみ低酸素血症をきたす群よりも有意に死亡率が高かったことが報告されている[4]。また同じ中程度安静時低酸素血症をきたすCOPD患者コホートとの比較もされており，ILD患者のほうがCOPD患者より有意に予後が悪かった。ILDは労作時低酸素血症が目立つ疾患であり，安静時低酸素血症まで呈するのは進行した状態と考えられている。この検討により安定時低酸素血症はILD患者の明確な予後不良因子であることが示された。

労作時低酸素血症に対する酸素療法

Bellらのレビュー

　2017年のBellらのレビューでは，酸素療法はILD患者の労作時の呼吸困難を軽減しないが，運動量は増やせる可能性があると結論付けている[5]。それに対する反論として，Schaefferらは自施設の酸素吸入により有意に呼吸困難が軽減したデータを挙げ，呼吸困難改善のための酸素療法に効果がないと結論づけるには不十分と反論している[6]。特に運動強度や測定の標準化や酸素濃度の設定に問題があることを挙げ，既存報告の研究デザインに限界がある点を指摘している。

AmbOx研究による検討

　質の高い報告が少ない中，2018年に発表されたAmbOx研究は，ILD患者の労作時低酸素血症に対する酸素療法を検討した数少ないRCTである[3]。安静時低酸素血症がなく，6分間歩行検査でSpO_2が88％以下に低下する患者が組み込まれ，76名が完了した。主要評価項目はintention to treat（ITT）集団で行われ，酸素投与なしの群と2週間の酸素投与を受けた群におけるILDに関する簡易健康状態質問票（King's Brief Interstitial Lung Disease：K-BILD）の総スコアの変化で検討された。結果，酸素投与群でK-BILD総スコアが統計学的に有意に改善し（酸素投与群55.5 vs酸素非使用群51.8，$p < 0.0001$），「息切れと活動性」「胸部症状」のサブドメインスコアも有意に改善した。また6分間歩行中のSpO_2〔最低SpO_2：酸素投与群88.9％ vs.酸素非使用群82.9％（$p < 0.0001$）〕とBorg呼吸困難スコア中央値〔酸素2.1 vs.酸素非使用群3.0（$p < 0.0001$）〕も酸素投与群で有意に改善していた。

　以上の結果から，労作時低酸素血症のみを有する線維性ILD患者において，酸素療法がQOLを改善したと結論づけられている。プラセボ（空気吸入）の設定がない*，盲検化されていない，長期的な効果は評価できていないなどの問題はあるが，ILD患者に対する労作時のみの酸素療法の適応根拠となりうる貴重な報告である。

　＊酸素の出ていないボンベを持たせることの倫理的問題のため。

　現在までに報告されている労作時酸素療法の検討は，アウトカムが運動量，呼吸困難，総合スコアなどで報告ごとに一定ではない。相反する結果の報告もありまだ確たる結論は出せないが，臨床現場の肌感覚では歩行距離が伸びたり，呼吸困難の改善に寄与する患者を経験するため，症例に応じて検討することが重要である。

【文献】

1) Long term domiciliary oxygen therapy in chronic hypoxic cor pulmonale complicating chronic bronchitis and emphysema. Report of the Medical Research Council Working Party. Lancet. 1981;1(8222):681-6.

2) Continuous or nocturnal oxygen therapy in hypoxemic chronic obstructive lung disease:a clinical trial. Nocturnal Oxygen Therapy Trial Group. Ann Intern Med. 1980;93(3):391-8.

3) Visca D, et al:Effect of ambulatory oxygen on quality of life for patients with fibrotic lung disease (AmbOx):a prospective, open-label, mixed-method, crossover randomised controlled trial. Lancet Respir Med. 2018;6(10):759-70.

4) Khor YH, et al:Moderate resting hypoxaemia in fibrotic interstitial lung disease. Eur Respir J. 2021;57(1):2001563.

5) Bell EC, et al:Oxygen therapy for interstitial lung disease:a systematic review. Eur Respir Rev. 2017;26(143):160080.

6) Schaeffer MR, et al:Supplemental oxygen and dypsnoea in interstitial lung disease:absence of evidence is not evidence of absence. Eur Respir Rev. 2017;26(145):170033.

三好嗣臣

3 酸素使用時の注意点と在宅モニタリング

酸素療法の導入にあたって

　酸素療法を提案するとき，大多数の患者は抵抗を示すことが多い。鼻から酸素チューブをつけることに対する審美性の問題や，携帯型酸素を持ち歩かなければならないという利便性の問題，金銭的な問題など，課題はいろいろとある。特に労作時低酸素血症のみの間質性肺疾患（interstitial lung disease：ILD）患者において，どこまで積極的に在宅酸素療法を勧めるかは議論の余地がある。無理強いをして主治医と患者の信頼関係に亀裂が入ることは避けなければならない。

労作時低酸素血症の評価と酸素療法の適応

生活環境とQOLへの影響

　労作時の低酸素血症に対する酸素療法は，その患者が1日のうちどれくらい労作に該当する負荷を受けているかによって適応は変わってくると思われる。活動性が低く寝ている時間が長く動くことも少ない患者なのか，アクティブに仕事や運動もこなそうとする患者なのか，生活環境やライフスタイルによって変わってくるだろう。活動性の低い患者であれば，そもそも労作に該当する負荷が1日のうちほとんどないので，労作時のみの酸素療法を導入する意義は乏しいと思われる。逆に，日中の活動性が高く，運動までこなすような患者であれば，積極的に酸素療法を導入してADLやQOLの維持に務めることは重要である。筆者の知る限りでは，労作時低酸素血症があるものの酸素を吸入することで，趣味の卓球を続けることができた元気な患者もいる。生命予後改善のエビデンスは不十分ではあるが，酸素吸入をすることで運動を継続できるというようにQOLの維持のために酸素療法が重要なケースはあると考える。一方で審美性が損なわれることなどで，むしろQOLを害する患者も一定数いるため，最終的には，患者ごとによく相談する必要がある。

管理方法についての配慮

　いざ酸素療法を導入する場合の注意点として，まず火気は厳禁である。鼻カニュラ

への引火は気道熱傷のリスクが高い。在宅酸素療法を導入後に，鼻腔の熱傷で搬送されてきた患者がいたが，おそらく酸素を吸入していた状態で喫煙したことで，タバコの火が鼻カニュラの酸素へ引火したのであろう。重篤な熱傷につながる可能性があり，重々その危険性を説明しておく必要がある。また携帯型酸素の場合，使用中に酸素がなくなってしまうことがあるため，残量はこまめに確認することが重要である。

在宅遠隔モニタリング

現在は在宅酸素療法の遠隔モニタリングといって，酸素濃縮装置の使用状況などを専用サーバへ送信し，医療機関で閲覧可能となるシステムがある。装置の運転状態を絶えず業者がチェックしているため，故障などのトラブルを未然に防ぐことができる。また，酸素装置の使用状況を主治医も把握できるため，患者が適切に酸素装置を使用できているかを評価することができる[1]（**図1**）。在宅酸素療法を導入する患者は高齢であることも多いため，遠隔管理で生体情報や機器の使用状況がわかることは，利便性の向上と家族の安心にもつながると思われる。

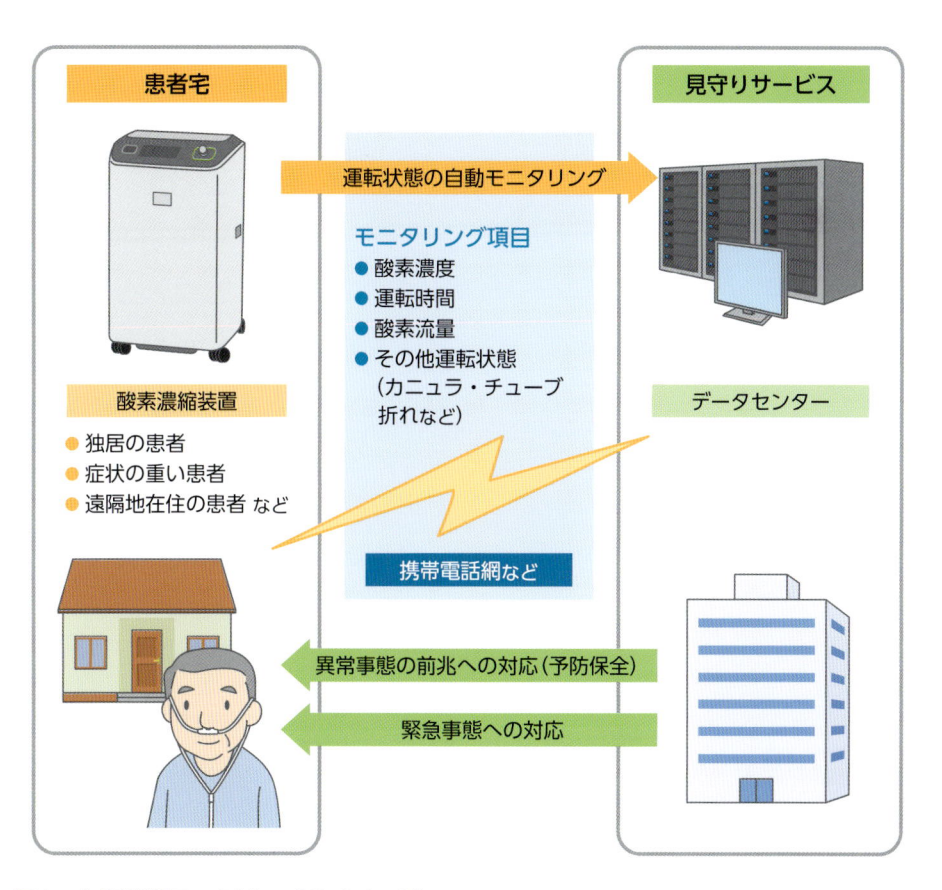

図1　在宅遠隔モニタリングのイメージ　　　　　　　　　（文献1より作成）

また在宅遠隔モニタリングに関する海外の報告では，パルスオキシメーターを用いてモニタリングすることで，患者の安静時，活動時，睡眠時の低酸素血症を可視化することができ，より適切な酸素処方に寄与する可能性があることが示されている[2]。酸素業者によって細かいシステムは違うが，自分の患者がどの程度の低酸素血症を呈しているか，適切に使用できているかを確認するにはよいシステムであり，状況を把握したい場合には積極的に利用するとよいだろう。

【文献】
1)　帝人ファーマ株式会社：HOTトータルサポート．
[https://medical.teijin-pharma.co.jp/respiratory/hot_support.html]（2024年10月閲覧）
2)　Faria I, et al：TELEMOLD project：oximetry and exercise telemonitoring to improve long-term oxygen therapy. Telemed J E Health. 2014；20(7)：626-32.

三好嗣臣

第9章
間質性肺炎急性増悪時の対応

　　発性肺線維症（idiopathic pulmonary fibrosis：IPF）は，慢
特　性かつ進行性の経過をたどる疾患であるが，通常1カ月以
内に，胸部高分解能CT（HRCT）上，両肺野に新たなすりガラス
病変，または浸潤影を生じ（☞第9章1参照），急速に呼吸不全が悪
化することがあり，この病態は急性増悪と呼ばれている。間質性
肺炎における急性増悪は，IPFの臨床経過から認識された病態で
あるが，非特異性間質性肺炎や膠原病に伴う間質性肺疾患などの
ほかの間質性肺炎においても生じることが知られている[1, 2]。IPF
以外の間質性肺炎の急性増悪については，明確な診断基準は定
まっておらず，IPFに準じて診断されることが多い。

　　日本の疫学調査によると，急性増悪はIPFの死因で最も多く，
約40％を占めると報告されている。急性増悪の頻度は年間5〜
15％程度とされているが，IPFの予後を規定する重要な合併症で
ある。

【文献】
1) 日本呼吸器学会びまん性肺疾患診断治療ガイドライン作成委員会，編：特発性間質性肺炎診断と治療の手引き2022. 改訂第4版. 南江堂, 2022.
2) Raghu G, et al：An official ATS/ERS/JRS/ALAT statement：idiopathic pulmonary fibrosis：evidence-based guidelines for diagnosis and management. Am J Respir crit Care Med. 2011；183(6)：788-824.

坂本　晋

1 間質性肺炎急性増悪の定義・診断

間質性肺炎急性増悪の疾患概念・定義

　特発性肺線維症（idiopathic pulmonary fibrosis：IPF）の急性増悪とは，IPFの経過中に両肺野に新たな浸潤影の出現とともに急速な呼吸不全の進行がみられる病態であり，日本発の概念である。IPFの急性増悪は，慢性進行性のIPFに急性のびまん性肺胞障害が合併した病態と考えられている。近年，国際的にも認知されるようになり，2016年に国際ワーキンググループ[1]によるIPFの急性増悪の診断フローチャート（**図1**）が提唱されている。

　急性増悪の病態は不明な点が多いが，いくつかの病態が推定されている。発症が冬に多いことやウイルスなどの病原微生物を検出する症例があることから，ウイルス感染などがその発症に関与しているという説がある。また少数例の検討ではあるが，急性増悪時の気管支肺胞洗浄（bronchoalveolar lavage：BAL）液のペプシン濃度が高い

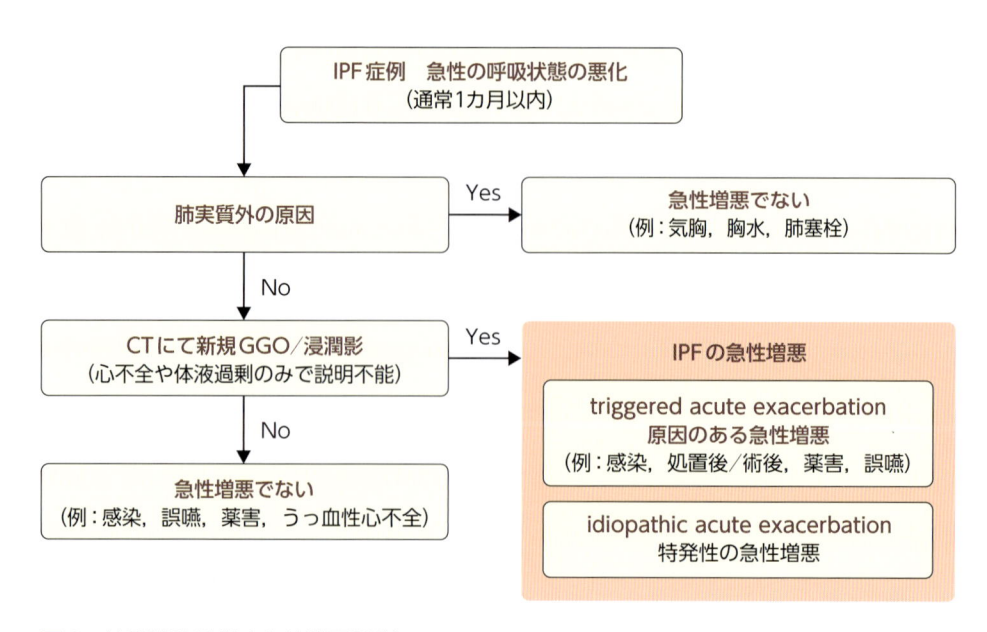

図1　特発性肺線維症急性増悪診断のフローチャート
GGO：すりガラス病変　　　　　　　　　　　　　　　　　　　　　　　　　　　　（文献1より作成）

症例もあることから，胃食道逆流が急性増悪に関与し，発症予防にはプロトンポンプ阻害薬が有効とする報告もある。その他，肺の外科手術や気管支鏡検査，人工呼吸管理による肺への直接刺激，伸展ストレス，低酸素などが急性増悪の引き金となる可能性なども推定されている。

危険因子

急性増悪発症の危険因子として，呼吸機能の低下した進行期IPF症例で発症しやすいとされている。その他，呼吸困難が強い，努力肺活量（FVC）の低下のスピードが速い，胸部高分解能CT（HRCT）で病変の範囲が広範である，過去に急性増悪の既往があることなどが急性増悪の危険因子として報告されている。

臨床像と検査所見

急性増悪は呼吸困難，咳嗽，発熱などの症状を呈する。呼吸器感染症と同様の症状を呈するため，後に述べる方法で，両者の鑑別を進めていく必要がある。

急性増悪の採血検査所見としては白血球増多，CRP・LDHの上昇などがみられる。間質性肺炎の活動性の指標として知られているKL-6やSP-Dが上昇することが多い。また，同一条件下でのPaO_2の低下やSpO_2の低下がみられる。BALは呼吸器感染症の鑑別に有用ではあるが，必須ではなく，施行後の呼吸不全の悪化などを考慮し，適応は慎重でなくてはならない。

呼吸器感染症との鑑別を進める方法として，コロナウイルス抗原やインフルエンザ抗原，肺炎球菌尿中抗原，レジオネラ尿中抗原の検査は必須で，免疫抑制状態の患者の場合にはニューモシスチス肺炎〔β-Dグルカンや喀痰のニューモシスチス肺炎（pneumocystis pneumonia：PCP）-PCR検査〕やサイトメガロウイルス肺炎（抗原検査）などが重要な鑑別疾患となる。また深在性真菌症としての肺アスペルギルス症も診断が遅れると致死的となるため，アスペルギルス抗原・抗体は慢性期から測定しておく必要がある。

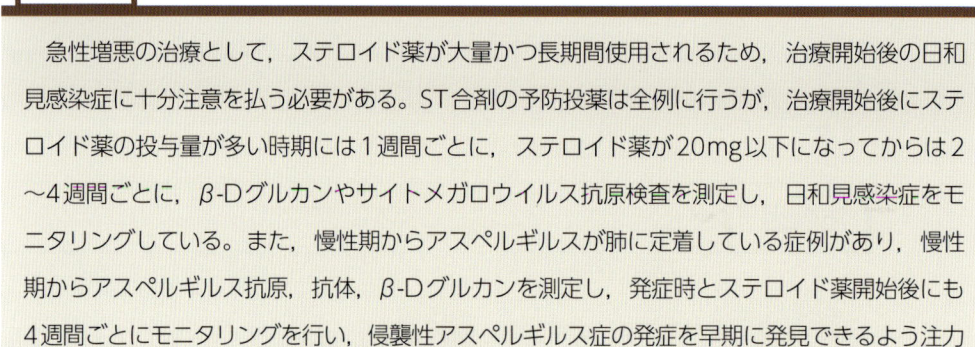

急性増悪の治療として，ステロイド薬が大量かつ長期間使用されるため，治療開始後の日和見感染症に十分注意を払う必要がある。ST合剤の予防投薬は全例に行うが，治療開始後にステロイド薬の投与量が多い時期には1週間ごとに，ステロイド薬が20mg以下になってからは2〜4週間ごとに，β-Dグルカンやサイトメガロウイルス抗原検査を測定し，日和見感染症をモニタリングしている。また，慢性期からアスペルギルスが肺に定着している症例があり，慢性期からアスペルギルス抗原，抗体，β-Dグルカンを測定し，発症時とステロイド薬開始後にも4週間ごとにモニタリングを行い，侵襲性アスペルギルス症の発症を早期に発見できるよう注力している。またステロイド薬開始後，思わぬところで結核や非結核性抗酸菌症の発症を経験することがあり，初診時，急性増悪発症時にはT-SPOTやMAC抗体の測定を行っている。急性増悪発症時にT-SPOT陽性が判明した場合にはイソニアジドの予防投薬を行っている。

症例 肺癌術後に間質性肺炎急性増悪との鑑別が困難であった侵襲性肺アスペルギルス症(IPA)の一例

83歳，男性。左下葉肺癌の手術目的に入院。併存症として肺気腫と間質性肺炎があった。術前のアスペルギルス抗体は陽性，アスペルギルス抗原は陰性であった。手術後より右肺野にすりガラス病変が出現。抗菌薬投与，利尿薬投与を行ったが，陰影拡大傾向となったため，間質性肺炎急性増悪と診断し，ステロイド薬を開始。その後，喀痰より A. *fumigatus* が検出され，侵襲性肺アスペルギルス症と診断し，抗真菌薬の投与を開始した。喀痰検査陽性時のアスペルギルス抗体は陽性，アスペルギルス抗原は陰性であり術前と変化はみられなかった (**図2**)。

このように間質性肺炎や肺気腫の患者においては，アスペルギルスなどの真菌が定着している場合があり，ステロイド薬で容易に悪化する。そのため，常に喀痰や血清の抗原，抗体，β-Dグルカンをモニタリングする必要がある。侵襲性の肺真菌症は致死的となるため，発症を早期に診断し，診断後速やかに治療を行う必要がある。

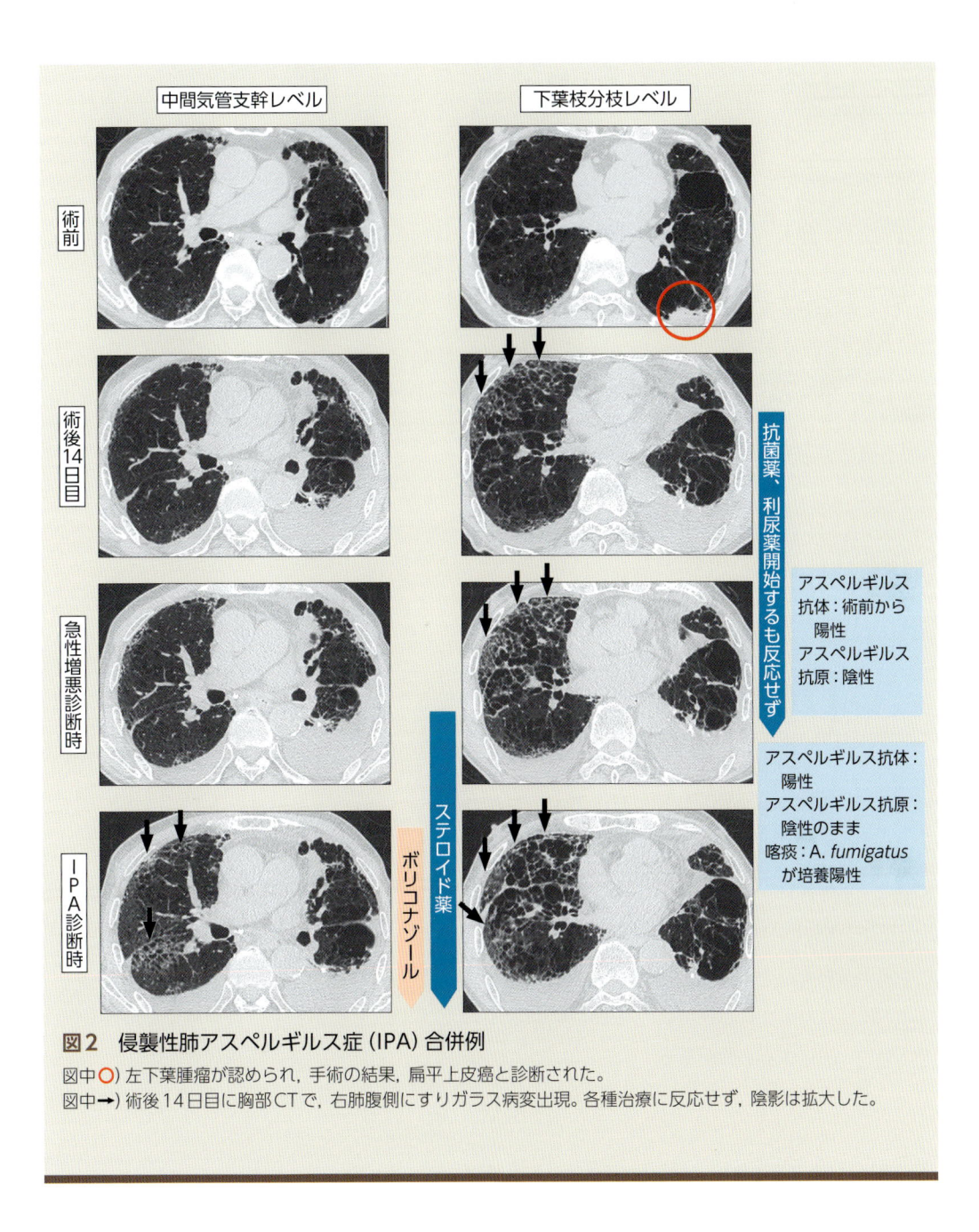

図2 侵襲性肺アスペルギルス症（IPA）合併例

図中○）左下葉腫瘤が認められ，手術の結果，扁平上皮癌と診断された。
図中➡）術後14日目に胸部CTで，右肺腹側にすりガラス病変出現。各種治療に反応せず，陰影は拡大した。

画像所見

　胸部HRCTで既存の慢性線維化性間質性肺炎の所見（☞第4章3参照）に加え，両側性にすりガラス病変，浸潤影が出現する（**図3**）。この新たに出現したすりガラス病変や浸潤影を peripheral（末梢性），multifocal（多巣性），diffuse（びまん性）の3群に分類すると diffuse pattern は予後不良であることが報告されている。

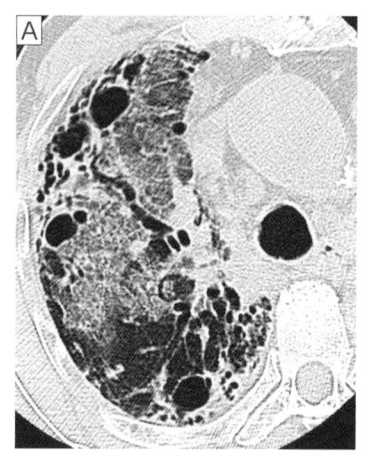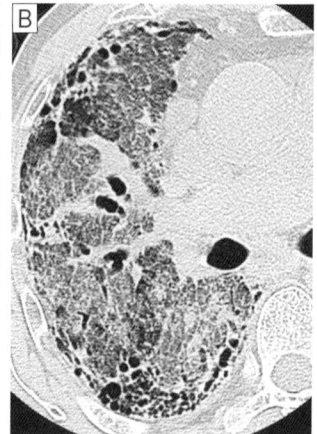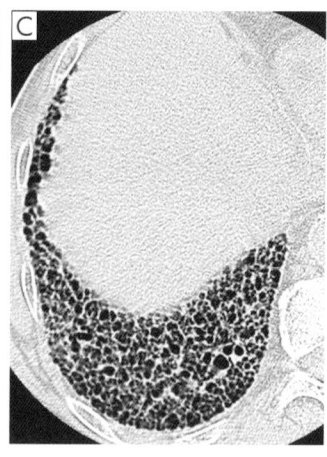

図3　急性増悪時の胸部HRCT所見

A）大動脈弓レベル：胸膜直下に嚢胞性病変を認め，広範なすりガラス病変を認める。すりガラス病変の内部には牽引性気管支拡張を認める。

B）気管分岐下レベル：広範なすりガラス病変と，胸膜直下に蜂巣肺を認める。

C）肺底部に広範な蜂巣肺を認める。

急性増悪の予後

　急性増悪の予後について従来の報告では，初回急性増悪での死亡率は約80%，改善例でも平均6カ月で死亡するとされており，一般に予後不良とされている[2]。近年の後ろ向き観察研究では生存率が50%程度との報告も多く，予後が改善している可能性が示唆されている[3]。予後不良因子として，発症時のCRP高値，LDH高値，KL-6高値，PiO_2/FiO_2低値，胸部HRCTにおけるdiffuse patternなどが報告されている。一方で，軽症例，ステロイド薬未治療例に治療有効例が多いとの報告もある。このように急性増悪の病態は非常に多彩で，症例ごとに治療反応性をみながら治療を決定する必要がある。

【文献】

1)　Collard HR, et al：Acute Exacerbation of Idiopathic Pulmonary Fibrosis. An International Working Group Report. Am J Respir Crit Care Med. 2016；194(3)：265-75.

2)　日本呼吸器学会びまん性肺疾患診断・治療ガイドライン作成委員会，編：特発性間質性肺炎 診断と治療の手引き 2022. 改訂第4版. 南江堂, 2022.

3)　Suzuki A, et al：Acute exacerbations of fibrotic interstitial lung diseases. Respirology. 2020；25(5)：525-34.

坂本　晋

2　間質性肺炎急性増悪時の治療

薬物治療

パルス療法を含めたステロイド薬治療

　日本においては，古くから特発性肺線維症（idiopathic pulmonary fibrosis：IPF）急性増悪の概念が確立し，高用量ステロイド薬による治療が行われてきた[1]。筆者の経験的には有効例は存在するが，その有効性を判定するためのプラセボ対照比較試験の報告はこれまでない。免疫抑制薬や抗凝固薬によるステロイド薬の上乗せ効果の報告が散見されているが，いずれもステロイド薬治療を対照群とする臨床研究であり，IPF急性増悪に対してステロイド薬治療を行わない対照比較試験を行うことは倫理上難しい。米国胸部医学会（ATS），欧州呼吸器学会（ERS），日本呼吸器学会（JRS），ラテンアメリカ胸部医学会（ALAT）のIPFガイドライン2011[2]においては，ステロイド薬の有効性を示す少数の報告およびIPFの急性増悪による高い死亡率を重視し[3]，IPF急性増悪に対してステロイド薬治療を行うことを提案すると記載されている。Hozumiら[4]は，IPF急性増悪102症例の後ろ向き解析において，ステロイドパルス療法と引き続くステロイド薬の維持療法が実施された症例における，急性増悪後90日の生存率は84.8％であったと報告している。一方，後方視的少数例の解析において，ステロイド薬の有益性を見出せなかったとする研究報告もあり[5]，これらの結果から，日本の『特発性肺線維症の治療ガイドライン2023』においては，「IPF急性増悪患者に対してパルス療法を含めたステロイド療法を行うことを提案するが，一部の患者にはこの治療法が合理的な選択肢でない可能性がある」と記載されている[6]。

　ステロイド薬の投与量，投与経路および投与期間に関するエビデンスはなく，具体的な推奨はなされていない。日本においてはステロイドパルス療法1g／日，3日間（反応をみながら1週ごとに1〜4回繰り返す）とその後0.5〜1mg／kgのステロイド薬の維持療法が行われ，状況に応じて，2〜4週ごとに5mgずつ減量されていることが多い。高齢者，糖尿病患者などにおいては，ステロイド薬の副作用に十分注意を払う必要がある。またステロイド薬は長期投与を余儀なくされるため，ニューモシスチス肺炎予防のためのST合剤，胃潰瘍予防のための制酸薬，骨粗鬆症予防薬などの併用が必要となる。

急性増悪の治療は回復が得られたとしても長期となり，ステロイド薬の有害事象が大きな問題となってくる。一方で急性増悪の病態は非常に多彩で，症例によって予後も大きく異なってくる。そこで筆者らは当センターでの過去の急性増悪症例を検討し，急性増悪発症時のPiO_2/FiO_2比，CRP値，CT画像パターンが予後と関連することを報告し，これらを用いたスコアリングシステムを構築した（**表1**）[7]。このスコアリングシステムを用いて，急性増悪の重症度を0～3の4段階に層別化し，軽症例については，ステロイドパルス療法を行わずに，ステロイド薬の総投与量を減らす試みを行っている。

表1　間質性肺炎急性増悪重症度層別化のスコアリング

			スコア	小計
P/F比（P）	<250		1	
	≧250		0	
CRP（C）	≧5.5		1	
	<5.5		0	
CT画像（R）	diffuse	GGOが残存肺の<50%	1	
	non-diffuse	GGOが残存肺の≧50%	0	
スコア合計	P・C・Rのスコアを合計する		合計 0～3	

CRP：C反応性蛋白，GGO：すりガラス病変，P/F：PaO_2/FiO_2（動脈血酸素分圧／吸入気酸素分画）　　　　　　　　　　　　　　　　　　　　　　　（文献7より引用）

症例 急性増悪の重症度を層別化しステロイド薬の投与量を調整した一例

74歳，男性。2週間前からの労作時呼吸困難で受診。間質性肺炎で無治療経過観察中，2週間前から労作時呼吸困難が出現。徐々に悪化するため，予約外受診した。来院時の各検査項目の結果を，**表1**のスコアに当てはめ，下記のようにスコアリングを行った。

- PaO_2 77Torrで，室内気での測定であったため，FiO_2 0.21であり，PaO_2/FiO_2比は367➡スコア0
- CRP 0.2<5.5➡スコア0
- CT画像 multifocal pattern (non-diffuse pattern)➡スコア0

合計スコア0点となったので，ステロイドパルス療法は行わず，プレドニゾロン0.5mg/kg（30mg）より投与開始。その後，肺野のすりガラス病変，呼吸困難ともに漸減し，改善した（**図1**）。

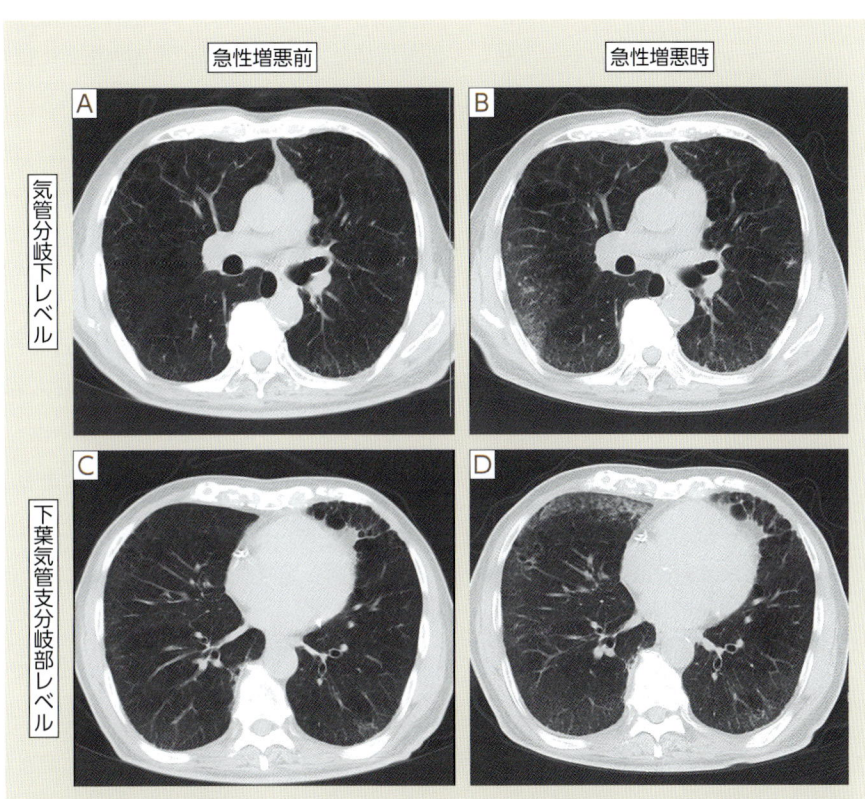

急性増悪前　　　　　　　急性増悪時

気管分岐下レベル　　Ａ　　　　Ｂ

下葉気管支分岐部レベル　　Ｃ　　　　Ｄ

図1　重症度を層別化し，ステロイドパルス療法を行わずに急性増悪の治療を行った症例

A，C）急性増悪前の胸部CT画像。両肺の胸膜直下に線状，網状病変を認める。
B，D）急性増悪時の胸部CT画像。両肺末梢優位にすりガラス病変を認める。すりガラス病変は健常肺の＜50％と考え，non-diffuse patternと判断した。

　このように，スコア（重症度）が低い場合は，必ずしもステロイドパルス療法を行う必要はない。より少ないステロイド薬での治療が可能な症例が存在する。ステロイド薬の投与量を減らすことで，その後のステロイド薬投与に伴う合併症を減らせる可能性がある。

免疫抑制薬

　2022年に，IPF急性増悪に対する免疫抑制薬併用療法についての初めてのRCTが報告された。高用量ステロイド薬治療にシクロホスファミドパルス療法を追加で行った群（CY群）の3カ月の全死亡率は45％，プラセボ群（ステロイド薬単独群）は31％（$p = 0.10$）であった。シクロホスファミドパルス療法追加による死亡率減少効果はなく，CY群でプラセボ群より3カ月死亡率が高い傾向にあった。この研究結果はシクロホスファミドパルス療法の併用により死亡率が増加する可能性を示唆するものであった[8]。

　シクロスポリンについては，過去の4つの小規模の後ろ向き観察研究では，ステロ

イド薬およびシクロスポリンA併用療法をステロイド薬の単独療法と比較したところ,シクロスポリンA併用による生存期間延長,生存率の上昇などが示されている[9~12]。一方で,日本の診断群分類評価(diagnosis procedure combination:DPC)データベースを用いた後方視的解析において,ステロイド薬にシクロスポリンAを併用した384例と,併用しなかった7,605例の院内死亡率に有意差はなかったとも報告されている[13]。

タクロリムスについては,1つの小規模の後ろ向き観察研究では,ステロイド薬および併用療法をステロイド薬の単独療法と比較したところ,タクロリムス併用による生存期間延長が示されているが[14],これ以降新たな論文は出ていない。

以上のようなエビデンスに基づき,日本の『特発性肺線維症治療ガイドライン2023』においては,「IPF急性増悪患者に対して免疫抑制薬を投与しないことを提案するが,一部の患者にはこの治療法が合理的な選択肢である可能性がある」と記載されている[6]。

免疫抑制薬の併用投与には,感染症を中心とした有害事象を伴うことがあり,コストもかかることは留意すべきである。これまでの報告はいずれも小規模の後ろ向き試験から得られた結果であり,今後前向きのプラセボ対照比較試験が必要と考えられる。

当センターではこうしている

> ステロイド薬に抵抗性であったり,自己免疫性疾患の特徴を伴う間質性肺炎(interstitial pneumonia with autoimmune features:IPAF)などの自己免疫的な機序が背景にある症例の急性増悪に対しては,ステロイド薬に加えて免疫抑制薬としてタクロリムスを使用することがある。

リコンビナントトロンボモジュリン (rTM)

リコンビナントトロンボモジュリン(recombinant thrombomodulin:rTM)は抗凝固作用に加えて,抗炎症作用を持ち合わせており,播種性血管内血液凝固症(disseminated intravascular coagulation:DIC)の治療薬として臨床使用されている。一方,IPF急性増悪の病態に,肺内の血管内皮障害や微小循環障害の関与が報告されており,rTMの有用性が検討されてきた。日本から3つの後ろ向き症例対象研究が報告され[15~17],その有用性が期待されていた。しかしながら,日本国内での多施設共同第Ⅲ相プラセボ対照RCTが行われ[18],90日生存率はrTM群72.5%に対して,プラセボ群89.2%であり,有用性は認められなかった($p = 0.0863$)。

以上のようなエビデンスに基づき,日本の『特発性肺線維症治療ガイドライン

2023』においては，「IPF急性増悪患者に対してrTMを投与しないことを提案する」と記載されている[6]。

当センターではこうしている

以前はステロイド薬に併用し，rTMを使用していたが，臨床試験の結果を受け，DICを伴う急性増悪のみに使用するようになっている。一般的にDICを伴う急性増悪症例は稀である。

抗線維化薬

少数例の後ろ向き研究であるが，急性増悪に対する抗線維化薬の有効性については，ピルフェニドン併用関連の報告は2編報告されている。当センターからの報告[19]では，急性増悪の前からピルフェニドンが投与されている症例が含まれており，急性増悪時における純粋な追加治療としての有効性の判断は困難であるが生存率改善の可能性が示唆されている。Matsumuraら[20]の検討では急性増悪前よりピルフェニドンを投与されていた症例はあらかじめ除外されているが，背景疾患がIPFではなく単に間質性肺疾患とされており，IPFも含まれているものの両群2例ずつの膠原病に伴う間質性肺疾患も含まれている点に注意が必要である。

IPF急性増悪におけるニンテダニブが有効であった報告は，一遍報告されており，90日生存率の改善の可能性が示唆されている[21]。

また，IPFに対して急性増悪前からの抗線維化薬投与例が非投与例より急性増悪時の予後が良好との報告[8, 22]があり，抗線維化薬事前投与による急性増悪発症後の予後改善効果も期待されている。Vianelloら[22]はIPF急性増悪前よりピルフェニドンを投与されていた症例が，非投与例よりも生存期間中央値が有意に長かったと報告している（137.0［95％CI：39.0-373.0］vs. 16.0［95％CI：14.0-22.0］日；$p = 0.0009$）。Naccacheら[8]はIPF急性増悪に対するシクロホスファミドパルス療法の前向き無作為比較試験において，抗線維化薬事前投与による90日死亡のオッズ比は0.33（95％CI：0.13-0.82）と有意に良好であったと報告をしている。

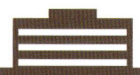

当センターではこうしている

抗線維化薬未使用の症例については，急性増悪発症早期からステロイド薬に併用し抗線維化薬を使用している。

呼吸管理

進行期のIPFで，広範に蜂巣肺の形成された症例の急性増悪の予後はきわめて不良であり，気管挿管，人工呼吸管理の適応は慎重に判断されるべきである。慢性期から急性増悪時の呼吸管理については，患者およびその家族と十分話し合いをしておく必要がある。IPFの国際ガイドラインにおいては，IPF患者の呼吸不全に対する人工呼吸管理の予後がきわめて不良であることから，「人工呼吸管理は過半数の症例には勧められないが，一部では行ってもよい」と記載されている[2]。

近年はその予後不良の病態を考慮して，非侵襲的陽圧換気療法（non-invasive positive pressure ventilation：NPPV）やnasal high flow（NHF）などを用い，気管挿管を回避し，呼吸管理をする機会が増えている。特にNHFは呼吸不全が重篤であっても食事摂取や会話が可能で，QOLや栄養管理の観点からもメリットがある。当センターでは呼吸管理として，QOLや栄養管理の観点からNHFを用いることが多い。

当センターではこうしている

近年ではshard decision making（SDM）という概念（治療法のエビデンスを提示し，患者と話し合いながら治療方針を決定していくという考え方）が普及しつつあり，患者と医師の間で話し合いながら治療方針を決定していく機会が増えている。

急性増悪発症の予測は困難であり，いつでも起こりうることを知っておいてもらう必要がある。急性増悪発症後に急激に呼吸不全が悪化する例も多く，その経過の中で，多くの重要な治療方針の決定をゆっくりと考えて行うことが難しい場合も少なくない。特に呼吸不全が悪化した際に，気管挿管を伴う人工呼吸管理を行うか否かの決定については，早急な判断が求められる。したがって，筆者らの施設では，急性増悪時に気管挿管を伴う人工呼吸管理を行った際のメリットとデメリットを説明した上で，同処置を行うかどうかについて患者・家族の間で日頃から話し合ってもらうよう慢性期の段階で説明している。

急性増悪の予防

IPFの治療薬として承認されたニンテダニブが，IPFの自然経過において急性増悪を抑制する可能性が示唆されている[23]。

また，術後急性増悪の予防策としてのピルフェニドン投与の有効性が報告されており，現在，多施設共同二重盲検比較試験が行われている。

【文献】

1) 日本呼吸器学会びまん性肺疾患診断治療ガイドライン作成委員会, 編：特発性間質性肺炎診断と治療の手引き2022. 改訂第4版. 南江堂, 2022.

2) Raghu G, et al：An official ATS/ERS/JRS/ALAT statement：idiopathic pulmonary fibrosis：evidence-based guidelines for diagnosis and management. Am J Respir crit Care Med. 2011；183(6)：788-824.

3) Agarwal R, et al：Acute exacerbation of idiopathic pulmonary fibrosis：a systematic review. Eur J Intern Med. 2008；19(4)：227-35.

4) Hozumi H, et al：Efficacy of corticosteroid and intravenous cyclophosphamide in acute exacerbation of idiopathic pulmonary fibrosis：A propensity score-matched analysis. Respirology. 2019；24(8)：792-8.

5) Farrand E, et al：Corticosteroid use is not associated with improved outcomes in acute exacerbation of IPF. Respirology. 2020；25(6)：629-35.

6) 「特発性肺線維症の治療ガイドライン」作成委員会, 編：特発性肺線維症治療ガイドライン2023. 改訂第2版. 南江堂, 2022.

7) Sakamoto S, et al: New risk scoring system for predicting 3-month mortality after acute exacerbation of idiopathic pulmonary fibrosis. Sci Rep. 2022；12(1)：1134.

8) Naccache JM, et al：Cyclophosphamide added to glucocorticoids in acute exacerbation of idiopathic pulmonary fibrosis(EXAFIP)：a randomised, double-blind, placebo-controlled, phase 3 trial. Lancet Respir Med. 2022；10(1)：26-34.

9) Inase N, et al：Cyclosporin A followed by the treatment of acute exacerbation of idiopathic pulmonary fibrosis with corticosteroid. Intern Med. 2003；42(7)：565-70.

10) 本間 栄, 他：間質性肺炎に対するシクロスポリンA投与例の検討. 日呼吸会誌. 2003；41(7)：427-33.

11) Homma S, et al：Cyclosporin treatment in steroid-resistant and acutely exacerbated interstitial pneumonia. Intern Med. 2005；44(11)：1144-50.

12) Sakamoto S, et al：Cyclosporin A in the treatment of acute exacerbation of idiopathic pulmonary fibrosis. Intern Med. 2010；49(2)；109-15.

13) Aso S, et al：Effect of cyclosporine A on mortality after acute exacerbation of idiopathic pulmonary fibrosis. J Thorac Dis. 2018；10(9)：5275-82.

14) Horita N, et al：Tacrolimus and steroid treatment for acute exacerbation of idiopathic pulmonary fibrosis. Intern Med. 2011；50(3)：189-95.

15) Tsushima K, et al：Thrombomodulin for acute exacerbations of idiopathic pulmonary fibrosis；a proof of concept study. Pulm Pharmacol Ther. 2014；29(2)：233-40.

16) Isshiki T, et al：Recombinant human soluble thrombomodulin treatment for acute exacerbation of idiopathic pulmonary fibrosis；a retrospective study. Respiration. 2015；89(3)：201-7.

17) Kataoka K, et al：Recombinant Human Thrombomodulin in Acute Exacerbation of Idiopathic Pulmonary Fibrosis. Chest. 2015；148(2)：436-443.

18) Kondoh Y, et al：Thrombomodulin alfa for acute exacerbation of idiopathic pulmonary fibrosis. A Randomized, Double-Blind Placebo-controlled Trial. Am J Respir Crit Care Med. 2020；201(9)：1110-9.

19) Furuya K, et al：Pirfenidone for acute exacerbation of idiopathic pulmonary fibrosis：A retrospective study. Respir Med. 2017；126：93-9.

20) Matsumura T, et al：The effects of pirfenidone in patients with an acute exacerbation of interstitial pneumonia. Clin Respir J. 2018；12(4)：1550-8.

21) Kato M, et al：Nintedanib administration after the onset of acute exacerbation of interstitial lung disease in the real world. Sci Rep. 2023；13(1)：12528.

22) Vianello A, et al：Pirfenidone improves the survival of patients with idiopathic pulmonary fibrosis hospitalized for acute exacerbation. Curr Med Res Opin 2019；35(7)：1187-90.

23) Costabel U, et al：Efficacy of nintedanib in idiopathic pulmonary fibrosis across prespecified subgroups in INPULSIS. Am J Respir Crit Care Med. 2016；193(2)：178-85.

坂本　晋

第10章
呼吸リハビリテーション

呼吸リハビリテーションが間質性肺炎患者において呼吸困難の緩和や運動耐容能の改善，QOLの向上といった有益な効果をもたらすことのエビデンスが蓄積されてきた。それは呼吸器疾患患者が陥りやすい呼吸苦から活動性が落ち，さらに呼吸苦が強くなるといった負のスパイラルからの脱却効果が呼吸リハビリテーションにはあるからである。したがって，呼吸リハビリテーションを行うことで最も重要な変化は活動性の向上である。

本章では，呼吸器疾患患者の活動性を向上させるリハビリテーションについて，その原理と当センターでの呼吸リハビリテーション導入のフローおよび，当センターにおける呼吸リハビリテーションの実際について，動画を交えてわかりやすく解説する。明日からの臨床にすぐにでも役立ててもらえれば幸いである。

海老原 覚

1 包括的呼吸リハビリテーションの概要

呼吸リハビリテーションの概要とその意義

　呼吸リハビリテーションとは，様々な原因で呼吸器に障害が生じた患者に対して，可能な限り機能を回復あるいは維持することで症状を改善し，患者自身が自立した日常や社会生活を送れるように継続的に支援する医療全般を指す。それは医療者との協働的なパートナーシップのもとに，疾患を患者自身で管理して自立できるよう，生涯にわたり継続して支援していくための個別化された包括的介入である。

　したがって，呼吸リハビリテーションは原則としてチーム医療であり，専門のヘルスケアプロフェッショナル，すなわち，医師，看護師，理学療法士，作業療法士，言語聴覚士，臨床工学技士，管理栄養士，歯科医師，歯科衛生士，医療ソーシャルワーカー，薬剤師，保健師，公認心理師（臨床心理士），ケアマネージャーなどの参加により，あるいは必要に応じて患者を支援する家族やボランティアも参加し行われる（**図1**）。

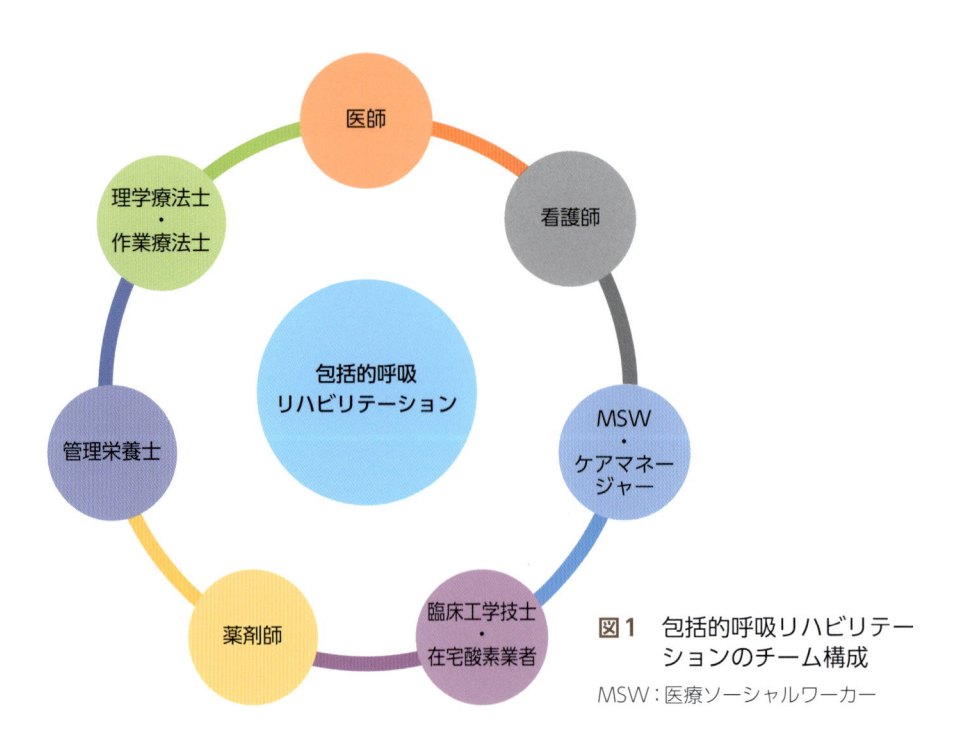

図1　包括的呼吸リハビリテーションのチーム構成
MSW：医療ソーシャルワーカー

そのような呼吸リハビリテーションは，呼吸困難，運動耐容能，不安や抑うつを改善し，健康関連QOLや健康状態を向上させ入院を予防する，エビデンスの確立された治療介入である。

呼吸リハビリテーションの作用機序

慢性期の呼吸リハビリテーションは慢性閉塞性肺疾患（chronic obstructive pulmonary disease：COPD）を中心に発展してきた。COPDにおいて呼吸リハビリテーションが大きな効果を発揮する最大の機序は，COPDの生命予後がその患者の身体活動性に大きく依存しているからである。呼吸困難感による身体活動性の低下が，筋力低下や廃用を引き起こし，さらなる運動能力の低下により，ますます呼吸困難が増強していくという負のスパイラルが生命予後を大きく脅かしている。呼吸リハビリテーション介入により，COPDの「呼吸困難→身体活動性低下→筋力低下→呼吸困難がさらに増悪」という悪循環（負のスパイラル）を逆方向に回転させることができる。

近年，間質性肺炎においてもこのような負のスパイラルが生命予後に大きくかかわっていることがわかってきた。したがって，呼吸リハビリテーション介入により，間質性肺炎においても「呼吸困難→身体活動性低下→筋力低下→呼吸困難がさらに増悪」という負のスパイラルを逆方向に回転させることができることがわかってきた（図2）。

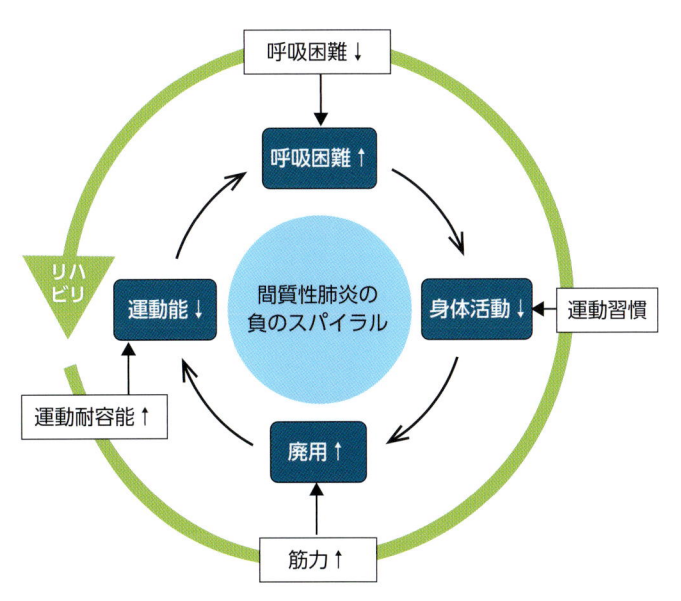

図2 間質性肺炎の負のスパイラルと呼吸リハビリテーションの作用

当センターでの呼吸リハビリテーションの効果

多様なサブタイプを持つ間質性肺炎患者のうち，どのような患者においてリハビリテーションが特に有効であるのかはまだはっきりしていない。そこでそれを研究目的とするところを含め呼吸リハビリテーションを広く普及させるために，東邦大学医療センター大森病院リハビリテーション科と呼吸器内科が一体となり，Toho Rehabilitation for Interstitial Pneumonia study（TRIP study）を立ち上げた。

TRIP studyにおいては，運動耐容能を6分間歩行試験により評価している。間質性肺炎患者において，3カ月間の外来呼吸リハビリテーションを行うと，それを行わなかった患者に比べ6分間歩行試験での歩行距離の対予測値が有意に改善することがわかった。つまり，呼吸リハビリテーションによって運動耐容能が改善することがわかった（**図3**）[1]。

さらにどのような間質性肺炎患者がより運動耐容能が改善するかを調べたところ，初めの運動耐容能が低い患者ほど大きく改善することがわかった[1]。このことは，間質性肺炎患者においても廃用の要素が大きい患者において，より運動耐容能改善の余地があることを示している。

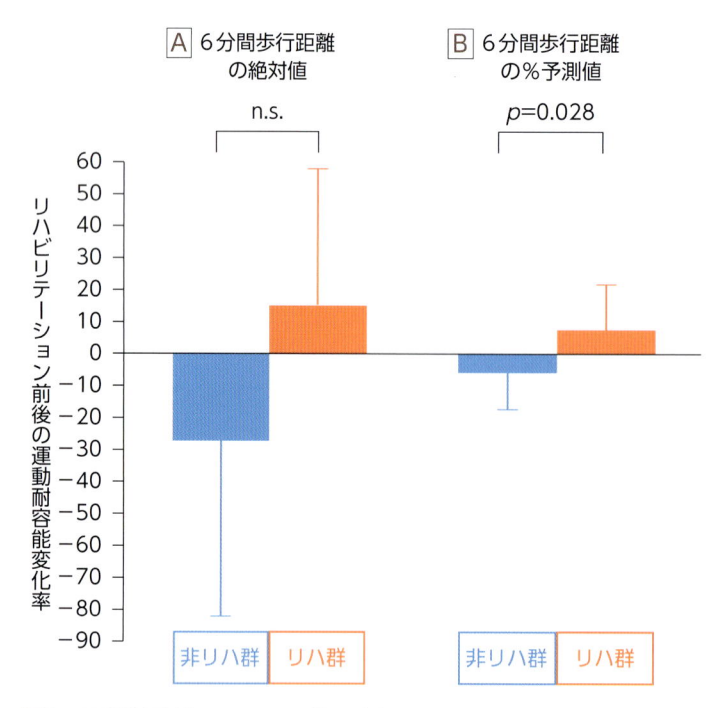

図3　間質性肺炎における6分間歩行距離の3カ月間の変化率
A) 6分間歩行距離を絶対値で評価した場合。
B) 6分間歩行距離を予測値の％で評価した場合。リハあり群は週1回外来での呼吸リハを3カ月行っている。　　　　　　　　　　　　（文献1より作成）

　TRIP studyを通して，現在の日本の呼吸リハビリテーションにおける様々な課題が見えてきた。まず，外来呼吸リハビリテーションに患者が参加するか否かは，患者の居住地と病院の距離による要因が最も大きいことがわかった[2]。つまり通院に困難を有する患者は外来呼吸リハビリテーションに参加しないのである。このことは地域包括ケアシステムの中で，介護保険による訪問リハビリテーションなどを通して呼吸リハビリテーションを行う体制の確立が必要なことを意味している。

運動療法の阻害因子の改善

　呼吸リハビリテーションの中核をなすのは運動療法であるが，運動時に協調される骨格筋系，循環器系，呼吸器系のそれぞれにおいて運動制限因子が存在する。骨格筋系では筋肉痛や疲労により，循環系では動悸などのポンプ機能の異常により，そして呼吸系では呼吸困難・息切れによって制限される。当然，慢性呼吸器疾患患者の場合，とりわけこの呼吸困難の出現・増悪により運動ができなくなる場合が多い。したがって慢性呼吸器疾患に対するリハビリテーションの運動療法成功の秘訣は，この呼吸困難をいかにコントロールするかにかかってくる。

 **当センターではこうしている**

　間質性肺炎の運動時呼吸困難を制御する薬物療法はいまだない。そこで筆者らはメンソールの香りの嗅覚刺激による呼吸困難の改善法を提唱している。

　呼吸循環器疾患を有しない健常者25名を対象として，呼吸困難感へのメンソール（L-menthol）嗅覚刺激の効果を，プラセボ（ストロベリーの香）を用いた無作為化クロスオーバー試験にて評価した[3]。嗅覚刺激のためのシールは単成分のものを，フェイスマスクの内側に貼って使用した。呼吸困難は$0 \sim 35cmH_2O/L/s$の段階的吸気抵抗負荷および自転車エルゴメーターによる10分間の80％嫌気性代謝閾値相当の負荷時に修正ボルグスコアにて測定した。10分間のプラセボおよびメンソール嗅覚刺激前後の肺機能検査において，統計学的有意差を認めなかったが，メンソール嗅覚刺激条件下の運動時の呼吸困難感はプラセボに比べて有意に低値を示した。

　さらに，段階的に増加する吸気抵抗負荷における呼吸困難感も，メンソール嗅覚刺激の有無で比較した。するとプラセボに比べメンソール嗅覚刺激条件下において呼吸困難感は統計学的有意に低値を示した。プラセボとの差は抵抗が強ければ強いほど大きい結果になった[3]。つまり本研究により，メンソール嗅覚刺激が様々な呼吸負荷時の呼吸困難感を改善することが明らかになった。

　また，筆者らはこのメンソールの嗅覚刺激が，実際のリハビリテーションにおけ

今後の展望

　呼吸リハビリテーションの効果は外来でのリハビリテーションプログラムの終了後もしばらく持続されてはいるが，それも時間とともに低下していくことがわかっている。そこで重要なのは，病院で教わった呼吸リハビリテーションの運動内容や生活習慣を含むリハビリテーションプログラムを続けてもらうことである。

　筆者らの研究で見出したように，嗅覚刺激を上手に組み合わせることにより，理想的なリハビリテーション医療が可能になると考えている。包括的リハビリテーションにおいて，におい刺激に関する専門職を入れるのが未来のリハビリテーションの方向性であることは間違いないものと思われる。

【文献】

1）Igarashi A, et al:Using six-minute walk distance expressed as percentage of reference to evaluate the effect of pulmonary rehabilitation in elderly patients with interstitial lung disease. J Cardiopulm Rehabil Prev. 2018;38(5):342-7.

2）岩波裕治, 他:間質性肺炎に対する外来呼吸リハビリテーション通院に対する阻害因子の検討. 日呼吸ケアリハ会誌. 2016;26(1):90-5.

3）Kanezaki M, et al:Effect of the cooling sensation induced by olfactory stimulation by L-menthol on dyspnoea: a pilot study. Eur Respir J. 2017;49(4):1601823.

4）Sato N, et al:L-menthol olfactory stimulation reduced dyspnea sensation during the 6 min walk test in patients with chronic breathlessness syndrome:A Pilot Study. J Clin Med. 2023;12(17):5587.

海老原 覚

2 当センターにおける呼吸リハビリテーション導入のフロー

呼吸リハビリテーションの効果と重要性

　間質性肺炎の診療における呼吸リハビリテーション（呼吸リハ）の効果や重要性は前述（☞第10章1参照）の通りで，呼吸困難の軽減，運動耐容能の改善，QOLの向上など薬物療法では得がたい効果がある。

　ここでは，当センターにおける呼吸リハ導入までの流れを説明する。

当センターでの呼吸リハ導入のフロー

　当センターにおける呼吸リハ導入のフローを**図1**に示す。当センターでは呼吸器内科初診時に間質性肺炎の評価入院を行っており，その際にリハビリテーション科を受診する体制をとっている*。この評価入院時にリハ評価，運動指導・運動療法，患者教育を行っている（**図2**）。希望者には週1回・12週間の外来での通院呼吸リハを導入する。また，通院呼吸リハを希望されない患者には，外来で定期的にリハ評価・再指導を行っている。

　他施設では外来での通院呼吸リハは，6〜12週間程度・週2回のプログラムを組んでいる報告が多い[1]。当センターでは，12週間の呼吸リハプログラムとしているが，頻度は週1回としている[2]。頻度に関しては，週2回が理想ではあるが，当センター

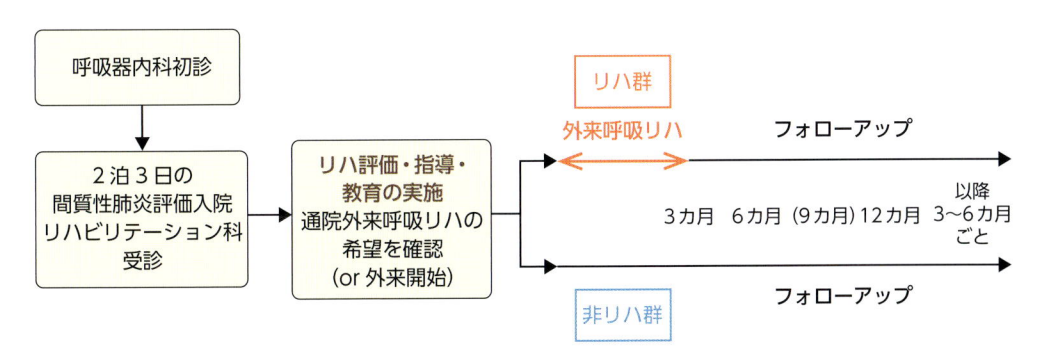

図1　当センターにおける呼吸リハビリテーション導入フロー

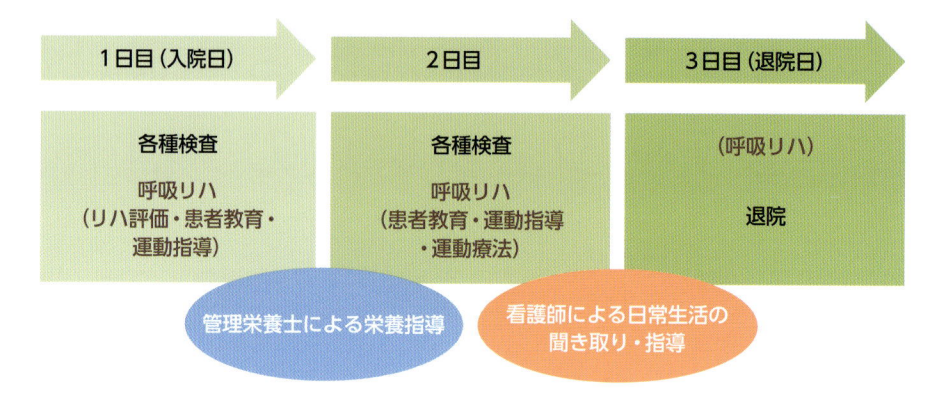

図2 間質性肺炎患者の評価入院時の流れ

のマンパワー的な問題や週2回の通院が困難な患者も多いことから，週1回としている。また遠方の患者や仕事の都合などで週1回でも難しい患者は2週間に1回や月1回などの頻度としているが，この場合は在宅での運動指導と確認作業がメインとなることが多い。

　＊ リハビリテーション科の外来を受診。リハ室が併設されており，そちらでリハを行う。

フォローアップとメンテナンス

　通院での集中的な呼吸リハの期間が終了したあとでも定期的なフォローアップが重要であり，維持期のメンテナンスプログラムとして重要とされる[3]。当センターでも3〜6カ月ごとにフォローアップし，評価および継続した指導を行い，意識づけや行動変容を促している。また，間質性肺炎は定期的なモニタリングが推奨されている[4]ため，集中的な呼吸リハを導入しなかった患者も，3〜6カ月ごとに定期的なフォローアップを行い，運動耐容能をはじめとした身体機能の評価，運動指導などを行っている。

安全管理と連携

　呼吸リハを導入する上で重要なのは，安全管理上，理学療法士と呼吸器内科医が連携をとれる体制を整えることである。外来で呼吸リハを実施していると，患者来院時に体調不良の訴えや，運動療法中の状態変化などを経験することもある。その際に対応できるように理学療法士と医師が連携し，連絡手順などを決めておくことが重要である。

　また，間質性肺炎患者には様々なニーズがあり，それらのニーズに対して，多職種で関わることが重要である。そのためには定期的なカンファレンスを行い，コミュニ

ケーションを図ることが必要である。当センターでは2カ月に1回，多職種カンファレンス（医師，看護師，管理栄養士，理学療法士）を実施し，情報共有やチームマネジメントを行っている。

【文献】

1） Dowman L, et al：Pulmonary rehabilitation for interstitial lung disease. Cochrane Database Syst Rev. 2021；2(2)：CD006322.

2） Igarashi A, et al：Using 6-min walk distance expressed as a percentage of reference to evaluate the effect of pulmonary rehabilitation in elderly patients with interstitial lung disease. J Cardiopulm Rehabil Prev. 2018；38(5)：342-7.

3） Kataoka K, et al：Long-term effect of pulmonary rehabilitation in idiopathic pulmonary fibrosis：a randomised controlled trial. Thorax. 2023；78(8)：784-91.

4） Raghu G, et al：Idiopathic Pulmonary Fibrosis (an Update) and Progressive Pulmonary Fibrosis in Adults：An Official ATS/ERS/JRS/ALAT Clinical Practice Guideline. Am J Respir Crit Care Med. 2022；205(9)：e18-e47.

岩波裕治

3 当センターにおける呼吸リハビリテーションの実際

間質性肺疾患患者に対する呼吸リハビリテーションの重要性と実践

　間質性肺疾患（interstitial lung disease：ILD）の患者は主要症状である労作時の呼吸困難感が強いため，患者の身体活動が制限され，「負のスパイラル」が生じ，QOLの低下をもたらす。呼吸リハビリテーション（呼吸リハ）は，これらの悪循環を断ち切ることが目的となる[1]。ILDにおける呼吸リハは，慢性閉塞性肺疾患（chronic obstructive lung disease：COPD）の呼吸リハプログラムに準拠して行われており，中核を担うのは運動療法である。

　ILDは様々な病型を含む概念であり，病型や疾患の進行と疾患の変化に注意しつつ，個々の状態に応じた呼吸リハプログラムの立案，目標設定が重要となる。特発性肺線維症（idiopathic pulmonary fibrosis：IPF）に限らず，ILD患者には発症から終末期までに様々なニーズがあり，それらのニーズに対して多職種チームでの治療が有用である。現状のILDに対する呼吸リハのエビデンスは，安定期の患者に対する呼吸リハが中心であり，本項でも安定期の呼吸リハについて当センターでの方法や自験例を紹介する。

当センターにおける呼吸リハの実際

ILDの呼吸リハプログラム

　一般的にILDの呼吸リハプログラムは，コンディショニング，有酸素運動，四肢のレジスタンストレーニングを主体に構成される。運動療法はFITT-VP〔Frequency（頻度），Intensity（強度），Time（時間），Type（種類），Volume（運動量），Progression（漸増／改定）〕の原則に従い運動処方を行う。

　当センターでも，四肢のレジスタンストレーニング，有酸素運動，コンディショニングを中心に構成している（**表1**）。プログラム構成時の内訳は**図1**[2]に示す。基本的には，重症例はコンディショニングや日常生活動作（ADL）のトレーニングを中心に，軽症例では有酸素運動やレジスタンストレーニングを中心に行う。ただし，患者個々

表1　当センターにおける呼吸リハプログラム

有酸素運動
• Frequency (頻度)：外来，週1回 • Intensity (強度)：6MWTより算出した歩行速度の40〜80%の歩行速度 　　　　　　　　　修正Borg scale：3〜4程度 (自覚的疲労度：中程度〜やや強い) • Time (時間)：10〜30分間 • Type (種類)：トレッドミル (or エルゴメーター) • Volume (運動量)：個々による • Progression (漸増/改定)：5〜10%ずつ漸増
四肢のレジスタンストレーニング
• 重錘を使用or自重 • 肩関節屈曲/外転，膝関節伸展運動 or スクワット，カーフレイズ • 各10〜15回×3〜5セット
コンディショニング
• 呼吸練習 (口すぼめ呼吸，腹式呼吸) • 呼吸補助筋・胸郭周囲筋ストレッチ
患者教育
• 疾患知識や管理，身体活動量の向上・ホームエクササイズについて指導 • セルフマネジメント日誌の記録 (日々の身体活動量，ホームエクササイズの実施の有無，日々の体調などを記録)

(例)
- ✓ 肺機能が保たれている
- ✓ 息切れが軽度
- ✓ 身体機能が保たれている
- ✓ 運動習慣がある etc.

- ✓ 低肺機能
- ✓ 高度な息切れ (例：mMRC 4)
- ✓ 低ADL
- ✓ 低身体機能 etc.

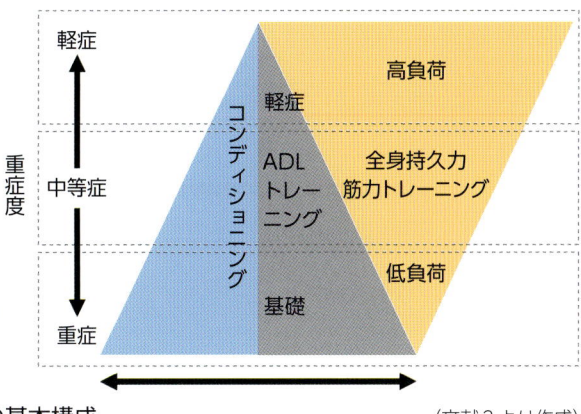

図1　呼吸リハプログラムの基本構成　　　　　　　　(文献2より作成)

の生活背景やADLの評価，運動習慣の有無，疾患の重症度・病勢，目標などを考慮し，多角的な面から個々に応じたプログラムを立案する必要がある。

●有酸素運動

　有酸素運動については，運動時間は連続20分を目標としている。運動強度は高強度を選択して行われている報告が多く[3〜6]，運動負荷の原理としても生理的な効果を得られやすく，可能な限り高強度を選択したい。

　しかしながら，高強度の運動負荷が難しい症例も多く存在するため，低強度から開始し漸増していくことが多い。運動時間についても20分間が難しい症例では，10分

間を2セット行うなど，症例に応じて調整が必要である。

動画1

運動方法は，日常生活に反映しやすいトレッドミルでの歩行練習（**動画1**）を選択している。トレッドミルでの歩行速度を覚えてもらい，日常生活でのウォーキングなどでも適切な運動強度で歩けるように指導する。ただし，高齢者が多いILD症例では，変形性関節症や腰部脊柱管狭窄症など整形外科的な疾患を有する症例もしばしばみられるため，持続的な歩行運動が困難で，自転車エルゴメーター（**動画2**）のほうが導入しやすいことも多い。

動画2

●四肢のレジスタンストレーニング

四肢のレジスタンストレーニングは，重錘ないしゴムバンドの使用，もしくは自重でのトレーニングを中心に実施している。動作時に息こらえや代償動作が出ない程度の負荷量で，1セット10〜15回を3〜5セット遂行可能な負荷量とする。しかしながら，重症例や呼吸困難感が強い症例など十分な運動負荷が難しい症例も少なくないため，運動強度は個々の症例ごとに設定するとともに，運動姿勢や運動方法，運動速度などにも工夫が必要である。

たとえば，スクワットであれば，クォーターなのか，ハーフなのか，フルなのか，動作速度は，やりやすい速度で行うのか，ゆっくり動作するスロートレーニングにするかなどでも強度の調整は可能である。

当センターで行っている四肢のレジスタンストレーニングについて，動画で紹介する（**動画3，4**）。

動画3

動画4

> ### 四肢のレジスタンストレーニングの例
>
> - 上肢編
>
>   肩関節屈曲運動，上肢挙上運動，肩関節外転運動
>
> - 下肢編
>
>   膝関節伸展運動，足上げ運動，ブリッジ運動，カーフレイズ，スクワット

●コンディショニング

コンディショニングは，呼吸練習や頸部呼吸補助筋・体幹部のストレッチを中心に実施する。一般的にILD患者は，進行に伴い頸部や肩甲帯周囲の呼吸補助筋を用いた努力的な浅い速い呼吸となりやすいため，呼吸補助筋の過緊張や筋の短縮につながる。これらにより胸郭の動きに制限が生じ，換気効率の低下や呼吸仕事量が増大し，疲労や呼吸困難の増悪につながりやすい。そのためコンディショニングの目的としては，筋緊張の抑制や姿勢の改善，胸郭の可動性の改善，呼吸仕事量の軽減，呼吸困難の軽減などであり，運動療法を導入しやすい状態にすることにある[7]。

コンディショニングは，重症例になるほど行うことが多くなるが，肺コンプライア

動画5

動画6

ンスが低下している進行例では胸郭の可動性の改善は望みにくい。しかしながら，呼吸補助筋の筋緊張を緩和することで呼吸困難感の軽減につながる可能性がある。

当センターで指導している内容を動画で紹介するので，参考にして頂きたい。頚部の呼吸補助筋のストレッチングを動画5，胸郭周囲筋のストレッチングを動画6に示す。

下記に，当センターでの呼吸リハの導入事例を紹介する（症例）。

症例　労作時呼吸困難の呼吸リハの一例

身体所見

70歳代前半，男性

身長：166.0cm　体重：58.0kg　BMI（body mass index）：21.0

主訴：労作時の呼吸困難

現病歴：6カ月前から坂道や階段で労作時の呼吸困難感を自覚し，当センター呼吸器内科を受診。気腫合併肺線維症（UIPパターン）の診断で経過観察となり，X月より外来での通院呼吸リハを開始。

既往歴：胃癌（65歳時3/4摘出術施行）

喫煙歴：20〜30本×50年（15〜65歳，former smoker）

呼吸リハ開始前の身体活動量：約3,000歩/日（本人聴取）

呼吸リハ開始時の画像所見：図2

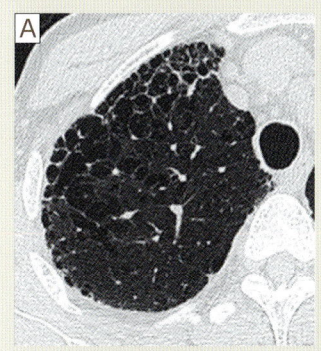
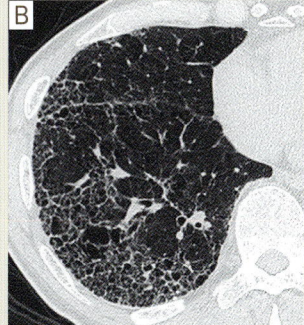
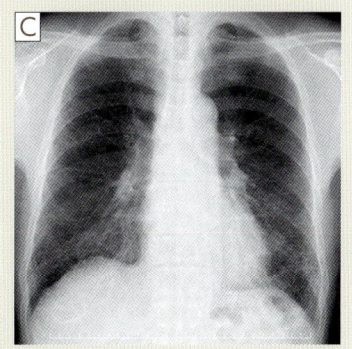

図2　呼吸リハ開始時の画像所見

A) 胸部HRCT（気腫病変）
B) 胸部HRCT（UIPパターン）
C) 胸部X線像上葉に気腫性の病変，下葉に蜂巣肺がみられる。

呼吸リハプログラムおよびリハ経過

職業は畳職人であったが，60歳後半で退職し，現在無職であった。身体活動量は買い物程度で，運動習慣もなかった。

運動習慣はないが身体機能が保たれていたため，運動強度は高強度を選択した。関節痛や疲労感の有無などを確認し，注意しながら運動療法を実施した。運動療法は6MWTから算出した歩行速度の60％で20分のトレッドミル歩行練習から開始，併せて四肢のレジスタンストレーニングを実施した。また，セルフマネジメント日誌を渡し，記載してもらった。在宅での運動指導としてスクワット，カーフレイズ，および頸部周囲筋や胸郭周囲筋のストレッチも併せて指導し，外来時に毎回実施の有無と日々の歩数を確認した。トレッドミル歩行練習と四肢のレジスタンストレーニングの運動強度を徐々に漸増し，最終的に歩行速度は6MWTの80％で実施した。症例の経過を**表2**，身体活動量の推移を**図3**に示す。外来通院呼吸リハの期間が終了しても身体活動量は保たれ，その後の身体機能・QOLも維持されていた。

表2　症例の臨床経過

		Baseline（リハ開始時）	3カ月（リハ終了時）	6カ月
重症度 (JRS)		1	1	1
体重		58.1	59.5	59.5
mMRC息切れスケール		1	0	0
肺機能検査	%FVC (%)	107.6	102.8	108
	FEV_1/FVC (%)	85.5	86.0	83.9
	%DLco (%)	62.1	54	53.3
動脈血ガス分析	PaO_2 (Torr)	101.0	93.1	88.7
	$PaCO_2$ (Torr)	35.5	41.4	38.8
	pH	7.42	7.35	7.38
筋力	握力 (kg) 右／左	39.9/32.8	34.8/29.4	34.9/32.2
	膝関節伸展筋力 (Nm/kg) 右／左	1.41/0.93	1.74/1.74	1.56/1.15
	吸気筋力 (cmH_2O)	134.0	125.7	136.7
	呼気筋力 (cmH_2O)	125.9	97.1	124.0
6MWD	(m)	500	540	560
SGRQ	Symptoms	17.7	28.8	43.1
	Activity	47.7	47.7	30.4
	Impacts	23.6	9.8	11.0
	Total	29.9	24.4	23.1
CAT score		17	4	8

身体機能面では，開始時，終了後3カ月で，重症度に変化はないものの，修正MRCスケールが1から0となり，下肢筋力，6分間歩行距離，SGRQやCATスコアなどのQOLに明らかな改善が認められた。
6MWD：6分間歩行距離，%pred：%予測，BMI：肥満指数，DLco：肺拡散能，FVC：努力肺活量，GAP：Gender-Age-Physiology Index，HADS：Hospital Anxiety and Depression Scale，mMRC：修正MRC息切れ質問票スケール，SGRQ：St George Respiratory Questionnaire

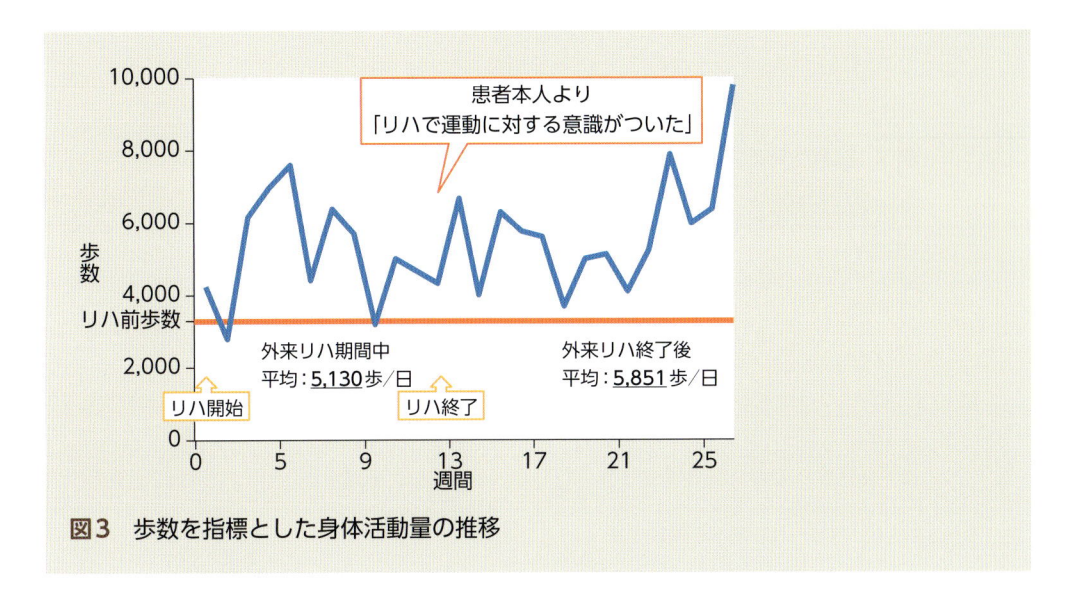

図3 歩数を指標とした身体活動量の推移

呼吸練習

動画7

動画8

　呼吸練習は，腹式呼吸（**動画7**）や口すぼめ呼吸（**動画8**）で構成される。口すぼめ呼吸は，パニックコントロールの目的やADLとともに指導することが多いが，労作時の呼吸困難感を増悪させたとの報告[8]があるため，指導する際には本当に適しているかの見きわめが必要である。腹式呼吸も咳嗽を誘発することが多いので注意が必要である。

　COPDなどでよく用いられる徒手的な呼吸介助手技などは，COPDとは異なり咳嗽を誘発させることが多い。また，浅速呼吸パターンを呈している症例は換気量を呼吸回数で代償しているため，無理に呼吸の調整を行うと呼吸困難感を増悪させてしまうため，あまり有効な手段ではないことが多く注意が必要である。

　呼吸困難感や低酸素血症が高度でADL障害をきたしている患者では，動作練習も必要である。患者の動作パターンや呼吸パターンを確認し，動作速度や休息のタイミングなど個々の患者に合わせて指導する必要がある。

　さらに，ILD患者の身体活動量は予後規定因子とする報告[9]もあり，身体機能を維持・向上する意味でも身体活動量の向上を促すことは重要である。

患者教育の重要性

　患者教育について，当センターにおける主な指導内容を**表3**に示す。週1回60分程度は患者と関わる理学療法士は，他の職種よりも患者と接する機会が多く，関わる時間も長い。そのため患者の疑問や困っている点を聞き取り対応していくことが可能であり，それにより患者との関係性が構築され，呼吸リハを進めやすくなる。

　ただし，理学療法士のみでは解決できないこともあり，多職種で情報共有し，連携

して対応していくことが必要となってくる。

表3　患者教育の主な指導内容

疾患知識や管理
禁煙指導 感染予防・急性増悪の予防 (肺炎球菌，インフルエンザワクチンの接種など，うがい，手洗い) 増悪時の対応 　•急性増悪の症状を把握 (SpO_2の低下，発熱，急激に悪化する息切れ，咳，痰など) 　•症状増悪時に速やかに医療機関の受診 抗線維化薬の副作用に対する対応 咳症状の対応方法
身体活動量の向上・ホームエクササイズ
ADL動作指導 　•息苦しくなる動作を理解する 　•負担のかからない動作要領を習得する 　•ゆっくりと動作を行う，動作を分けて行う (特に入浴動作) 　•呼吸と同調させて行う 運動時の低酸素予防のためのモニタリング 食事のとり方 居住環境の設定 (手すり，携帯型酸素ボンベの運搬方法の検討など) セルフマネジメント日誌の記録

急性増悪後の呼吸リハビリテーション

　ILDにおける急性増悪は，予後規定因子のひとつであり，予後不良であるとされる。もし生存したとしても大きな機能障害をきたし，ADLやQOLの低下をきたすことが多い。そのため，急性増悪後のリハビリテーションはそれらの改善に重要な役割を果たすことが期待できる。なお，急性増悪の詳細については，他章を参考にして頂きたい (☞第9章参照)。

　急性増悪後の呼吸リハビリテーションとして，急性期の目的は合併症予防やADL低下予防が主になる。病状が安定したら早期より離床を開始し，端坐位，立位，歩行へ進め，徐々に活動範囲を拡大していき，治療経過に応じて運動強度の漸増を図る。治療反応性が乏しく，酸素需要が高いときは，ベッド上での廃用性の筋力低下予防やコンディショニングを中心に行う。

　当センターで行っている筋力低下予防は下記の通りである (動画9)。

動画9

　• 肩関節屈曲 (背臥位)

　• 上肢挙上運動 (背臥位)

　• 膝関節伸展運動 (背臥位)

　• 足上げ運動

　• ブリッジ運動

急性増悪は著明な低酸素血症を呈するため，運動療法中は常に経皮的動脈血酸素飽和度（percutaneous oxygen saturation：SpO$_2$）のモニタリングが不可欠である。また，回復過程では，適宜，労作時の酸素需要を評価し，酸素流量や酸素投与のデバイスを多職種で相談しながら，退院に向けて調整していく必要がある。急性増悪後には，在宅酸素療法導入になることも少なくないため，携帯型酸素ボンベを使用しながらのADL練習なども必要に応じて行っていく。

運動療法実施の際の留意点

運動療法中の安全管理として，モニタリングは必須である。運動前後および運動中にもパルスオキシメーターでのSpO$_2$や血圧（BP），心拍数（HR），呼吸回数，呼吸様式，自覚症状などの適宜確認が必要である。

ILD症例の運動療法を勧める上で最も注意すべき点は，運動時の低酸素血症である。運動に伴い急激なSpO$_2$低下をきたす症例が多いため，実施前に中止基準としてSpO$_2$の下限や運動時の酸素流量を理学療法士と医師が相談し決定しておく必要がある。また，運動療法時の著しい低酸素血症のため運動を継続できないもしくは負荷を上げられない場合，運動時の酸素流量の設定ならびに酸素投与デバイスの検討も必要である。

ほかにも肺高血圧症や右心不全の合併例では，運動に伴う心不全の増悪や急変のリスクもあるため，運動強度について医師と相談しておく必要がある。また，運動療法の前に右心不全症状の有無の確認は重要で，心臓リハビリテーションの観点からも注意深く観察し，運動療法を行うことが必要である。

さらに，運動療法に伴う気胸・縦郭気腫の発症にも注意が必要で，息こらえが生じるような運動負荷や運動様式をとらないように注意する必要がある。特に肺コンプライアンス低下例で生じやすいため注意が必要である。異常がある際には速やかに医師へ報告・相談するようにする。

運動療法前後でのウォーミングアップやクールダウンもケガ予防や運動を導入しやすくするためにもしっかり行うことが必要である。

長期効果について

ILD患者に対する呼吸リハの長期的な効果は，コクランレビューにて「短期的な効果としては呼吸困難感の軽減，6分間歩行距離（six-minute walking distance：6MWD）やQOLの改善が示されているが，長期的な効果としては，まだエビデンスが不十分である」とされている[6]。長期効果が得られにくい理由として，進行性の疾

患であることや症状のコントロールが難しいことなどが挙げられている[10, 11]。長期的に効果を維持することが，今後の課題である。抗線維化薬併用下での呼吸リハの効果を検討した報告[12]では，呼吸リハに対するコンプライアンスが良好な症例では長期的に効果を維持するとされているため，いかにヘルスリテラシーを高め行動変容を起こすような関わりができるかが重要である。

当センターでの呼吸リハの効果について

　前述した呼吸リハを行うことで得られる効果について，当センターのデータを示す。2016〜2021年の間で，当センターリハビリテーション科を受診したIPF患者73例を後方視的に調査した。非リハ群51例，リハ群22例であり，基本情報を**表4**に示す。評価項目を6MWD，SGRQ（St. George's Respiratory Questionnaire）での健康関連QOL，HADSでの精神症状として，2群間の3カ月後の各項目の変化量を比較検討した。その結果を**図4〜6**に示す。各パラメーターで有意な改善を認めている。

表4　当センターにおけるIPFに対する外来呼吸リハの効果（ベースライン）

	非リハ群 ($n = 51$)	リハ群 ($n = 22$)	p値
年齢	68.5 ± 9.4	71.3 ± 9.8	n.s
性別（女／男）	38／13	15／7	n.s
BMI	23.3 ± 3.9	23.2 ± 5.3	n.s
mMRC息切れスケール	1.4 ± 1.1	1.5 ± 1.2	n.s
重症度　　GAP model, stage	1.6 ± 0.8	1.7 ± 0.8	n.s
肺機能検査　％FVC	79.2 ± 17.4	79.0 ± 24.5	n.s
％DLco	62.2 ± 20.3	63.6 ± 19.5	n.s
6MWD	440.9 ± 88.8	411.9 ± 99.8	n.s
QOL　　SGRQ (Total)	35.1 ± 19.6	45.9 ± 24.5	n.s
HADS　不安	4.3 ± 2.9	6.2 ± 4.8	n.s
抑うつ	5.3 ± 3.2	6.4 ± 4.4	n.s

データは2016〜2021年間で当科を受診した安定期のIPF患者。非リハ群，リハ群とも基本情報には有意な差はみられない。
6MWD：6分間歩行距離，%pred：％予測値，BMI：肥満指数，DLco：拡散能，FVC：努力肺活量，GAP model：Gender-Age-Physiology Index stage，HADS：Hospital Anxiety and Depression Scale，mMRC：modified Medical Research Council Dyspnea Scale，SGRQ：St. George's Respiratory Questionnaire

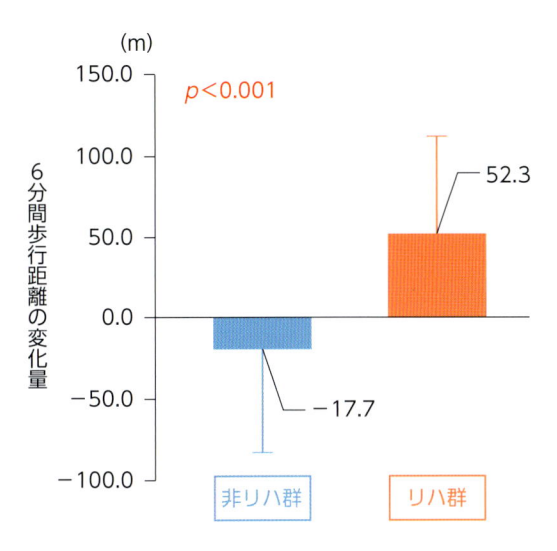

図4　6分間歩行距離の変化量の比較

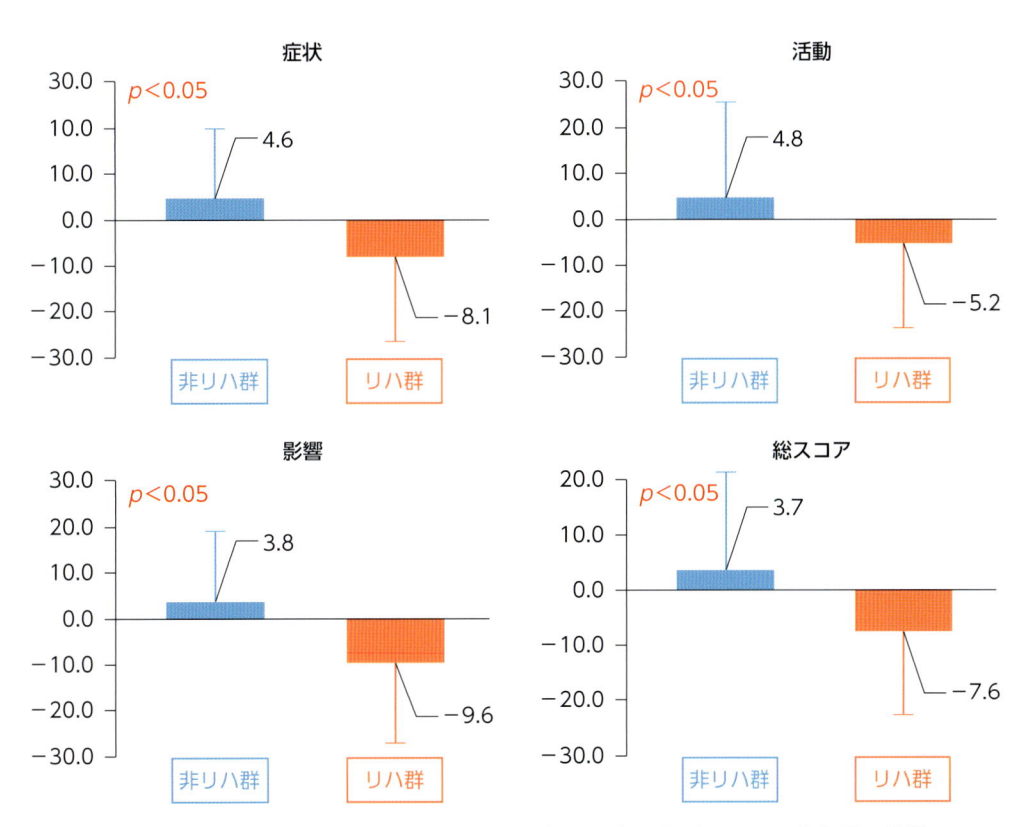

図5　St. George's Respiratory Questionnaire (SGRQ) の各ドメインの変化量の比較

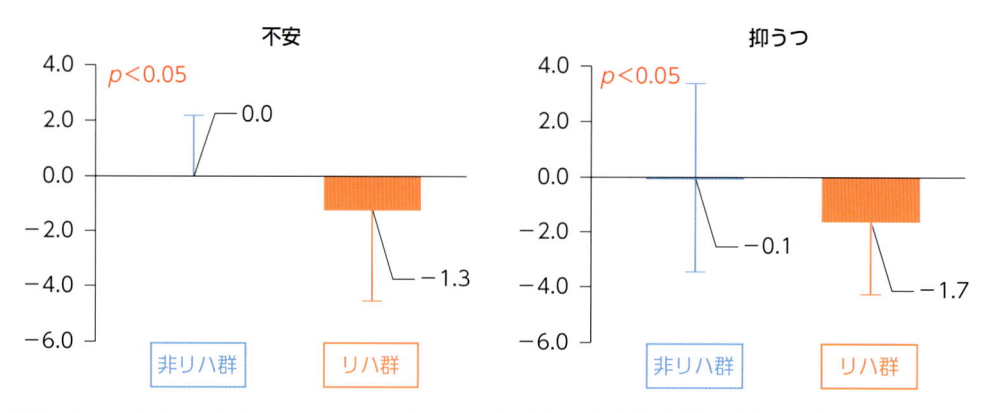

図6 Hospital Anxiety and Depression Scale を用いた心理症状の変化量の比較

【文献】

1) 日本呼吸ケア・リハビリテーション学会, 他編 : 呼吸リハビリテーションマニュアル―運動療法―. 第2版. 照林社, 2012.

2) 植木 純, 他 : 呼吸リハビリテーションに関するステートメント. 日呼吸ケアリハ会誌. 2018 ; 27(2) : 95-114.

3) Keyser RE, et al : Cardiorespiratory function before and after aerobic exercise training in patients with interstitial lung disease. J Cardiopulm Rehabil Prev. 2015 ; 35(1) : 47-55.

4) Holland AE, et al : Predictors of benefit following pulmonary rehabilitation for interstitial lung disease. Respir Med. 2012 ; 106(3) : 429-35.

5) Ryerson CJ, et al : Pulmonary rehabilitation improves long-term outcomes in interstitial lung disease : a prospective cohort study. Respir Med. 2014 ; 108(1) : 203-10.

6) Dowman L, et al : Pulmonary rehabilitation for interstitial lung disease. Cochrane Database Syst Rev. 2021 ; 2(2) : CD006322.

7) Shen L, et al : New pulmonary rehabilitation exercise for pulmonary fibrosis to improve the pulmonary function and quality of life of patients with idiopathic pulmonary fibrosis : a randomized control trial. Ann Palliat Med. 2021 ; 10(7) : 7289-97.

8) Parisien-La Salle S, et al : Effects of pursed lip breathing on exercise capacity and dyspnea in patients with interstitial lung disease : a randomized, crossover study. J Cardiopulm Rehabil Prev. 2019 ; 39(2) : 112-7.

9) Gaunaurd IA, et al : Physical activity and quality of life improvements of patients with idiopathic pulmonary fibrosis completing a pulmonary rehabilitation program. Respir Care. 2014 ; 59(12) : 1872-9.

10) Kozu R, et al : Effect of disability level on response to pulmonary rehabilitation in patients with idiopathic pulmonary fibrosis. Respirology. 2011 ; 16(8) : 1196-202.

11) Kozu R, et al : Differences in response to pulmonary rehabilitation in idiopathic pulmonary fibrosis and chronic obstructive pulmonary disease. Respiration. 2011 ; 81(3) : 196-205.

12) Kataoka K, et al : Long-term effect of pulmonary rehabilitation in idiopathic pulmonary fibrosis : a randomised controlled trial. Thorax. 2023 ; 78(8) : 784-91.

岩波裕治

第11章
栄養療法

　　呼吸筋代謝の亢進や全身性炎症による体蛋白質異化亢進の影響，薬物治療の副作用として，ステロイド薬による高血糖や筋力低下，抗線維化薬による食欲不振や下痢などの副作用が影響することで栄養不良を惹起する。

　また労作時呼吸困難や運動耐容能の低下から身体活動性が低下し，体重が保たれていても骨格筋量が減少しているため，運動療法を行う際には十分な栄養補給が必要であり，定期的な栄養評価と栄養治療の併用が重要である[1]。

　栄養不良は予後に影響するため，早期からの栄養サポートと積極的な栄養治療が求められる。

【文献】

1）Wakabayashi H, et al:Rehabilitation nutrition for sarcopenia with disability: a combination of both rehabilitation and nutrition care management. J Cachexia Sarcopenia Muscle. 2014;5(4):269-77.

古田　雅

1　栄養療法の意義とその効果

間質性肺炎における栄養障害の実態と特徴

　慢性閉塞性肺疾患では，全身性炎症に伴うエネルギー代謝が亢進し，病期の進行に伴い病的な体重減少を認め，栄養障害の状態になりやすいとの報告がある[1]。間質性肺炎患者においても，病状が進行してくると呼吸筋の代謝亢進や，全身炎症に伴う骨格筋蛋白質の異化の亢進に加え，気胸，乾性咳嗽や労作時呼吸困難をまねくことによる食事時の呼吸の乱れのため経口摂取量が減り，体重減少が高率に認められる[1,2]。また，重症化に伴い体内の要求量に対してエネルギーの供給量が追いつかなくなる負のエネルギーバランスが助長され，栄養障害がさらに進行していくことが特徴である（表1）。

間質性肺炎の予後予測因子と栄養状態

　間質性肺炎の予後予測因子として，6カ月あるいは12カ月後の％努力肺活量（FVC）が10％以上減少すると予後不良であると報告されている[3]。また，間質性肺炎の中でも，特に胸膜肺実質線維弾性症（pleuroparenchymal fibroelastosis：PPFE）は著しい体重減少をきたし，著明なるい痩を認めることが多く，％標準体重比（IBW）が低

表1　間質性肺炎における栄養障害の要因

1 エネルギーインバランス（代謝亢進）
①エネルギー消費量が増加
呼吸筋の代謝亢進によりエネルギー消費量が増大しており，安静時エネルギー予測値の120〜150％程度に増大している。
②蛋白質・エネルギー栄養障害
軽度の体重減少は除脂肪量の減少が主体であるが，中等度以上の体重減少は筋蛋白質の異化が亢進して筋蛋白量の減少を伴うマラスムス型蛋白・エネルギー栄養障害になる。
2 全身性炎症
全身性炎症が存在し，炎症性サイトカインによる摂食抑制や栄養障害の進行が考えられる。
3 摂取量の低下
咳嗽や呼吸困難に伴う食欲の低下や誤嚥等により，食事摂取量が低下する。

いほど，診断後12カ月以後の%肺活量（VC），％FVC・%全肺気量（TLC）の低下を まねく可能性についても示唆されている。

急性呼吸不全と栄養管理の課題

PaO_2が60% Torr以下で急性呼吸不全状態にある患者は，肺の過膨張などによる呼吸筋酸素消費量の増大により，安静時エネルギー消費量が増える。このとき，エネルギー源として脂肪とともに筋蛋白質も利用されるため，筋量が減少することが栄養管理上の課題となる。加えて，呼吸筋力や換気効率がさらに低下することで，より安静時のエネルギー消費量が増大する要因となる。この悪循環がマラスムス型の蛋白質・エネルギー栄養障害（protein energy malnutrition：PEM）を惹起することを念頭に置いた栄養療法を考えていくことが重要である。

体重減少に伴う骨格筋減少に対する栄養介入

活動性の低下と筋力減少

間質性肺炎患者は，咳嗽や息切れに伴い活動性が低下して消費エネルギーが減少するため，サルコペニア肥満が生じやすくなることが報告されている[4]。また活動量低下による大腿四頭筋の筋力低下をまねき，筋肉が消耗することで，心肺予備力をさらに低下させ，悪循環を作り出すことにつながる[5]。

運動耐容能の低下と呼吸機能の低下

間質性肺炎においては，運動時のSpO_2の低下や運動耐容能の低下を認めるため，活動性が著しく低下していくことにより，体重減少，特に骨格筋が減少しやすいことが特徴的である。また，骨格筋量全体が低下することで，必然的に呼吸筋量も減少していく。肺は自ら収縮，拡張することができず，肋間筋や横隔膜などの呼吸筋による胸腔の容積の変動により呼吸をしているため，呼吸筋量が減少することで呼吸機能が低下していく。よって肺活量が減少し，呼吸困難感が増してしまうことが食事中の呼吸困難感にも影響し，食欲の減退，食事摂取量の減少をまねいてしまうリスクの起因となっている（図1）。また，嚥下筋萎縮や咳反射が弱くなり，嚥下機能が低下することで誤嚥性肺炎の罹患リスクも高まることから，よりいっそう，栄養介入の重要性が増すことが特徴である（図2）。

経口摂取量の低下とリハビリテーション

一方で，乾性咳嗽や労作時呼吸困難を伴う経口摂取量の低下は，呼吸リハビリテーション時における運動パフォーマンスを低下させ，リハビリテーションの治療効果を

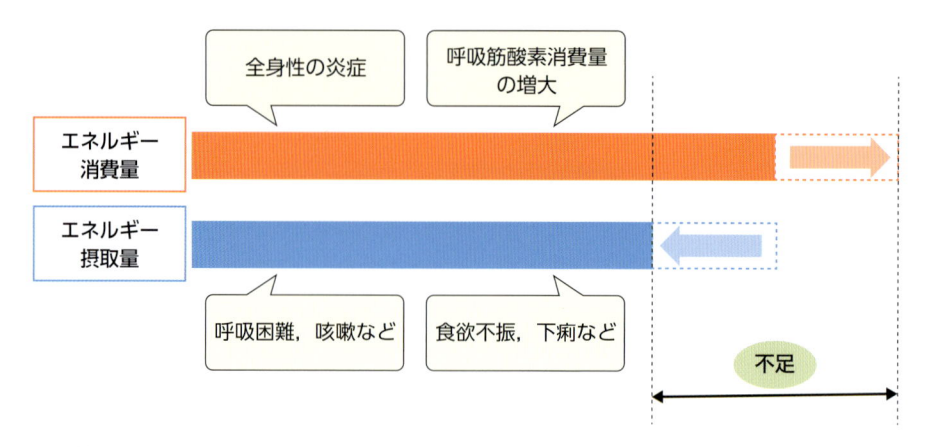

- 全身性の炎症や病状の進行に伴い，呼吸筋の酸素消費量が増大➡安静時のエネルギー消費量増大
- 乾性咳嗽，気胸，労作時呼吸困難➡食事摂取量減少
- 抗線維化薬などの薬物療法副作用（下痢などの消化器症状）➡食事摂取量減少

➡重症化に伴い，さらに栄養障害が進行，痩せていく

図1　間質性肺炎・肺線維症に伴う栄養障害の背景因子

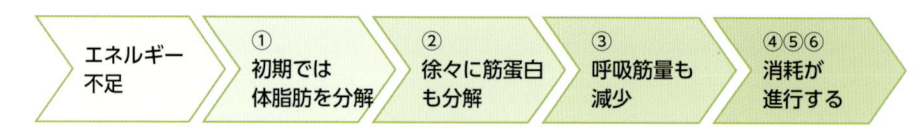

図2　栄養摂取不足と呼吸筋量低下による負の影響

①初期は体脂肪の分解が主体。
②徐々に痩せが進行するだけでなく全身の筋蛋白の分解が進む。
③呼吸筋量も減少することで呼吸機能も低下する。
④栄養不良による体力低下と呼吸機能の低下は，呼吸リハビリテーションにおける活動性のパフォーマンスも低下させ，リハビリテーション治療の効果も減退しやすい。
⑤栄養摂取量の低下は，リハビリテーション自体で消耗するエネルギーや蛋白質の補充が追い付かず，栄養不足状態を誘発し，負のサイクルをもたらす。
⑥嚥下機能に関わる筋力も低下することで，誤嚥をきっかけに間質性肺炎，肺線維症の増悪をきたす可能性も増してしまう。

減退させるだけでなく，リハビリテーションに伴うエネルギーや筋肉の消耗をリカバリーさせるために必要な栄養量の充足を困難にしてしまう。したがって，骨格筋量の増量は栄養量とリハビリテーション強度のバランスが重要となる。しかし，重症例や栄養障害が高度な症例では，栄養治療の効果も得られにくくなってしまうため，栄養指導を含めた早期からの栄養治療目的の介入を考慮することが重要となる。

間質性肺炎，特発性肺線維症 (IPF) によくみられる胃食道逆流

　間質性肺炎，特発性肺線維症（idiopathic pulmonary fibrosis：IPF）においては，食道括約筋の機能障害に伴い，胃の内容物（胃酸など）が食道に逆流する胃食道逆流

症が起こりやすい。逆流は食道の炎症につながり，咳を誘発しやすい。

　また，食習慣などの生活習慣も胃食道逆流を増加させる要因となり，食べ方や高脂肪食なども逆流を誘発しやすくなる。十分に咀嚼せずに飲み込むように食事をした場合は，空気も大量に飲み込むため，げっぷを生じやすい。げっぷが出ると一時的に胃の噴門が開き，胃にたまった空気を放出するとともに，胃酸が逆流しやすくなる。なお，逆流したものが誤って気管に入る（誤嚥）ことにもつながり，誤嚥性肺炎を惹起する頻度も増してしまうことがあるため注意して指導を行う（**表2**）。

表2　胃食道逆流を予防するための食習慣の注意事項

- 食べすぎを控える。多量の食事摂取は胃酸分泌を促進し，胃の拡張刺激により胃食道逆流を増加させるため，1回の食事量を少なくする。
- 早食いを控える 。ゆっくりよく噛んで食べることで，空気を飲み込むことを防ぎ，げっぷに伴う逆流の誘発を抑える。
- 食べた後すぐに横にならないように気をつける。食後にすぐに横になると，胃食道逆流の増加とともに食道内停滞時間時間が長くなり，症状を悪化させてしまう。
- 障害された粘膜の刺激となるため，過度の飲酒は控える。
- おなかを締め付けないような服装や姿勢を心がける。腹圧を高める衣服の着用や前かがみ姿勢の習慣は過度の腹圧がかかるため，逆流をきたしやすくなる。
- 便秘によっても腹圧が上昇するため，毎食副菜からの食物繊維摂取や適度な水分補給にも留意する。

胃食道逆流における対策と栄養療法

　胃食道逆流の症状が強い場合や経過が長い場合は，食事摂取不良による低栄養状態を惹起することがあるため，栄養指導による食生活の見直しや薬物療法などにより，低栄養を予防することが重要になる。

　栄養療法の基本は，以下の3つである。

- 胃酸分泌を過剰に促進しないこと。
- 食道胃運動を改善し，食道と胃の酸排泄を促進し，長く停滞させないこと。
- 障害された粘膜に刺激を与えず食道粘膜を保護すること。

　これらに留意して，患者への栄養指導を行う。

間質性肺炎，IPFによくみられる誤嚥性肺炎

　間質性肺炎，IPFにおいては，咳や息苦しさの症状が強くなると，唾液や飲食物を飲み込むときに息をこらえるのが難しくなる。呼吸数が多いほど嚥下反射のタイミングに障害が出るため，このような場合は息を吸ったときに唾液や飲食物が気管に入ってしまい，誤嚥性肺炎を起こしやすくなる。

　また，嚥下筋萎縮による嚥下障害や，前述の胃食道逆流を契機とした誤嚥性肺炎も

生じやすくなるため，誤嚥防止対策も重要な食事管理のひとつである。

食事中のむせ込みがみられる場合は，食事内容（**表3**）や摂取方法（**表4**，**図3**）に工夫が必要である。

表3　誤嚥しやすい食事内容と食べ物の例

・口の中や喉にくっつきやすいもの	のり，わかめ，もち，だんご
・「すすって」食べるもの	そば，うどん，ラーメン
・噛み切りにくく硬いもの	タコ，いか，ごぼう，れんこん
・水分が少なくパサパサしているもの	パン，カステラ，クッキー
・つるっと喉に入りやすいもの	こんにゃく，ゼリー，ところてん
・小さくバラバラになるもの	ピーナッツ，ゴマ
・酸味が強いもの	酢の物，梅干し，柑橘類
・水分と固形分に分かれるもの	味噌汁，水分の多い果物

嚥下評価に基づいて患者個別に食種や内容を提案する。

表4　誤嚥や息苦しさを防ぐ食べ方

・休憩を取りながらゆっくり食べる。
・落ち着かせてから口に入れる。
・飲み込むときは顎を引く。
・背筋を伸ばした座った姿勢で食べる。
・息を止めて飲み込むことを意識する。

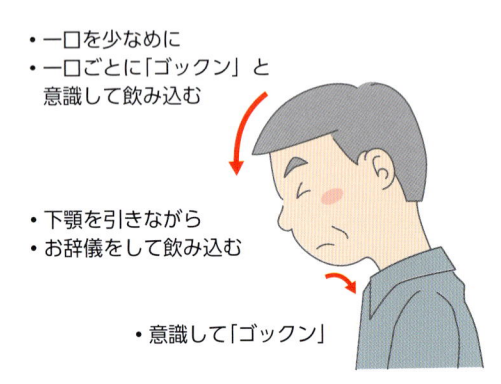

・一口を少なめに
・一口ごとに「ゴックン」と
　意識して飲み込む

・下顎を引きながら
・お辞儀をして飲み込む

・意識して「ゴックン」

図3　誤嚥や息苦しさを防ぐ食べ方のイメージ

間質性肺炎にみられる乾性咳嗽に対する栄養療法

間質性肺炎の中で，慢性かつ進行性の線維化を伴う原因不明の慢性間質性肺炎の一型であるIPFでは，主症状として労作時呼吸困難や咳嗽がみられる。咳が続くことで身体のエネルギーは大きく消耗し，徐々に体重や筋肉の減少を引き起こし，身体の予

備能力が低下していく。体力が消耗し，体重や筋肉が減少した状態では活動することがさらに苦しくなる。

　咳を悪化させる原因の多くは，病気の悪化や風邪などの感染症が主であるが，それ以外にも，食事からの刺激物の摂取，寒冷刺激，胃食道逆流などが咳を悪化させる可能性があるため注意する。

乾性咳嗽の栄養介入

●食事性刺激物の摂取を控える

　唐辛子などのからいもの，酒，熱すぎる飲食物など，刺激の強い食べ物そのものが咳を誘発させる。また，熱い食べ物はのどから水分を奪い粘膜を傷つけ，咳の症状が悪化しやすくなるため，過度に刺激の強いものは控える。

●寒冷刺激を予防する

　冷たすぎる飲食物，乾燥した冷たい空気などの寒冷刺激は気管を収縮させ咳を誘発する場合がある。冷たすぎる飲食物は控え，衣類や室温を適度に調整する。マスク着用も効果的である。

●胃食道逆流を予防する

　胃の内容物（胃酸など）が食道に逆流すると食道の炎症につながり，咳を誘発しやすいといわれている。食べすぎ・早食いを控え，食べた後すぐに横になるのを控えるよう促す。また，過度の飲酒も控え，おなかを締め付けないような服装に配慮することも提案してみる。

文献

1）「特発性肺線維症の治療ガイドライン」作成委員会，編：特発性肺線維症の治療ガイドライン2023改訂. 第2版. 日本呼吸器学会／厚生労働科学研究費補助金難治性疾患等政策研究事業「びまん性肺疾患に関する調査研究」班，監. 南江堂, 2023.
2）日本臨床栄養代謝学会(JSPEN)，編：日本臨床栄養代謝学会JSPENコンセンサスブック②肺疾患／肝疾患／腎疾患. 医学書院, 2023, p50-60.
3）Nakatsuka Y, et al：The clinical significance of body weight loss in idiopathic Pulmonary Fibrosis ptients. Respiration. 2018；96(4)：338-47.
4）Mendoza L, et al：Quadriceps strength and endurance in fibrotic idiopathic interstitial pneumonia. Respirology. 2014；19(1)：138-43.
5）Lee AS, et al：The burden of idiopathic pulmonary fibrosis: an unmet public health need. Respir Med. 2014；108(7)：955-67.

古田　雅

2 当センターにおける栄養療法導入のフロー

当センターの評価入院システム (表1, 図1)

　間質性肺炎は慢性疾患であるが，診断からの平均生存期間は日本の疫学調査では35カ月と報告されている。当センターではまず病態を評価するために，2泊3日の評価入院を行っている。

表1　個人栄養指導のフロー

呼吸器内科外来
①外来診察日に合わせて個人栄養指導予約 (担当医が予約)。 ②次回の診察日に合わせて継続指導を予約　(管理栄養士が日程調整)。 ③患者や家族と管理栄養士が調整しながら，外来栄養指導を継続する。
呼吸器内科病棟 (入院時)
①定期評価入院 (2泊3日) に合わせて個人栄養指導予約 (担当医が予約)。 ②急性増悪で緊急入院した場合は，退院予定が決まり次第，看護師と管理栄養士が家族と日程調整を行い，退院前に実施する (担当医が予約)。 ③退院時に外来通院日に合わせて継続指導を予約 (管理栄養士が日程調整)。

外来時の一次スクリーニング

　評価入院のために入院した間質性肺炎患者に対しては，外来の時点で入退院支援センターにおいて1次スクリーニングを行う。ここでは以下の点を確認する。

- 食事摂取量や体重が減少しているか
- 嚥下機能が低下しているか

　特別な栄養管理が必要な患者については，この時点で担当医や病棟担当管理栄養士へ評価結果をメール連絡することでタイムリーに共有される仕組みで運用している。

入院後のモニタリングと栄養指導

　入院後は以下の手順でモニタリングと栄養指導を行う。

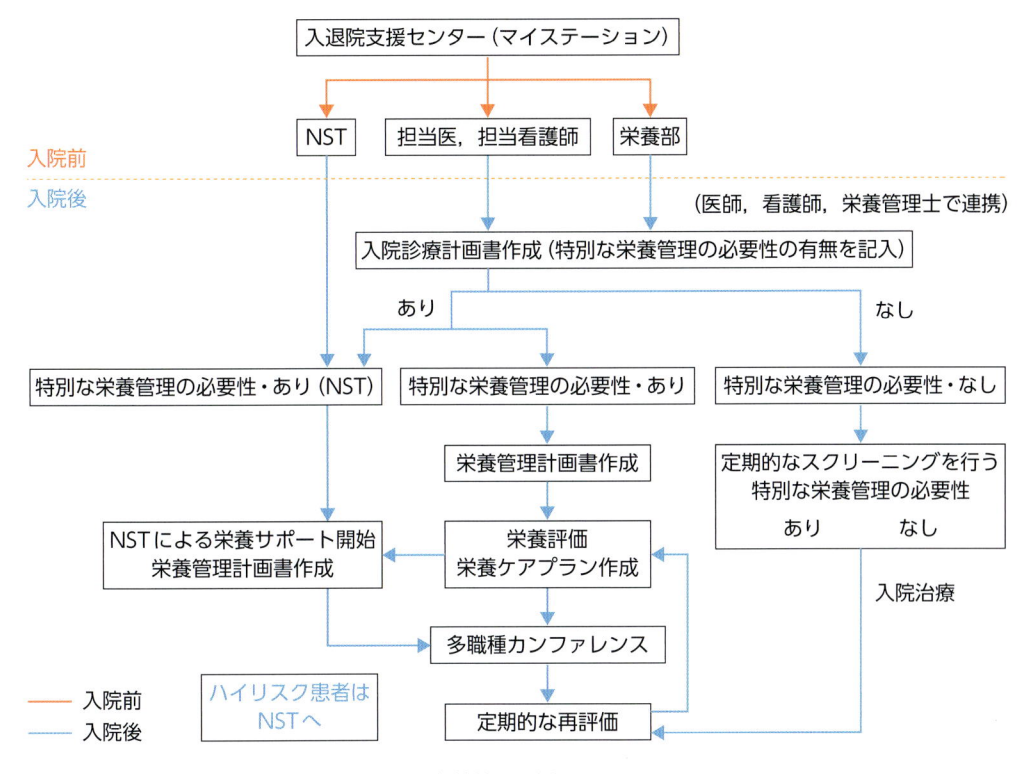

図1　東邦大学医療センター大森病院の栄養管理手順

NST：栄養サポートチーム

- モニタリング：食事摂取状況の推移を観察，血液生化学的データや栄養評価を行う。
- 栄養指導：退院後の在宅管理を見据え，患者および家族を交えて栄養指導を実施する。

　間質性肺炎は年間5～10％の頻度で，急性増悪を生じて死亡する病態を呈する。そのため，急性増悪をきたして入院する患者に対しては，入院後48時間以内に医師，看護師，管理栄養士が連携して栄養評価を行う。

　そして栄養評価結果に基づき，以下の対応を行っていく。

- 経静脈栄養の輸液内容の提案
- 経口摂取が可能な場合の食事内容の選定

　患者の嗜好を考慮した栄養補助食品の導入も検討しつつ，栄養治療計画を作成する。

栄養評価と栄養管理目標の設定

推奨する栄養評価項目

栄養状態の把握に必須となる評価項目を以下に挙げる。

- 標準体重比（%IBW），BMI，体重減少率（Δ%BW）（**表2, 3**）
- 最近の5日以上の経口摂取状況
- 急性疾患の有無

MUST（Malnutrition Universal Screening Tool）やMNA®-SF（Mini Nutritional Assessment Short-Form）などを用いてスクリーニングを行う。なお入院時のスクリーニングとして，NRS-2002などの他のスクリーニング法を用いてもよい。

●体重の増減で留意すべき点

体重増加や体重減少の開始時期，増減は無意識に起きているかどうか，摂取量の増減によるものかなどを確認する。また誤嚥性肺炎の熱発や腹水・胸水などの病態変化，薬物（下剤や利尿薬）の影響なども考慮する。

●骨格筋と体脂肪の測定

体重変化に加え，骨格筋や体脂肪の体構成成分も評価する。たとえば，上腕三頭筋皮下脂肪厚（TSF）や上腕筋囲（AMC）は重要な指標である（**図2**）[1]。AMCは骨格筋量との相関が高く，下記のように算出する。

$$AMC (cm) = AC (cm) - 0.314 \times TSF (mm)$$

AC：上腕周囲長

表2 栄養評価における体重減少の目安

期間	有意な体重減少	高度な体重減少
1週間	1〜2%	≧2%
1カ月	5%	≧5%
3カ月	7.5%	≧7.5%
6カ月	10%	≧10%

表3 間質性肺炎における栄養障害リスクと体重減少の指標

%IBW（標準体重比）
%IBW＜90% ⇒ 栄養治療を計画し体重減少を抑制
%IBW＜80% ⇒ 積極的な栄養補給が必要

	正常	栄養障害のリスク		
		軽度	中等度	高度
%IBW	90%以上	80〜90%	70〜80%	70%未満

栄養障害を疑うケース	1週間	1カ月	3カ月	6カ月
体重減少 (IBW−低体重) IBW×100	2%以上	5%以上	7.5%以上	10%以上

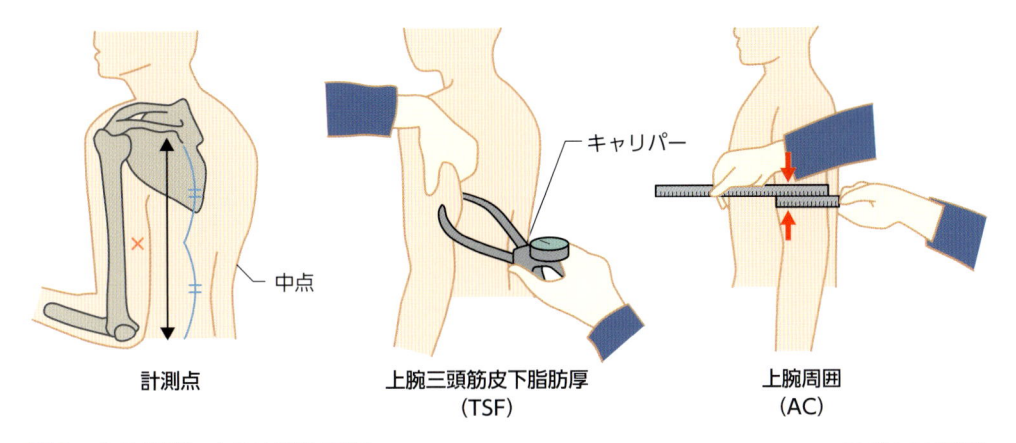

計測点 | 上腕三頭筋皮下脂肪厚（TSF） | 上腕周囲（AC）

キャリパー

中点

図2　身体計測による客観的評価 （文献1より引用）

　TSFや肩甲骨皮下脂肪厚は体脂肪の状況を示し，貯蔵エネルギーの指標になる。上腕筋面積は骨格筋量を示し，貯蔵蛋白質の指標となる。下腿周囲長（CC）はBMIと相関し，30cm未満は筋肉量減少と診断する。これらの計測は，麻痺や拘縮のない下腿の最も太い部位で測定する。

　MNA®-SFでは体重が測定できずBMIが算出できない場合，CCのカットオフ値31.0cmを代用する（**表4**）[2〜5]。

● 身体評価の基準

　身体評価は「日本人の新身体計測基準値（JARD2001）」を用いる。実測値が標準の80以上90％未満は軽度低栄養，60以上80％未満は中等度低栄養，60％未満は高度低栄養と判断する。

　浮腫による誤差に留意し，経時的な測定値の推移を評価する指標としてとらえることが重要である。

● バイオインピーダンス法（BIA法）

　バイオインピーダンス法（BIA法）は，浮腫により電気の伝導性が上昇し誤差が生じやすい。評価はskeletal muscle index（SMI）またはfat free mass index（FFMI）

表4　下腿周囲長（CC）カットオフ値の考え方

	男性	女性
GLIMが提示している下腿周囲長カットオフ値(cm) 肥満成人では，BMI 25〜30で3cm，BMI 30〜40で7cmを測定値から減じて調整	＜33	＜32
日本人を対象とした研究で報告されている下腿周囲長カットオフ値(cm)		
急性期病棟：中等度低栄養	＜30	＜29
急性期病棟：重度低栄養	＜27	＜26
MNA®-SFで体重測定できずBMI算出できない場合は，CCカットオフ値31cm未満で代用		

GLIM：Global Leadership Initiative on Malnutrition （文献2〜5より作成）

を算出する。

$$SMI = 四肢筋肉量 (kg) \div 身長 (m)^2$$
$$FFMI = 除脂肪体重 (kg) \div 身長 (m)^2$$

アジアワーキンググループ (AWGS) のサルコペニア診断基準より[6]

- SMI，BIA法　　　　男＜7／女＜5.4
- DEXA法　　　　　男＜7／女＜5.7
- FFMI　　　　　　　男＜17／女＜15

　DEXA：dual energy x-ray absorptiometry

食事摂取状況の把握に必須となる評価項目

- 食習慣
- 食事摂取時の臨床症状 (咀嚼・嚥下・咳嗽など)

可能であれば行う評価項目

- 安静時エネルギー消費量 (REE)
- ％上腕囲 (AC)
- 上腕三頭筋背側部皮下脂肪厚 (％TSF)
- 上腕筋囲 (％AMC)
- 骨格筋量
- 体脂肪量
- 血清RTP
- 握力
- 6分間歩行距離
- ％努力肺活量 (FVC)
- 酸素分圧 (PaO_2)
- 二酸化炭素分圧 ($PaCO_2$)
- 下腿周囲長 (CC)

栄養評価 (アセスメント)

GLIM criteriaを用いた栄養評価

GLIM criteria[*1]を用いた栄養評価を行う。当センターでは4つのStepに沿って進めている。

● Step 1：スクリーニング

65歳未満の患者に対してはMUSTを用いたスクリーニングを行い，65歳以上の患者にはMNA-SFを用いる。

● Step 2：身体的・病的要因の評価

評価判定にて栄養障害が疑われた症例に対し，体重減少，低BMI，筋肉量の低下などの身体的要因を評価する。また摂食量の減少，消化吸収障害，炎症反応などの病的要因を評価する。

筋肉量の減少については，CTなどの断層画像，BIA法，DEXA法などによって評価するほか，CCなどの身体計測価でも代用可。

● Step 3：栄養診断

身体的および病的要因のいずれか1つを満たす場合，「低栄養／栄養不良」と診断する（**図3**）[7]。

現症 (phenotypic criteria)			病因 (etiologic criteria)	
体重減少	低BMI	筋肉量減少	食事摂取量減少／消化吸収能低下	疾患による負荷／炎症の関与
□＞5%：過去6カ月以内 □＞10%：過去10カ月以上	□＜20kg／m²：70歳未満 □＜22kg／m²：70歳以上 アジア □＜18.5kg／m²：70歳未満 □＜20kg／m²：70歳以上	□筋肉量減少：身体組成測定法（DEXA，BIA，CT，MRIなどで計測） アジア □筋肉量減少：人種による補正（上腕周囲長，下腿周囲長などでも可）	□食事摂取量≦50%（エネルギー必要量の）：1週間以上 or □食事摂取量の低下：2週間以上持続 or □食物の消化吸収障害：慢性的な消化器症状	□急性疾患や外傷による炎症 or □慢性疾患による炎症
□ 上記3項目のうち1つ以上が該当			□ 上記2項目のうち1つ以上が該当	

現症と病因のそれぞれ1項目以上の該当

低栄養

図3　栄養アセスメントのためのGLIM基準　　　　　　　　　　　　　　（文献7より引用）

低栄養と診断された患者について，意図しない体重減少[*2]や高度なBMIの減少，筋肉量の高度な減少が1つでもみられる場合は「重度低栄養」，該当しない場合は「中等度低栄養」と判定し，早期介入を行う。

[*1] GLIM基準とは，2018年に世界の栄養学会（ESPEN：欧州，ASPEN：北米，PENSA：アジア，FELANPE：南米）が低栄養の診断基準として策定。日本栄養治療学会HP「GLIM基準について」を参照。

[*2] 過去6カ月以内に10％以上減少している，あるいは過去6カ月以上で20％以上減少している。

食事調査

栄養スクリーニングと栄養アセスメントのどちらにおいても重要な，食事摂取量の評価における調査項目は下記である。

- 食事全体の栄養素摂取量
- 偏った食べ方がないかを把握するための食品群別摂取量
- 聞き取りした内容が習慣性がある情報であるのかを確認するための食品摂取頻度
- 1日の食事回数
- 間食の有無
- 栄養を強化した栄養補助食品の摂取状況

これらを聞き取り，栄養摂取量の過不足を評価する。なお，食事だけでなく経管栄養や補助栄養の評価も必要である。

栄養アセスメントに基づいたモニタリングを活用した栄養計画の作成

栄養状態を客観的かつ総合的に把握し，複数の指標から高リスク患者を予測していくことが大切である。

アセスメントで得られた結果は的確に評価されるべきであるため，簡易に行える一次評価と，より厳密に絞り込みを行う2次評価などを段階的に行うことが有用であり，モニタリングを行う場合は1人の判断ではなく，複数の多職種で話し合い，間違いや情緒的な気分によって左右されないように配慮する必要がある。

栄養障害となる疾患や病態，検査値などを診療録記録から得て，身体所見や食事摂取量，声の張りや活動量の実態については回診や病棟カンファレンスなどから得る。これらの情報に治療目標や治療の緊急性を統合した上で，栄養診断を行う。

当センターではこうしている

　当センターでは，入院しているすべての患者に対して，必ず毎週決まった曜日に栄養状態の再評価を行うことをルール化している。入院時に栄養状態が良好と判定された場合であっても，定期的に再評価を行うこととしている。栄養状態が悪化した場合には最短で中1日，最長でも中6日以内に再評価を行い，栄養治療計画の見直しを行っている。

　特に栄養状態が悪く，投与ルートについても検討が必要な患者については，センター内の栄養サポートチーム (nutrition sappport team：NST) に連絡する。NSTの介入により，以下のような柔軟な対応が可能となっている。

- 栄養投与ルートの選定：静脈栄養ルートや経管経腸栄養ルートの提案

　無理に経口摂取のみで目標栄養量の充足をめざすのではなく，適宜，静脈栄養ルート（中心静脈および末梢静脈），経管経腸栄養ルート（経鼻胃管・胃瘻・経食道瘻など）についても積極的に提案を行っている。

- 栄養補助食品を用いた経口摂取法との併用

　このように，患者の病態に応じた最適の栄養管理を計画していくことを重視している。

　なお，留意すべき点としては，現在の栄養状態の問題点のみを評価するだけではなく，今後，栄養不良の可能性がある (likelihood of malnutrition：LOM) 場合も考慮する。栄養治療上の問題点については，治療計画や予後をふまえて評価することで，治療の経過によってもたらされる今後の栄養学的リスクを多角的にふまえた栄養評価を行い，栄養ケア計画に活かしていくことが重要である。

栄養管理の目標設定

エネルギー量の算出

　Harris-Benedict の式や理想体重を用いた計算式，あるいは間接熱量計などを用いて安静時代謝を実測して目標エネルギー量を算出する。Harris-Benedict の式は，極端な痩せ（低体重）患者では，必要エネルギー量よりも過少に算出されてしまうため，極端な痩せの患者には標準体重（IBW）を用いることが適する。

　一方で，高齢者ではサルコペニアやフレイルを有する骨格筋減少や虚弱な栄養状態であることが，近年の栄養管理上の問題となっている。標準体重の考え方についても，BMI22を標準値と考えず，BMI25以上を標準（理想）体重算出の係数と考えるなど，

目標とする栄養量を高めに設定することが適する場合があることを認識しておく必要がある。

間接熱量計は呼気ガス分析装置を用い，栄養素の燃焼で消費される酸素消費量と炭酸ガス産生量を測定し，消費されているエネルギー基質の割合〔呼吸商（Respiratory Quotient：RQ）やエネルギー消費量の算出を行うもので，エネルギー消費量をある程度正確かつリアルタイムに測定できる。エネルギーの過剰投与や投与不足を防止することができ，変動の大きい，急性増悪時などの目標栄養量の設定に有効である。

総エネルギー投与量

- 実測安静時エネルギー消費量の1.5倍
- 基礎エネルギー量（BEE）×活動係数（1.3）×ストレス係数（1.3）*
  *Harris-Benedictの式を使用

エネルギー消費量（total energy expenditure：TEE）はBEEをもとに算出され，次の式で表される。

TEE＝BEE×活動係数（activity factor）×ストレス係数（stress factor）

蛋白質投与量

呼吸筋を維持するには，適正な量の蛋白質摂取が必要である。目安量として，蛋白質投与量は1.0～1.2g／kg／日を基準として栄養管理計画を提案する。

蛋白質の中でも，骨格筋や呼吸筋を維持するために体の中で合成することができない分岐鎖アミノ酸（BCAA）のロイシンを強化した栄養補助食品の有効性も報告されている。

高齢な間質性肺炎患者は身体活動量が低下し，骨格筋の蛋白質代謝が低下しているため，蛋白質の必要量は大きくなる。また低栄養状態をきたしている患者では，十分なエネルギー量とともに蛋白質の損失分を増やす必要があることに留意し，血液生化学データや体組成の推移を確認し，患者の個別性を反映した栄養管理を行う必要がある。

【文献】
1) 阪本昭夫：ビジュアル臨床栄養百科 第2巻 栄養アセスメント．小学館，1996，p40-9.
2) Barazzoni R, et al：Guidance for assessment of the muscle mass phenotypic criterion for the Global Leadership Initiative on Malnutrition (GLIM) diagnosis of malnutrition. Clin Nutr. 2022；41(6)：1425-33.
3) Mori N, et al：Prognostic implications of the global leadership initiative on malnutrition criteria as a routine assessment modality for malnutrition in hospitalized patients at a university hospital. Clin Nutr. 2023；42(2)：166-72.
4) Maeda K, et al：Predictive Accuracy of Calf Circumference Measurements to Detect Decreased

Skeletal Muscle Mass and European Society for Clinical Nutrition and Metabolism-Defined Malnutrition in Hospitalized Older Patients. Ann Nutr Metab. 2017;71(1-2):10-5.

5) Kaiser MJ, et al:Validation of the Mini Nutritional Assessment short-form (MNA®-SF): A practical tool for identification of nutritional status. J Nutr Health Aging. 2009;13(9):782-8.

6) Chen LK, et a:Sarcopenia in Asia: consensus report of the Asian Working Group for Sarcopenia;J Am Med Dir Assoc, 2014 Feb;15(2):95-101.

7) Cederholm T, et al:GLIM criteria for the diagnosis of malnutrition - A consensus report from the global clinical nutrition community. Clin Nutr. 2019;38(1):1-9.

古田　雅

3 当センターにおける栄養療法の実際

間質性肺炎患者の食事管理の基本

間質性肺炎・肺線維症患者は，呼吸筋の代謝亢進によりエネルギー量の需要が増大している。そのため十分な栄養量の確保を行う必要があるが，一方で咳嗽や労作性呼吸困難，腹部膨満感，疲労などにより，目標に応じた食事量を確保することが困難になることが課題である。

そこで，可能な限り食事量を増やさずにエネルギー量を上昇させるための効率よい食品選択や調理方法への工夫を考慮していく必要がある。

間質性肺炎・肺線維症患者への指導内容

油脂・多脂食品の活用

1回当たりの食事量が少ない場合でも，油脂・多脂食品を取り入れることで摂取エネルギーを増やすことができる（例：米飯小盛120g，180kcal／杯→ピラフやチャーハン：約300kcal／杯）。具材に肉や卵を加えることで蛋白質も同時に摂取できる。また白米だけでは食が進まない場合でも，味付けを加えることで摂取栄養量の増加が期待できる。

上記のような工夫で，品数（皿数）を増やさずとも，脂質，蛋白質量を強化しつつエネルギー量を充足することが可能となる（図1）。

一方で，脂質が多くなりすぎると胸焼けや消化不良を惹起する場合もある。必要に応じて中鎖脂肪酸（MCT）＊を利用することにも考慮していく。

＊ 中鎖脂肪酸（MCT）はミトコンドリアを介さずに門脈から直接肝臓に運ばれ代謝を受けるため，脂質代謝障害や脂肪吸収障害がみられる場合には適している。

病態に応じた栄養ケア計画と栄養指導

経口摂取における栄養介入

経口摂取が可能な場合は，患者の嗜好を聞き取り考慮した上で，咀嚼機能，嚥下機

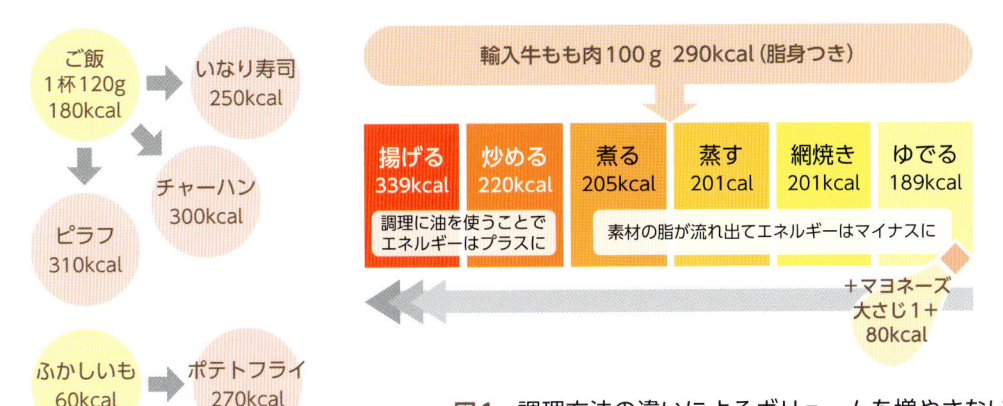

図1　調理方法の違いによるボリュームを増やさない
エネルギーアップの例

能などの機能的な問題を十分に評価する。そして具体的な献立内容，栄養補助食品（oral nutrition supplementation：ONS）の活用，食べ物の硬さ，形態，とろみ調整の有無などの対応の必要性について，患者ごとに計画していく。

●咳嗽に伴う食影響

食事中の咳嗽による誤嚥を予防するため，食形態調整を検討する。水分を多く含む料理や飲み物にはとろみ剤を使用して粘度調整を行う。

●労作性呼吸困難と疲労感に伴う食影響

一度に食べる食事量が多ければ多いほど呼吸運動に負担をかけるため，疲れてしまい，残食量が増加しやすい。

労作性呼吸困難や疲労感で食事摂取が進まない場合には，1回当たりの食事提供量を軽減し，朝・昼・夕食の食間に分割する。乳製品や，少量で栄養価に高いONSを軽食として摂取してもらうようにすると，1日に必要な栄養量を確保しやすくなる。

疲労感が強い場合には食事の前に休息させて，疲労感が少ないときに多めに摂取させるのも有効である。

すぐに満腹になってしまう場合

下記の方法が有用である。

- 肉や魚などエネルギーや蛋白質含有量の高い食べ物から優先して食べる。
- 飲み物でおなかを満たしてしまわないように，食べ物を優先してもらう。少しずつ交互に飲むか，飲める量が少ない場合には飲み物は最後に回す。
- 口当たりのよく，飲み込みのしやすいもの（冷たい素麺，卵豆腐，冷奴，温泉卵，茶碗蒸し，果物，アイスなど），喉越しのよい食品を取り入れてみることをアドバイスする。
- 少量でも多くの栄養量を補えるように，栄養補助食品（ゼリー／スープなど）を適

宜活用できるよう紹介する。

食事をしていると疲れやすい場合

下記の方法が有用である。

- 食事の前に十分な休息をとってもらう。
- 疲れを感じたら少し休憩をとるなどしてゆっくり食べるよう促す。
- 食事は体調が良さそうなときにいつでも食べられるようにする。
- 1回に食べる食事は少量ずつ分割し，食事の回数を増やして，無理なく食べるように促す。

分割して食べる間食のセレクト

分割食は，朝・昼・夕食の残り物やおにぎりなどでもよいが，摂りやすさを考慮し，果物や牛乳，チーズ，ゆで卵など，手軽に準備できる食べ物や，口当たりがよく食べやすいヨーグルトやゼリーなども推奨される。

少量高栄養で吸収しやすいONSの活用（**表1，2**）

栄養バランスのよい市販のONSを用意しておき，間食や食事作りが大変なときに

表1 低栄養状態の改善に適する栄養補助食品①（飲料・ゼリー）

特徴	商品例
身近で購入できる汎用タイプの栄養補助食品	・明治メイバランス®Mini／1本125mL，エネルギー200kcal，蛋白質7.5g ・カロリーメイトゼリー／1袋200g，エネルギー200kcal，蛋白質8.2g
少量高カロリー・高蛋白質	・アイソカル®100／1本100mL，エネルギー200kcal，蛋白質8.0g
少量高カロリー・高MCT	・エンジョイMCTゼリー／1個72g，エネルギー200kcal，蛋白質4.0g，脂質13.0g（MCT6.0g含有）

表2 低栄養状態の改善に適する栄養補助食品②（料理に混入して栄養強化させる食品）

特徴	商品例
無味無臭で簡単に混ぜて使用，高カロリー・高蛋白質	・明治栄養アップペースト／大さじ1杯15g，エネルギー100kcal・蛋白質3.5g
身近で購入できて無味無臭，高蛋白質食品	・明治プロテイン®いつもの食事に混ぜてたんぱく質アップ／1包6.3g，蛋白質5.0g，亜鉛3.5mg，エネルギー100kcal，蛋白質3.5g
無味無臭でお粥やスープに簡単に混ぜて使用，高蛋白質食品	・AiDo®ミルクプロテインP-10／1包10g，蛋白質10g，BCAA2.9g，エネルギー100kcal，蛋白質3.5g
ヨーグルトやお粥に混ぜて使用，少量高カロリー・高蛋白質	・リピメイン400／1袋120g，エネルギー400kcal，蛋白質5.2g，脂質36.7g（MCT15.4g含有）

使用すると便利である。身近なドラックストアでも購入できるものを好む患者と，嗜好が強く，飽きやすい患者がいるが，後者の場合の対応としては，選択肢の多い医療用通信販売（オンラインまたは電話）などで多種多様なONSを購入することを勧める。退院時や外来通院時に個人栄養指導の機会を設けて，患者に応じた推奨すべき食品を資料とともに紹介するとよい。

●腹部膨満感に伴う影響

　胃にガスが溜まりやすい飲料や食物を摂取すると，おなかがガスで膨れて食欲の低下をまねいたり，横隔膜の動きを邪魔して呼吸がしづらくなる。食べてはいけないわけではないが，おなかが張って息苦しいときは，胃にガスが溜まりやすいものは控えめにしておくことを提案する。また，空気を飲み込まないように，よく噛んで食べるように食べ方に気を付けることも患者に伝えておくことが重要である。

　ガスが溜まりやすく横隔膜の動きに影響しやすい食品の例

　炭酸飲料，ビール，芋類，かぼちゃ，栗，豆類などが挙げられる。

●呼吸不全に伴う食影響

　呼吸不全がある場合は，呼吸商（respiratory quontient：RQ）の大きい炭水化物（RQ：1.0）や蛋白質（RQ：0.8）は，エネルギー源として体内で代謝されるときにより多くの二酸化炭素を産生する。特に炭水化物は二酸化炭素を増加させ，換気の負担になる可能性を高めるため，RQの低い脂質（RQ：0.7）を総エネルギー量の50％程度（35〜50％）まで摂取比率を上げた栄養治療を検討する。

　ただし，一律に脂質エネルギー比率を高める必要はなく，血中の二酸化炭素濃度（CO_2）をモニタリングした上で，CO_2濃度が持続していることが確認できた場合に応じて，エネルギー比率を調整することが大切である（**表3**）。

RQ＝単位時間当たりのCO_2排出量／単位時間当たりのO_2消費量

表3　栄養素別O_2消費量およびCO_2産生量と呼吸商との関連

	O_2消費量 (L) kcal	CO_2生産量 (L) kcal	呼吸商 (RQ)
糖質	0.22	0.20	1.0
脂質	0.22	0.15	0.7
蛋白質	0.24	0.19	0.8

間質性肺炎患者を支える医療従事者が押さえておきたいこと

薬物療法の影響をふまえた栄養療法

　特発性肺線維症（idiopathic pulmonary fibrosis：IPF）の主病態は線維化であり，

線維化自体を抑制する抗線維化薬が用いられる。

抗線維化薬であるピルフェニドンとニンテダニブは薬物治療の中心として使用されるが，一方，副作用発現率は67.01％である。主な副作用として，食欲減退（28.57％），腹部不快感（5.86％），倦怠感（6.78％），悪心（7.81％）などを認めており，特にピルフェニドンは食欲減退や消化器症状，ニンテダニブは下痢症状を認めることが多く報告されている。ニンテダニブ治療中の有害事象として，体重減少を著明に認める。体重減少はIPFの予後指標として利用できる病態的特徴である。ニンテダニブ療法中の体重変化を評価するための後ろ向きコホート研究にて，ニンテダニブ投与の6カ月前と投与後の6カ月間の体重変化では，ニンテダニブ投与後に体重減少が有意（平均差-2.5±3.4kg，95％信頼区間（CI）-3.6，-1.4，$p < 0.0001$）に認められた。年齢，性別，肺機能を調整した報告では，体重減少が全死因死亡率の独立した予測因子（ハザード比2.448，95％CI 1.080-5.551）であったことが報告されている（図2）[1]。つまり，体重減少の評価と対策は，抗線維化薬で治療を受けるIPF患者の管理にとって，独立した予後予測因子として重要な問題である。

したがって，IPF治療に携わる医師および管理栄養士は，薬物療法の影響に伴う食事摂取量の低下や栄養素の吸収不良についても評価し，低栄養を惹起する要因になっていないかをモニタリングしていくことに注意が必要である。また非薬物療法として，栄養治療を併用することが重要である。

当センターにおける薬物療法の影響をふまえた栄養指導の例について，**症例**をもとに解説する。

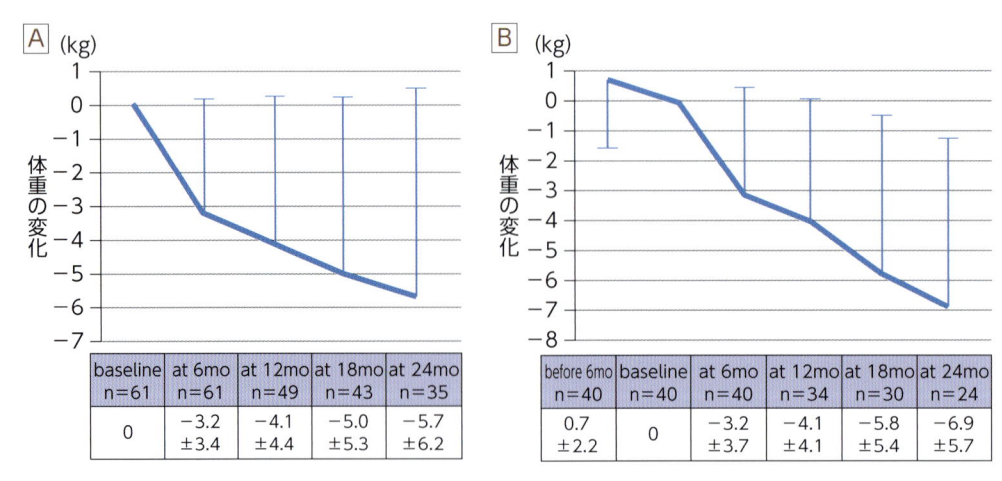

図2 特発性肺線維症（IPF）患者における抗線維化薬と体重減少との関連
A) ニンテダニブ投与後の体重の変化。
B) 6カ月前と6カ月ごとの体重の変化。 （文献1より引用）

症例　抗線維化薬内服による食思不振を訴えた患者への栄養指導例

身体所見

60歳，男性

身体状況：166.8cm，42kg，BMI：15.1kg／m²，既往歴なし

特発性胸膜肺実質線維弾性症（重症度Ⅲ）当センター初診後60カ月経過，抗線維化薬内服中

⊿BW：−12.7％／直近6カ月　ALB：2.9mg／dL

％努力肺活量（FVC）：43.7％（13カ月前時点）。※以降，気胸のため未測定

％拡散能力（DLco）：44.2％（17カ月前時点）。※以降，気胸のため未測定

mMRC息切れスケール：グレード4

現病歴

治療状況評価のため入院となり，食欲不振症状に対して栄養指導を行った。

退院後も含め，介入以降9カ月間で栄養指導を計7回実施し，臨床経過や問題点を検討した。

当センターで行った本症例への栄養指導

本症例は抗線維化薬内服による食思不振を訴え，食事摂取が停滞しており，栄養摂取量は不足していた。このような症例への栄養指導の介入は，下記の手順で行っている。

①食欲低下の要因を聞き取る

②食べやすい料理の提案

③栄養補助食品（ONS）の紹介

③については一度に食べきれないことをふまえて，間食時に分割食としてONS（**表1**）を活用できるよう栄養指導を行うことで，少量の摂取でも無理のない栄養補給につながる。

本症例は患者の理解も良好で，同席した妻も含め栄養管理に意欲的であり，嗜好に応じた食品や形態に配慮しながら，効率良く栄養補給が行えるように食行動の変容につながった。

長期治療における問題

治療期間が長くなるにつれて，小容量のONSを活用していた場合でも患者に飽きがきて食べられなくなることや，特殊な食品ばかりに後ろ向きになる場合がある。本症例においては呼吸機能低下とともにONSの摂取量が低下し，体重およびBMIも低下していった（**図3，4**）。

ONSが量や品数として増えないように，料理の中に混入して栄養強化させるタイプのONS（**表2**）の活用方法を家族にアドバイスし，その後も外来通院に合わせて繰り返し栄養指導の介入を行った。

早期介入の必要性

本症例の患者はONSを努力摂取し，可能な範囲で1日3食を維持した。しかし，食事中のむせこみが頻回となり，息切れや咳嗽をまねくようになった。これにより食事やONSの摂取にお

ける誤嚥リスクや，重度の低栄養に移行するリスクが増大した。

また，呼吸機能や嚥下筋の低下によって，嚥下機能も低下していた。徐々に1食ごとの摂取量は減少し，エネルギー，蛋白質摂取量の不足の状況が持続した。

このような場合，急性増悪の可能性に配慮し，診察のたびに介入し経過をフォローしていく

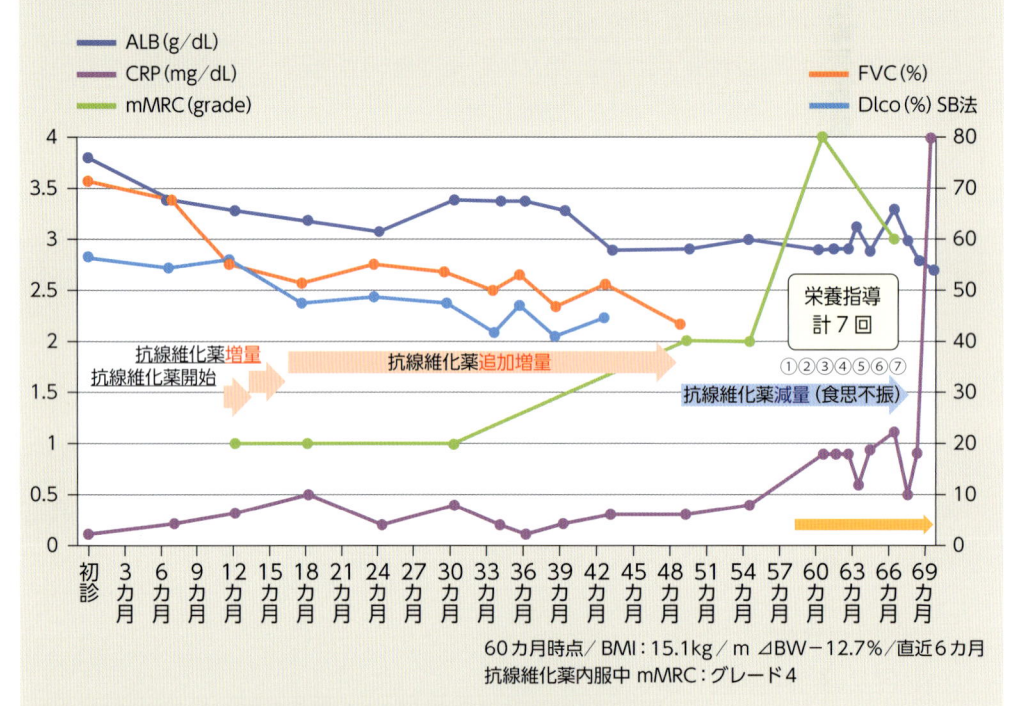

60カ月時点／BMI：15.1kg／m △BW−12.7％／直近6カ月
抗線維化薬内服中 mMRC：グレード4

図3 本症例における呼吸機能および血液生化学検査値の推移

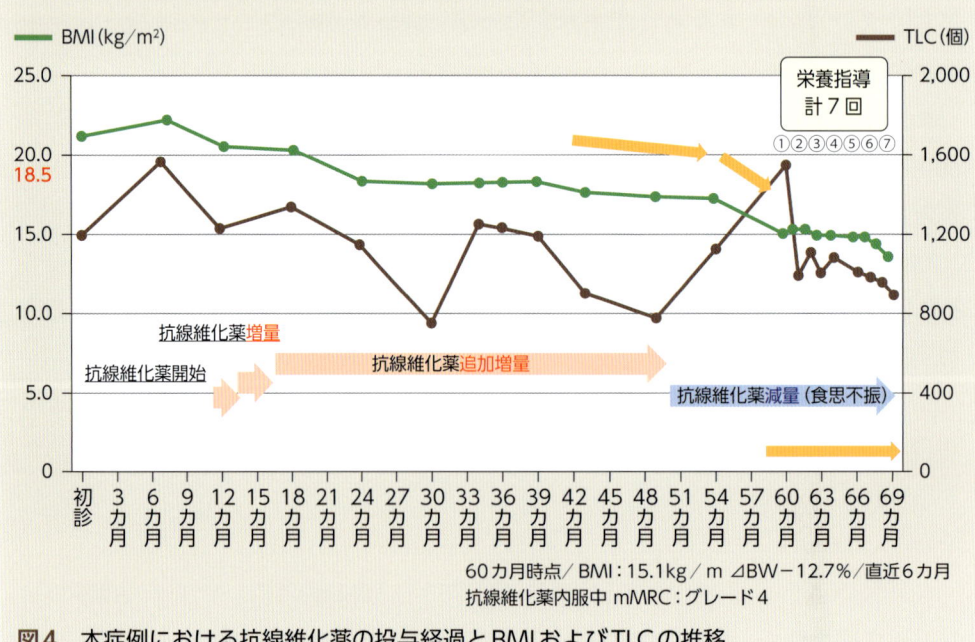

60カ月時点／BMI：15.1kg／m △BW−12.7％／直近6カ月
抗線維化薬内服中 mMRC：グレード4

図4 本症例における抗線維化薬の投与経過とBMIおよびTLCの推移

ことが重要である。本症例の場合，患者はONS併用や食事目標量の理解ができ，かつ家族の協力も得られていたが，痩せによる義歯不適合で食形態が限られていき，息切れによる疲労感から起き上がれなくなり，徐々に食事摂取量が減少したまま停滞していた。

本症例には，mMRCグレード4の息切れや，抗線維化薬による食思不振などが関与していた。呼吸機能が維持されている治療早期に栄養指導を開始すれば，より良好な成果が得られた可能性がある。

◎

間質性肺炎患者への治療計画は，医師，看護師，薬剤師，理学療法士，そして管理栄養士による多職種が連携したチーム医療により，可能な限り早期から栄養治療の介入を行っていくことが重要である。当センターでは入院と外来をシームレスに介入する専門チームによる治療と，専門チームカンファレンスを行っている。

急性増悪に伴う入院時の栄養療法

間質性肺炎の急性増悪での入院時には，絶飲食での経静脈栄養法や経腸栄養法にて栄養管理を行う必要がある。また，経口摂取開始後であっても経口摂取量が不十分で，目標となる栄養量が充足できない場合にも，経腸栄養ルート，経静脈栄養ルートを必要に応じて併用し，それぞれの特徴を活かした栄養療法を行っていく。

経腸栄養法の栄養ケア計画

経腸栄養法の栄養ケア計画は，主として嚥下障害に伴い経口摂取が困難であると評価された場合や，呼吸苦や慢性呼吸不全によって倦怠感や食欲低下を生じ，経口摂取量が不十分で，目標となる栄養量が充足できない場合などに考慮する。

まずは目標となる栄養量を算出し，病態や病期，消化管の機能や呼吸不全の有無などの症状を評価する。その上で用途に見合った経腸栄養剤を適切に選択し，投与量，投与速度，投与時間を決定していく。

栄養管理と投与時間の短縮

胃や食道の逆流を減らし，下痢を防ぎ，食後の高血糖を抑えるためには，投与時間の短縮も考慮する。投与時間の短縮はリハビリテーションの時間の確保や，姿勢保持の負担減にも有用である。

胃の中で液体から半固形状に変わる栄養剤を使う方法のほか，液体栄養剤に凝固剤を加え，胃の中で固形化させる方法がある。

経静脈栄養法における栄養ケア計画

　静脈栄養法のプランニングは，経腸栄養法と同様に，食事の経口摂取が困難な場合（嚥下障害，急性の食欲不振症など）や腸管を使用できない場合，そして外科的手術後早期の栄養補給時に適応となる。

　短期的には末梢静脈を使用する方法（peripheral parenteral nutrition：PPN）を選択し，アミノ酸製剤や脂肪乳剤などにより，熱量や蛋白質源を補う。長期化する場合は，中心静脈を使用する方法（toal parenteral nutrition：TPN）にて，糖質も含めた高カロリー輸液にて栄養補給ができるようにプランニングしていく。

　経腸栄養法と異なり腸管を使用しない方法であるため，生理的な栄養補給法ではないことから，カテーテル感染や様々な代謝障害などの合併症を起こす可能性がある。特に小腸粘膜（絨毛）の萎縮によるbacterial translocation（BT）などが起こるため，腸管を使用した栄養補給法に移行していく計画を立てることが重要である。

【参考文献】
- 日本呼吸器学会びまん性肺疾患診断・治療ガイドライン作成委員会：特発性間質性肺炎診断と治療の手引き 2022. 改訂第4版. 南江堂, 2022.
- 古田　雅：栄養ケア計画の作成・実施・モニタリング・評価. 栄養管理ビジュアルガイド. 学研メディカル, 2018, p54-71.
- 杉山幸比古, 編：特発性間質性肺炎の治療と管理. 克誠堂出版, 2013.
- Harris JA, et al：A biometric study of the basal metabolism in man. Carnegie Institution of Washington, 1919.
- Miyake R, et al：Validitr of predictive equatons for basal metabolic rate in Japanese adults. J Nutr Sci Vitaminol (Tokyo). 2011；57(3)：224-32.
- Long CL, et al：Metabolic response to injury and illness：estimation of energy and protein needs from indirect calorimetry and nitrogen balance. JPEN J Parenter Enteral Nutr. 1979；3(6)：452-6.
- Rosmarin DK, et al：Hyperglycemia associated with high, continuous infusion rates of total parenteral nutrition dextrose. Nutr Clin Pract. 1996；11(4)：151-6.
- 酒井正雄：慢性閉塞性肺疾患, 肺線維症の安静時エネルギー消費・呼吸性熱喪失量と肺機能の検討. 日胸疾会誌. 1992；30(7)：1265-73.
- 本田佳子, 編：新臨床栄養学. 第3版. 栄養ケアマネジメント 最新「管理栄養士国家試験ガイドライン」準拠. 医歯薬出版, 2016.
- 日本臨床栄養代謝学会, 編：日本臨床栄養代謝学会 JSPENテキストブック. 南江堂, 2021.

【文献】
1)　Tomioka H, et al: Weight loss in nintedanib-treated patients with idiopathic pulmonary fibrosis. Pulm Pharmacol Ther. 2023；80：102213.

古田　雅

第12章
間質性肺炎患者への
日常生活支援

間質性肺炎は急性増悪を起こさなければ慢性的な経過をたどる疾患である。病態によっては初期は無症状であることも多い。しかし，疾患が進むにつれて呼吸困難が増強していく。そのため呼吸が苦しいと患者の動こうとする意欲が低下し，動かなくなることでさらに全身の筋力が低下する。そして，この状態で動こうとするとさらなる呼吸困難を生じるといった悪循環につながっていく。

呼吸困難に伴う生活範囲の縮小は社会的孤立につながりやすい。孤立は抑うつなど精神的な問題を引き起こす要因になることもあるため，患者の症状を正しく評価することで，患者1人1人に合った日常生活の支援を行うことが重要である。

また，間質性肺炎の経過中に急性増悪を起こすと，呼吸機能は著しく低下し，QOLの低下にもつながる。そのため，日頃からの感染予防やワクチン接種など，増悪の予防が大切であることはもちろん，治療の遅れによる呼吸不全の重症化を防ぐことも重要である。迅速に必要な治療を受けられるように，呼吸状態の変化を患者自身が早期に察知し，受診行動を取れるように支援することも，患者がその後の日常生活を継続していくために必要である。

長谷川なつみ

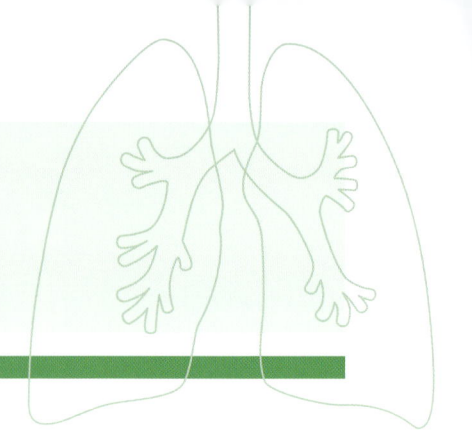

1 呼吸困難の対処法, 日常生活の注意点

呼吸困難への対応とその重要性

　間質性肺炎の代表的な症状として, 労作時の呼吸困難がある。これは患者にとってつらい症状であり, 不安を増強させる原因にもなっている。労作時の呼吸困難は日常生活動作 (ADL) を低下させ, 筋力低下をまねくとともに, さらなる呼吸困難の増強にもつながり, QOLを低下させるといった負のスパイラルに陥る。

　呼吸困難の対応としては, まず呼吸困難が増強する動作を把握する必要がある。呼吸困難を自覚する活動は患者によって個人差があることを理解しつつ, 患者の活動量や症状の程度を評価*し, 介入を進めていく。

　また, 患者自身が呼吸困難をコントロールしながら日常生活を送ることも必要となる。以下に, 呼吸困難を軽減するために当センターで行っている具体的な指導内容を示す。

- **呼吸困難を増強させる動作を理解する (表1)** [1]
  自身でどんな動作で息切れが生じるかをリストアップし, 認識すること。
- **呼吸法を習得する (図1)** [2]
  呼吸困難を増強させる動作をする前には, 呼吸を整えたり, 動作の途中には休憩を挟み呼吸法を意識することが大切。
- **負担のかからない動作の方法を習得する**
  呼吸困難を増強させる動作 (表1) を参考に, 大きな動きは減らし, 呼吸との協調や休憩を入れるタイミングを工夫して動作を遂行する。

表1　呼吸困難を増強させる動作

腕を上げる動作 (上肢の挙上)	洗濯干し, かぶりシャツの脱ぎ着, 洗髪など
腕を使う動作 (上肢の反復運動)	歯磨き, 体を洗う, 洗髪, 掃除機をかける, 拭き掃除など
おなかを圧迫する動作	前屈みになって靴下やズボンをはく, 足を洗う, 床にあるものを拾うなど
一時的に息を止める動作	洗顔, 排便, 食事, 重いものを持ち上げるなど

(文献1より作成)

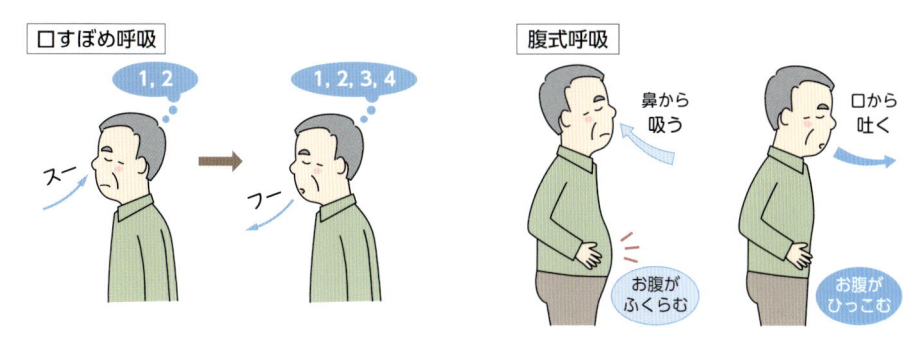

図1 呼吸を楽にする呼吸法

楽な姿勢をとって，口すぼめ呼吸・腹式呼吸を組み合わせて呼吸する。
いざというときに慌てないように，日ごろから呼吸法を意識して実践するよう指導する。

（文献2より作成）

　このように，呼吸困難を増強させる動作（**表1**）を患者自身に理解してもらい，息苦しい動作を避けるのではなく，「この動作ではこのくらいの息切れかな」「呼吸を整えれば息苦しさは回復する」など自分の傾向を認識して，自分自身で呼吸困難に対応できるように支援していく。ただ，病状の進行により傾向は変化するため，定期的に活動量や症状の程度の評価を行っていく必要がある。

　＊ 身体活動性は生活習慣的指標である。一般的には1日の歩数や身体活動量で評価される。当センターでは問診票に「普段のお過ごし方を教えてください」という項目を設けており，この項目の記載内容（歩数や，坐位中心の生活と推測されるかなど）から把握している。呼吸困難感の評価は，mMRC息切れスケールやBorg CR-10スケールのほか，問診票の「普段の生活の中で息苦しさを感じる行動はありますか」の項目への回答から把握している。

日常生活動作（ADL）における呼吸困難を軽減するための具体的内容

入浴

　特に入浴や排便動作は，呼吸状態に注意が必要な動作となる。入浴は，洗髪時などに顔に水をかぶることで呼吸がしにくい状態になることがあり，なおかつ腕を動かし続ける動作であることに加え，湯気による熱気などがより呼吸困難を増強してしまうことが多い。当センターでは入院中に実際に入浴を行い酸素飽和度のモニタリング，酸素量の調整はもちろんのこと，息切れの程度を患者自身に理解してもらい，不安なく退院できるようにしている。

　そのほか，以下のような入浴時の工夫を入院時から指導している。

> ・酸素を使用している場合には，酸素チューブをつけたまま入る。
>
> ・湯船につかる場合には，首までつかると胸が圧迫されて苦しくなるため，半身浴

やシャワー浴に変更する。
- 洗髪の際に顔に水がかからないようにシャワーハットを使用する。
- シャワーチェアを利用する。

排便動作

　排便動作は息を止める動作である。入院に伴い活動量が低下することで，腸蠕動が低下し便秘傾向になる患者が多い。便が硬くなることでいきむ力がより必要になるため，排便の有無だけでなく，排便量，硬さなどについても日々聴取し，観察してゆく必要がある。

　日ごろから水分の摂取を心がけ，十分運動をし，いきむ場合には口すぼめ呼吸でゆっくり吐きながら徐々に力を入れるように指導を行う。排便中には，SpO_2値のモニタリングをし，息止めによる低酸素血症に注意していく必要がある。

その他の呼吸困難への対処方法

　下記のように，エネルギーを維持した生活を意識することを指導する。

- 1日の中で優先順位をつけて行動し，必要のないことは行わないと決める。
- スケジュールを立てることで，時間や気持ちに余裕を持たせる。
- 自分のペースでゆっくりと動作を行う。
- 楽な姿勢をとる。
- ポジティブになる，自分自身を受け入れる。
- できることを楽しむ。

　間質性肺炎の患者は他人から症状を理解されにくい。運動量の低下を怠けているのではと思われ，自覚症状を理解してもらえないつらさを抱いていることもある。また労作時の呼吸困難から，今までのように動けないことで自分自身をダメだと思い込み，自己効力感の低下を感じている人も少なくない。こういった背景から，趣味からも遠ざかってしまい，楽しみもなく，不安やストレスをかかえている人も多い。

　患者には正しく疾患を理解してもらい，病気を持ちながらも自分らしく生活できるように支援する。話を傾聴し，自身が過ごしたい生活を一緒に考えることで，上記のようなエネルギーを維持した生活を意識してもらうことが大切である。そのためにも，患者本人だけではなく，患者を支える家族・友人・職場の人たちにも，間質性肺炎の症状や今後とりうる経過を正しく理解してもらうことは重要である。

呼吸器感染症の予防

　間質性肺炎の急性増悪の原因の中で重要なのは，呼吸器感染症である。インフルエンザやCOVID-19，市中肺炎などの罹患によって急性増悪をきたし，重篤な呼吸不全に陥ることがある。そのため間質性肺炎患者には，呼吸器感染症の予防策が重要である。当センターにおいてもパンフレット（☞第12章2参照）を用いて，以下のような生活指導を実施している。

- うがい手洗いの励行，マスクの装着
- 口腔内の清潔保持
- バランスのとれた食事と十分な水分摂取
- 十分な睡眠
- ワクチンの接種（インフルエンザ，COVID-19，肺炎球菌）

　呼吸困難や咳嗽が悪化している場合，不顕性に口腔内の唾液などが気道や肺に流れこんでしまうことがある（不顕性誤嚥）。誤嚥性肺炎を予防するためにも，口腔内の清潔保持は非常に重要である。

　また栄養状態が悪い，十分な睡眠がとれない，ストレスが多い状態などは身体の免疫力を低下させ，感染症を起こしやすくなる。生活そのものを調整することが感染予防につながる。

外来受診のタイミング，体調不良時の対応

　間質性肺炎は急性増悪を起こすと，著しく呼吸機能が低下し，その後の日常生活に大きな影響を及ぼす。患者自身で急性増悪の症状にいち早く気づき，早期に治療を受けることができるように，我慢せず外来受診するよう日頃から指導することが重要になる。コロナ禍においては外来受診を我慢してしまい，結果として病状が悪化した状態で入院する患者もみられた。また，病気の進行が早い場合には，急性増悪の症状が出てから受診をしても病状が改善せず，状況を受け止めきれないまま最期を迎える患者・家族などもみられた。

　そのため，患者自身が外来受診のタイミングについて十分に理解し，行動を起こせるように指導することが重要である。症状悪化の早期発見をするためには，安定期から日誌などを用いてセルフモニタリングを行ってもらう。これにより体調変化をとらえやすくなる。呼吸の状態，咳の性質，パルスオキシメーター測定値など毎日継続して日誌につけてもらい，モニタリングをするように指導する。このようなセルフモニ

タリングを行うことで受診の遅れを回避できる可能性がある。

　また間質性肺炎のような慢性呼吸器疾患の患者は，低酸素状態が進行しているにもかかわらず，それほど呼吸困難を感じないことがある。病気が緩徐に進行していても，軽度の低酸素血症に慣れてしまい，何も感じず低酸素血症をきたしていることが少なくない。そのため呼吸困難を感じたときには高度の低酸素血症により意識消失が起きる直前であったり，意識消失をしてから低酸素状態であったことに気づくという危険性がある。このようなことを回避するためにも，普段の生活でパルスオキシメーターを使用し，どの労作でどの程度SpO_2値が変化するのかを患者自身でモニタリングし，把握するように指導することが重要である。

　医療者が注意すべき点としては，セルフモニタリング内容を聴取後，患者へのフィードバックを忘れないことである。患者自身がセルフモニタリングの必要性を理解でき，行動変容に役立てられるように支援していくことが大切である。

【参考文献】
- 日本呼吸器学会びまん性肺疾患診断・治療ガイドライン作成委員会，編：特発性間質性肺炎 診断と治療の手引き2022改訂. 第4版. 南江堂, 2022.
- 末重美貴, 他：急性増悪入院〜退院後の看護. みんなの呼吸器 Respica. 2019；4：99-108.

【文献】
1) 日本呼吸ケア・リハビリテーション学会, 他, 編：呼吸器疾患患者のセルフマネジメント支援マニュアル. 日本呼吸ケア・リハビリテーション学会, 2022.
2) 宮本毅治, 他：間質性肺炎について知ってほしいこと. 東邦大学医療センター大森病院. 2017.

長谷川なつみ

2 患者教育，在宅生活についての指導

当センターにおける患者教育・退院支援について

なぜ間質性肺炎患者に患者教育が必要なのか

　慢性呼吸器疾患の呼吸リハビリテーションにおいて，運動療法，栄養療法に続いて患者教育が重要と言われている。間質性肺炎患者においても患者教育は重要であり，呼吸器疾患の予防，診断，管理のプロセスにおいて重要な役割を果たすと考えられている。呼吸器疾患の増悪予防，症状の緩和やQOL向上のためには，患者自身が薬剤の管理や適切な運動，栄養管理，在宅酸素療法（home oxygen therapy：HOT）の実施，禁煙の必要性を理解し実行していく必要がある。また，退院後の生活を考慮し，疾患に関する教育のみならず心理社会的サポートを含めた患者教育も必要である。

　当センターでは間質性肺炎患者の評価入院があり，現在の病態の把握のため各種検査を2泊3日で行っている（図1）[1]。筆者自身の経験として，入院した間質性肺炎患者と接する中で，間質性肺炎発症初期は症状に乏しく，リハビリや栄養などについて間違った認識を持っている患者が多い。また急性増悪により日常生活の変容を余儀なくされた患者や，急速に進行する現状を受け止めきれないまま最期を迎えた患者・家族をみてきた。これらの経験から，患者のヘルスアセスメントを行い，それぞれの患者に合った介入を行っていく必要性を感じている。

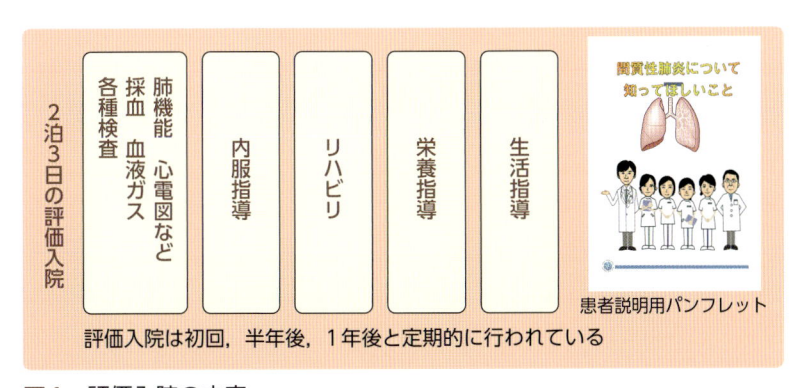

図1　評価入院の内容
患者説明に用いる資料は，当センター看護師が作成したパンフレットを使用している。　　　　　　　　　　　　　　　　（パンフレットは文献1より転載）

しかし間質性肺炎の評価入院は短期間である上，看護師の経験年数や知識によって介入に差が出ていることが課題であった。そのため，当センターでは看護師が活用する問診票（**表1**）とフローチャート（**図2**）を作成した。これにより看護師が問診や身体観察の結果をアセスメントし，必要な介入を行いやすくし，多職種につなぐことで必要な指導が行えるようにしている（**症例**）。

表1　看護師用の問診票

> 問診時に聞く質問内容
> - 今回の入院の目的を医師にどのように聞いていますか 。
> - 普段の生活の中で息苦しさを感じる行動はありますか。
> - 息苦しいと感じたときにどのような対応をしていますか。
> - 普段のお過ごし方を教えてください 。
> - 現在何か不安なことや困っていることはありませんか。

問診時に聞く内容を用紙に印刷して患者に渡し，記載してもらう。患者によって病状や罹患歴なども異なるため，自由に記載できる質問内容にしている。看護師は記載された内容を確認し，さらに細かく聞く必要があると考えた場合は直接話を聞くようにしている。

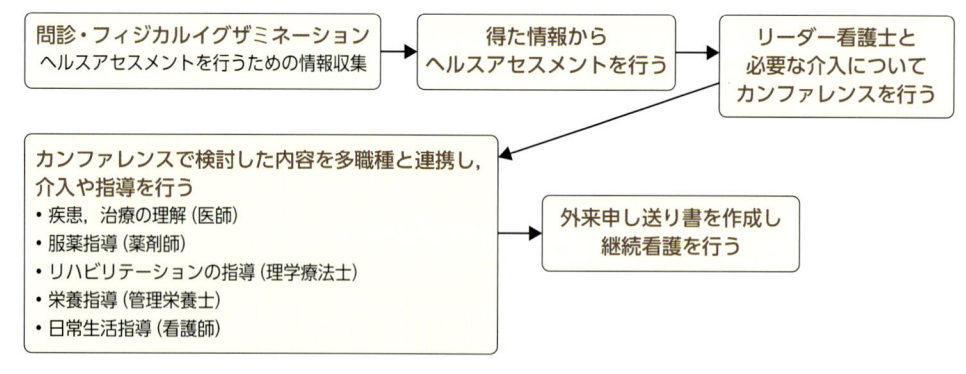

図2　評価入院時のフローチャート（看護師の役割）

症例　看護師による間質性肺炎患者への介入例

患者情報

Aさん，80歳代，男性，特発性肺線維症。

既往歴に虚血性心疾患あり。かかりつけ医の胸部X線写真で間質陰影の増強を認めたため，当センター呼吸器内科へ紹介となった。間質性肺炎の評価目的のため2泊3日で入院の運びとなった。

入院中の患者への看護師の介入例

問診と身体観察から情報収集を行う

●問診

看護師「今回の入院の目的を医師からどのように聞いていますか？」

患者　「間質性肺炎の進行度について検査するためと聞きました」

看護師「普段の生活の中で息苦しさを感じる行動はありますか？」

患者　「坂道，階段を登るとき，重いものを持って平坦な道を歩くとき，少し息苦しいです」

看護師「息苦しいと感じたときにどのような対応をしていますか？」

患者　「立ち止まって呼吸を整えています」

看護師「普段のお過ごし方を教えてください」

患者　「マンションの清掃業をしています。毎日12,000歩歩き，健康的な生活を心がけています。食事は野菜を中心に3食とっています」

看護師「現在何か不安なことや困っていることはありませんか？」

患者　「間質性肺炎と言われたときはショックでした。でもあんまりくよくよするタイプではないから，大丈夫です」

●身体診察

- 呼吸音：下肺野に捻髪音 (fine crackles) あり，SpO_2：安静時95〜97%，6分歩行試験SpO_2最低値：90%，下肢浮腫なし，mMRC：Grade1
- 入院時採血データ：CRP 0.2mg/dL，WBC 7,100，KL-6 570IU/L
- 入院時血液ガスデータ：pH7.36，PaO_2 101Torr，$PaCO_2$ 36Torr，HCO_3^- 20.2
- 体重58.1kg，身長163cm，BMI 21.7，体重増減は近年はなし
- 食事3食/日，娘が調理担当，食欲低下なし，塩分制限をした食事をとるように気をつけていた，娘と2人暮らし
- FIM（機能的自立度評価票）：126点，要支援1
- マンション清掃の仕事に7日/週で就労中，7,000〜12,000歩/日

評価，介入の検討

　Aさんは高齢であるが，現在も仕事をしている。また虚血性心疾患を患ったことからも日頃から心疾患に対して食事療法や運動療法を実施し，健康管理行動が取れていたと考える。一方間質性肺炎に関しては初回の評価入院であり，疾患や日常生活での注意点など疾患管理についてはこれまで説明を受けておらず，知識としては乏しいと考えられた。

　階段や坂道などで呼吸困難感を認めているが，虚血性心疾患の既往があるため心疾患の悪化ではないことを医師に確認し，間質性肺炎に伴う労作時の症状と考えられた。

　今後も自立した生活と仕事の継続が行えるように，疾患の理解や日常生活の注意点を患者自身が理解することが必要であり，教育的介入が必要であると考えた。

　当センター看護師作成のパンフレット（**図3**）[1] に沿って，疾患や急性増悪について，また感染予防・呼吸困難感への対応などの説明を実施した。評価入院時は栄養指導が組み込まれており，誰が調理を担っているかを確認した。そして，管理栄養士に連絡し，Aさんの娘が栄養指導を受けられるよう調整した。

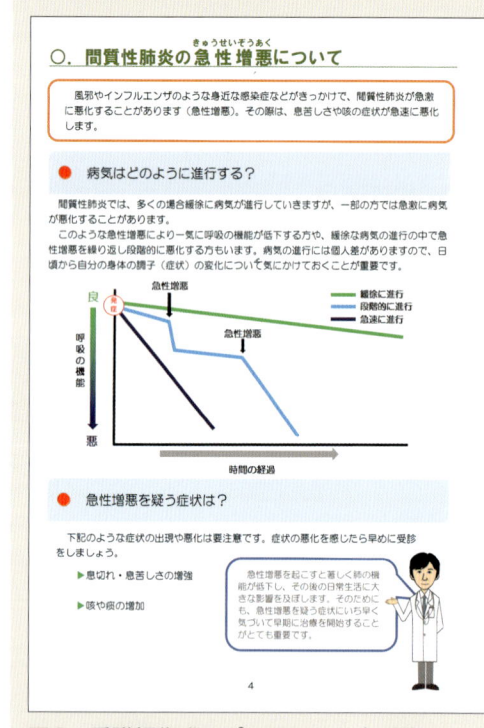 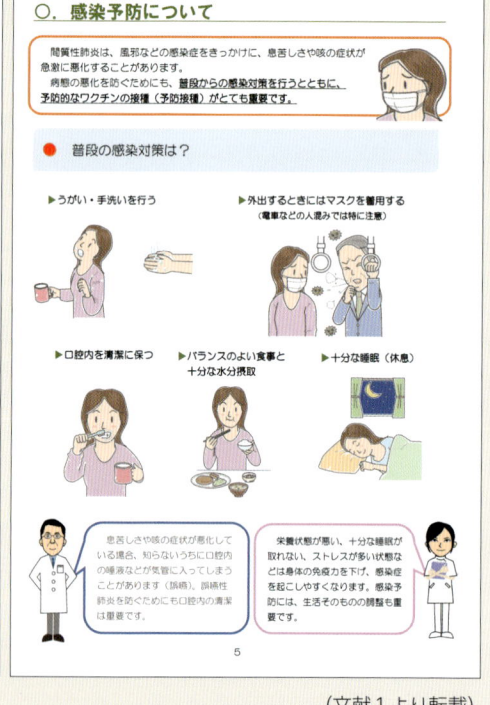

図3　看護師作成のパンフレット（一部）　　　　　　　　　　　　（文献1より転載）

外来看護師との連携

　評価入院は短期間である。また入院期間も短縮されていく中で，セルフマネジメント教育まで含めて指導することは困難である。それだけではなく，難病の診断を受けている患者は様々な不安を抱いていることが多く，自身で疾患を管理していこうという準備が入院時にできていない患者も多いように思われる。

　そのため，当センターでは病棟看護師から外来看護師へ申し送り書を作成し，継続した介入を行えるようにしている。たとえば，栄養指導や運動療法を受けた患者は実施状況を確認すること，HOT導入後の使用状況や使用上で困っていること，また要介護認定の申請状況，在宅環境の調整などについて記載している。

患者によっては病気の進行により通院することが困難になってくることもある。そのような場合には介護保険の申請について説明し，在宅環境の調整を行っている。また訪問看護師などへの申し送りを行い，シームレスに在宅環境に戻れるように支援している。間質性肺炎は増悪と寛解を繰り返すことも多い疾患であり，病院と在宅をつないでいくことが看護師の重要な役割である。

間質性肺炎患者の退院支援

間質性肺炎の病態は様々であり，また徐々に進行していく疾患である。日常生活動作（ADL）の低下や，息切れなどの身体症状を持ちながらの生活を余儀なくされることも多い。また，酸素療法による高流量酸素の使用など，医療依存度が高い状態で退院する場合もある。近年は高齢者のみの世帯であることも多く，在宅サービスなどを調整しなくてはならない場合も多く見受けられる。家族も患者同様に精神的な不安が大きいことを忘れてはならない。

そのため，入院したその日から退院を見据えた在宅サポートの体制や社会資源についての介入が必要である。間質性肺炎患者に必要な支援を誰につなぐかを考えながら，どういった社会資源があるかを理解しておくことが必要となる。下記に2024年現在利用が可能な医療制度を挙げる。

間質性肺炎患者が利用できる医療制度

●身体障害認定[2]

身体の機能に一定以上の障害があると認められた患者には，身体障害者手帳が交付される。交付されると障害者総合支援法の対象となり，様々な支援策が講じられる。また，自治体や事業者が独自に提供するサービスを受けられることもある。受けられるサービスの例として，医療費の助成，療養上必要な日常生活用具の給付，交通運賃の割引などがある。

●指定難病医療費助成制度[3]

難病の患者に対する医療等に関する法律（難病法）により，医療費助成を受けることができる。助成の対象となるには指定難病と診断される必要があり，特発性間質性肺炎は指定難病のひとつである。重症度が一定以上または高額な医療費を支払っている場合に，医療費が助成され自己負担額が軽減される。

●高額療養費制度[4]

医療機関や薬局の窓口で支払った額がひと月で上額を超えた場合に，その超えた金額を支給する制度である。上額は年齢や所得によって異なり，入院時のベッド代や食事代は含まれない。

●介護保険[5)]

　寝たきりや認知症などで常時介護を必要とする状態（要介護状態）になった場合や，家事や身支度などの日常生活に支援が必要であり，特に介護予防サービスが効果的な状態（要支援）になった場合に，介護の必要度合いに応じた介護サービスを受けることができる。身体障害者手帳の取得と併せて取得可能である。受けられるサービスの例として，訪問看護，訪問介護，訪問リハビリ，福祉用具の貸与，住宅改修などがある。

終末期・意思決定支援

　間質性肺炎は慢性的な経過をたどることも多いが，急性増悪を起こすと一気に致命的状況に陥ることも少なくはない。一方で，致命的な状況だと医療者が考えていても奇跡的な回復をすることもある。このように，間質性肺炎は病気の先行きが不確かで，いつ終末期が訪れるか予後予測が難しい疾患である。また，患者は息切れ症状をコントロールしながらの生活を強いられたり，難病と診断されたことで死への恐怖やこれから先の生活がみえないなど，大きな不安を抱えながら生活をしている。このような不安な気持ちに寄り添う支援としても，アドバンス・ケア・プランニング（ACP）が重要になる。

 当センターではこうしている

　2023年から，病棟ではACPに関する質問票（**表2**）を記載してもらうようにしている。病状や内容によっては看護師が介入できるようにしている。

表2　ACPに関する質問票（一部）

当病棟では今後の治療や生活について，ご本人の希望をお伺いしています。

1. 今現在，生活の中で大切にしていることはなんですか。仕事や家族，趣味や日々の生活の中で大切に思っていることを教えてください。

2. 今回の入院や治療に関してどのように受け止めていますか。わからないことやもう一度聞きたいこと，不安なことはありますか。

3. 治療の選択などの相談相手はいますか。それはどなたですか。

4. もしもご自身の意識がないときに治療の選択をしなければならない場合，どなたに決断をしてほしいですか。また，その方とはそのようなお話をしたことがありますか。

5. 今後の将来に向けて，治療に関してのご希望はありますか。趣味や仕事などと治療を両立させたい，つらい治療は希望しない，できるかぎりの治療をしてほしい，などの希望がありましたら，教えてください。

　現在，社会的にも家族の形は変化し，患者の価値観も多様化してきている。患者個人や患者家族が大切にしていることや，望んでいること，どこでどのような医療・ケアを望むのかなどを，疾患安定期の心身ともに安定している時期に患者とその家族，そして医療者が共に考え，「もしものとき」「これからの治療」についても日頃から話し合っておくことが重要である。

【参考文献】
● 日本呼吸器学会・日本呼吸ケア・リハビリテーション学会合同　非がん性呼吸器疾患緩和ケア指針2021作成委員会，編：非がん性呼吸器疾患緩和ケア指針2021. メディカルレビュー，2021.
● 恒成由佳：緩和ケア〜在宅療養や在宅看取りを目指す場合の支援体制. みんなの呼吸器Respica. 2019；17(4)：593-5.

【文献】
1)　宮本毅治，他：間質性肺炎について知ってほしいこと. 東邦大学医療センター大森病院. 2017.
2)　難病情報センター：医療費助成制度.
　　[https://www.nanbyou.or.jp/entry/5460] (2024年10月閲覧)
3)　厚生労働省：身体障害者手帳.
　　[https://www.mhlw.go.jp/stf/seisakunitsuite/bunya/hukushi_kaigo/shougaishahukushi/shougaishatechou/index.html] (2024年10月閲覧)
4)　厚生労働省：高額療養費制度を利用される皆さまへ.
　　[https://www.mhlw.go.jp/stf/seisakunitsuite/bunya/kenkou_iryou/iryouhoken/juuyou/kougakuiryou/index.html] (2024年10月閲覧)
5)　厚生労働省：介護保険制度の概要.
　　[https://www.mhlw.go.jp/stf/seisakunitsuite/bunya/hukushi_kaigo/kaigo_koureisha/gaiyo/index.html] (2024年10月閲覧)

長谷川なつみ

Q&A

　Q＆A編では，日常診療において直面しやすい間質性肺炎の治療と管理に関する具体的な疑問に対し，実践的なアドバイスを提供している。抗線維化薬の導入から，急性増悪の診断と治療，さらに栄養療法やリハビリテーションの導入に至るまで，多岐にわたる課題に対する回答と解説を示した。

　それぞれの回答には，当センター所属の各専門家による，現場での経験に基づく実用的な助言を盛り込み，的確な対応を行うための助けとなるように詳細な解説を加えている。

　本章を通じて，読者の先生方が間質性肺炎の診療における課題を乗り越え，患者の予後改善につながることを願っている。

Q1 抗線維化薬を導入するコツを教えてください

A 抗線維化薬は副作用が出る可能性があること，薬剤費用が高価であることから，特に無症状の患者さんは導入に難色を示すことも少なくありません。1回の外来で無理に説得しようとはせずに，経過観察をしながら，繰り返し説明をし，病態の理解を深めて頂くとともに，患者さんとの関係を構築しながらゆっくりと導入することも1つの方法です。

抗線維化薬導入の壁

日本における特発性肺線維症（idiopathic pulmonary fibrosis：IPF）患者と担当医師の意識調査（第1報）が報告されている[1]。100床以上の医療機関でIPF患者を診療している一般内科医のうち，回答が得られた117名を対象としてアンケート調査が行われた。全IPF患者に対する抗線維化薬の治療実施の割合（治療介入率）は40％（医師117名が現在診療中の2,268名のうち903名）であり，重症度が上がるにつれて，抗線維化薬による治療割合は上昇していた（重症度Ⅰ：15％，Ⅱ：34％，Ⅲ：58％，Ⅳ：62％）。

また，「診断後，症状がなくても早期に治療を開始することが大事であること」を「非常に重要である」と回答した医師は比較的少なく，医師側の障壁として，無症状の患者は経過観察をしながら，導入のタイミングを考慮する医師が多いことが浮き彫りとなった。さらには，「軽症のIPF患者に対し，診断後4カ月は抗線維化薬を処方せず経過観察を行う理由」について，「患者が安定しているから」（60％），「治療費が高いから」（52％），「IPFの進行が緩やかであるから」（44％）と回答する医師が多くみられた。

国内および海外意識調査の比較において，IPF患者に対する治療実施率は海外では60％であるのに対して，国内では40％と低い傾向にあった。また，「IPFは進行性の疾患であるため，症状の有無や変化にかかわらず，診断とともに治療を開始する必要がある」という質問に対して，同意できると回答した医師の割合は海外では37％であったのに対して，日本では20％と低い傾向があった。さらには，「抗線維化薬による治療を開始する前に，疾患進行を観察する必要がある」という問いに対して同意でき

ると回答した医師の割合は，海外では20%であったの対して，日本では50%と高い傾向があった。

◎

以上の結果から医師側の抗線維化薬導入の障壁として，日本の医師はまず疾患進行を観察してから導入する傾向にあることが浮き彫りになった。これは一概に抗線維化薬導入に消極的であるということではなく，日本においてCTでのみ見つかるようなわずかな線維化病変を早期IPFと診断している症例もあり，こういった症例を含めて，まずは経過観察を行うと回答した医師が多かった可能性がある。

患者側の障壁としては，「治療しても効果が実感できるわけではないのであれば内服したくない」もしくは「症状が出てから内服する」「症状もないのに副作用のある薬は飲みたくない」「高価な薬剤の支払いができるほど生活に余裕がない」などの理由から投薬を拒否する方も少なくない。

一方で，患者への説明を均一化することは重要であり，チェックリストや説明用紙を事前に作成し，それをもとに説明をすることで，説明のし忘れや，医師と患者の間の認識の不一致を少なくできる可能性がある。

当センターでは以下のようなチェックリストを用いて説明を行っている（**表1**）。

表1　患者説明用チェックリスト

```
□ IPFは進行性で致死的疾患であること
□ 完治することはなく，治療目標として病気の進行を抑制することが大事であること
□ 経過中に急性増悪をきたすことがあり致死的になりうること
□ 急性増悪時の呼吸管理や急変時の対応について
□ 原疾患以外の合併症（肺癌，気胸，急性増悪，肺炎，虚血性心疾患）
□ 抗線維化薬は長期にわたり病気の進行を抑制する効果がある薬であること
□ 抗線維化薬は急性増悪を抑制する効果があること
□ 抗線維化薬を服用することで生存を延長する可能性があること
□ 早期に抗線維化薬による治療を始めることが望ましいこと
□ 抗線維化薬は飲み続けなければいけないこと
□ 抗線維化薬は長期にわたる安全性が確認されている薬であること
□ 各抗線維化薬で起きる可能性のある副作用について
□ 副作用の対応方法
□ 副作用が出ても，適切な対応をすれば継続できる可能性が高いこと
□ 定期的な検査を受けることが望ましいこと
□ 通院治療であるため，仕事や家事への影響が少なく今までと同じ生活ができること
□ 治療にかかる費用
□ 医療費の助成制度があること
```

患者と一緒に1つ1つチェックしていくことで，医師自身も説明のし忘れを防ぐことができる。

先述の通り，無症状の患者は抗線維化薬導入に難色を示すことも少なくない。したがって，1回の外来で無理に説得しようとはせずに，経過観察をしながら，繰り返し

説明をし，病態の理解を深めてもらうとともに，患者との関係を構築しながらゆっくりと時間をかけて抗線維化薬導入することも1つの方法である。抗線維化薬導入に難色を示す患者には以下の点を強調して説明している。

- 抗線維化薬は疾患の進行を抑制し，長期的には予後を改善させる可能性があること。
- 抗線維化薬は予後不良の病態である急性増悪の抑制効果が期待され，結果として予後を改善する可能性があること。
- 抗線維化薬の有害事象は多くの場合，薬の減量や休薬，副作用対策で対応可能であり，投薬を中止しなくてはならない有害事象の頻度は高くないこと。
- 重症度Ⅲ以上の患者の薬剤費用については，難病申請を行うことで費用負担を軽減できること。
- 重症度Ⅰ〜Ⅱの患者については，軽症高額の基準を満たせば，（医療費助成の申請をした月から12カ月前までの期間において，申請した難病にかかった1カ月当たりの医療費総額が33,330円（自己負担が3割の場合，自己負担額が10,000円）を超える月が3回以上ある）医療助成の対象となること。

【文献】
1) 冨岡洋海，他：特発性肺線維症（IPF）診療における患者と医師の相互理解：わが国におけるIPF患者と担当医師の意識調査（第2報）.呼吸臨床.2020;4(3):e00098.

坂本　晋

Q2 IPAFの診断基準を満たす患者さんには，どのような治療が適していますか？

A 自己免疫性疾患の特徴を伴う間質性肺炎 (IPAF) とは，研究促進を目的として提唱された概念であり，確立した診断基準はありません。その治療法に関する研究は少ないのが現状です。

治療方法については症例に応じて個別選択されるべきであり，ステロイド薬や免疫抑制薬 (およびそれらの併用) が選択されることが多いです。一方で，通常型間質性肺炎 (UIP) パターンや進行性の線維化を呈するIPAFに対しては，抗線維化薬も選択肢となるため，抗炎症／免疫調整療法と抗線維化療法の併用も考慮されます。

自己免疫性疾患の特徴を伴う間質性肺炎 (IPAF) の概念

自己免疫性疾患の特徴を伴う間質性肺炎 (interstitial pneumonia with autoimmune features：IPAF) は，膠原病的な特徴を有する間質性肺炎患者を抽出するための分類基準を標準化し，臨床研究を促進するために，2015年に米国胸部医学会 (ATS) および欧州呼吸器学会 (ERS) の委員により作成された基準である[1]。

IPAFの基準には，鑑別可能な疾患の除外された間質性肺疾患 (interstitial lung disease：ILD) が存在し，いずれの膠原病の基準も満たさないといった条件に加え，3つのドメイン (臨床所見，血清学的所見，形態学的所見) のうちの2つ以上を満たすことが条件となる (**表1**)。

このステートメントが発表されて以降，いくつかのIPAF患者コホートにまつわる臨床的特徴に関する報告がなされたが，臨床像〔各ドメイン内の所見を有する割合や胸部高分解能CT (HRCT) パターン，病理学的所見〕，転帰，治療方法も各コホートによって異なることが報告されている[2]。

近年ではIPAFの分類基準を改定する必要性も提唱されており，治療選択については確固たる指針はないのが現状である。

IPAFの治療選択

IPAFは前述の通り，臨床で用いるための診断基準ではないため，治療管理についての明確な指針はなく，報告は限られている。

表1 自己免疫性疾患の特徴を伴う間質性肺炎 (IPAF) の基準

①HRCTか外科的肺生検において間質性肺炎が存在する
②他の原因疾患を除外できる
③膠原病の診断基準を満たさない
④以下のA〜Cのdomainのうち，2つ以上のdomainから1項目以上の条件を満たす
　A) 臨床所見（Clinical domain）
　B) 血清学的所見（Serologic domain）
　C) 形態学的所見（Morphological domain）

A) 臨床所見	B) 血清学的所見	C) 形態学的所見
☑末梢手指の皮疹，mechanic hands ☑手指の潰瘍 ☑関節炎，朝の60分以上の関節のこわばり ☑Raynaud現象 ☑手指末端の浮腫 ☑Gottron徴候	☑下記の抗核抗体が320倍以上（diffuse, speckled, homogenous pattern） ☑nucleolar patternの上昇 ☑centromere patternの上昇 ☑リウマトイド因子が基準値の2倍以上 ☑抗CCP抗体陽性 ☑抗dsDNA抗体陽性 ☑抗SS-A抗体陽性 ☑抗SS-B抗体陽性 ☑抗RNA抗体陽性 ☑抗Smith抗体陽性 ☑抗Scl-70抗体陽性 ☑抗ARS抗体陽性 ☑抗MDA-5抗体陽性	☑HRCTパターンが下記のいずれかに該当する NSIP pattern, OP pattern, NSIPとOPのoverlap, LIP pattern ☑外科的肺生検での組織学的所見が下記のいずれかに該当する NSIP, OP, NSIP＆OP overlap, LIP胚中心におけるリンパ球集簇, diffuse lymphoplastic infiltration ☑マルチコンパートメント所見として下記の所見を有する 原因不明の胸水，胸膜肥厚原因不明の心嚢液貯留，心膜肥厚PFTや病理画像での原因不明の気道病変の存在原因不明の血管病変

　今までに報告されたIPAFに関する検討では，それぞれのコホートによって各ドメインにおける所見の割合にばらつきがあり，治療法も異なることが判明している[3, 4]。その理由の1つには，対象患者の主科が膠原病科か呼吸器科かによって異なることが予想され，特発性間質性肺炎に対する治療なのか，あるいは背景に予測される膠原病に対する治療なのかによってアプローチが異なるためとされている[5]。

　また，胸部HRCT上通常型間質性肺炎（usual interstitial pneumonia：UIP）パターンの線維化病変を認める場合や，治療経過中にHRCT上線維化が残存する場合，あるいは進行性の線維化を伴う間質性肺炎〔progressive fibrosing interstitial lung disease（PF-ILD），progressive pulmonary fibrosis（PPF）〕を認める場合には抗線維化薬の使用を考慮することもある。

　したがって，IPAFと分類された症例に対する治療法の決定において，具体的には下記のような症例が想定される。

・抗Scl-70抗体陽性で背景に強皮症を疑う場合，シクロホスファミドあるいはミコフェノール酸モフェチルを使用する。

- 抗MDA5抗体陽性例で背景に多発性筋炎/皮膚筋炎を疑う場合，ステロイド薬の ほかにシクロスポリンあるいはタクロリムスを併用する（**症例**）。
- 背景に関節リウマチの存在を示唆する臨床所見を有しているが，胸部CT画像上 UIPパターンを呈する間質性肺炎を認める場合，抗線維化薬を使用する。

症例 背景に多発性筋炎/皮膚筋炎の存在が示唆されるIPAFの一例（**図1**）

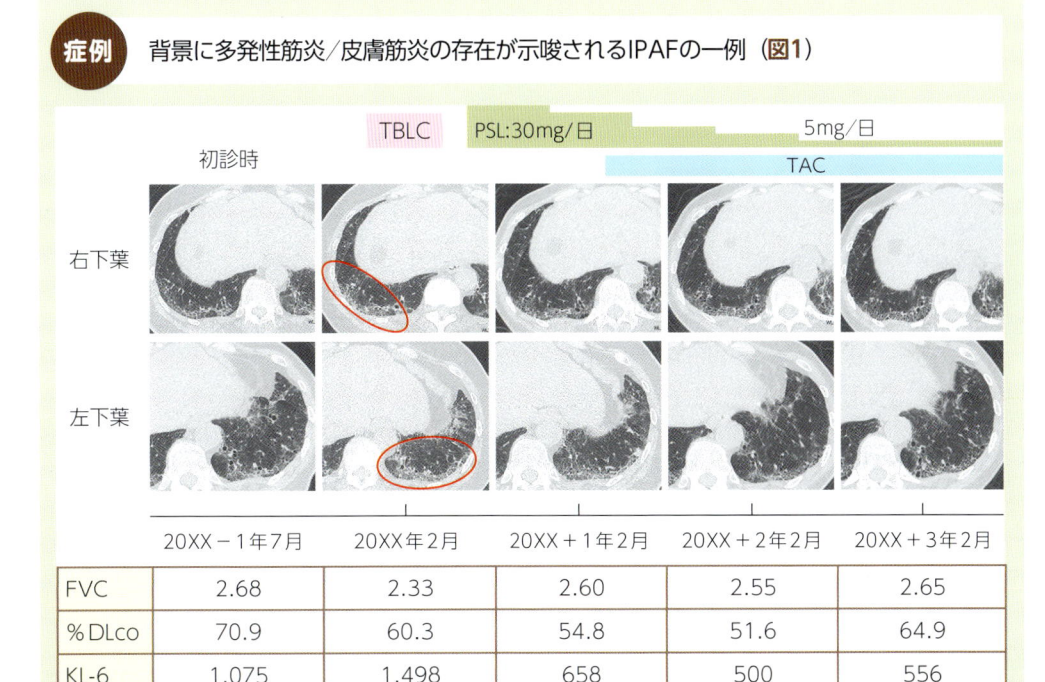

	20XX－1年7月	20XX年2月	20XX＋1年2月	20XX＋2年2月	20XX＋3年2月
FVC	2.68	2.33	2.60	2.55	2.65
%DLco	70.9	60.3	54.8	51.6	64.9
KL-6	1,075	1,498	658	500	556

図1 症例の臨床経過
FVC：努力肺活量，PSL：プレドニゾロン，TAC：タクロリムス，TBLC：経気管支クライオ肺生検

58歳，女性。20XX－1年2月の健診で胸部異常影を指摘され前医を受診。精査目的に同年 7月に当科を受診した。胸部HRCTにおいてNSIPパターンの間質性肺炎を認め，手指には機械 工の手を疑う乾燥所見と浮腫・発赤所見を認めた。自己抗体はすべて陰性，血清アルドラーゼ 9.9U/Lと軽度高値を認めたが，大腿MRIや針筋電図では筋炎所見は認めず，多発性筋炎/皮 膚筋炎の確定診断には至らなかった。

その後20XX年2月再診時の呼吸機能検査において努力肺活量（FVC），%拡散能（DLco） の低下を認め，HRCTでは肺底部すりガラス病変の軽度増悪を認めた（**図1**，HRCT像の○で 囲った部分）ため，精査加療目的で入院。気管支鏡検査〔気管支肺胞洗浄（bronchoalveolar lavage：BAL），経気管支クライオ肺生検（transbronchial lung cryobiopsy：TBLC）〕を施 行した。BALはリンパ球22%，マクロファージ76%，TBLCでは胞隔炎と一部線維芽細胞巣 （fibroblastic foci：FF）が目立つ部位があるが，UIPを強く疑う所見に乏しく，臨床所見（手指 腫脹）および形態学的所見（非特異性間質性肺炎）を満たすIPAFの基準に該当した。

治療としてプレドニゾロン (PSL) 30mg／日から開始し，のちに免疫抑制薬 (タクロリムス) を併用開始とした。現在，PSL5mg／日まで漸減しているが，呼吸機能検査・HRCT所見に明らかな増悪はみられておらず，肺野の線維化所見と手指浮腫所見は残存している。

今後，こういったIPAFのフェノタイプ別の治療戦略の効果に関する報告が待たれるが，実臨床においては，膠原病科など多職種の介入に基づいた集学的な検討を行うことが重要である。

抗線維化薬の選択を考慮するIPAF

IPAFの基準に記載されている胸部HRCT画像パターンには，非特異性間質性肺炎 (nonspecific interstitial pneumonia：NSIP)，器質化肺炎 (organizing pneumonia：OP)，NSIPとOPの合併，リンパ球性間質性肺炎 (lymphoid interstitial pneumonia：LIP) が含まれる一方，UIPパターンは含まれていない。

ただし，血清学的所見と形態学的所見のいずれか1つずつを満たす場合，もしくは，前述の2つのドメインのうちの1つと，形態学的所見におけるマルチコンパートメント所見のいずれかを満たせばIPAFに該当するため，UIPパターンを有するIPAFは存在しうる病型となる。

また，IPAFの基準を満たすと判定された時点で（画像もしくは病理学的に）UIPパターンを呈さない症例においても，臨床経過中に線維化病変が残存する場合，あるいは進行性の線維化を呈する症例もあり，その場合IPAFに対して抗線維化薬の使用を考慮することとなる。IPAF症例を含むPF-ILD患者253人を対象とし，ピルフェニドンによる治療効果を検討した無作為ランダム化比較試験では，ピルフェニドン群ではプラセボ群に比べてFVC低下が95.3mL少なく，FVCが5%以上または10%以上低下する割合も低かった[6]。同じくPF-ILD症例におけるニンテダニブの有効性が示されたINBUILD試験においてもIPAF症例が含まれており，ニンテダニブ使用群のFVCの年間減少率が非使用群と比較して低減されたと報告されており[7]，PF-ILDのフェノタイプを有するIPAF患者にはニンテダニブ治療が有効であることが推察される。

なお，UIPパターンの間質性肺炎を有する膠原病に伴う間質性肺疾患 (connective tissue disease-associated interstitial lung disease：CTD-ILD) は一般にIPF／UIPよりも生存率が良好であると報告されているが[8]，UIPパターンを呈する関節リウマチはUIPと同様に予後不良であったという報告[9]もあり，議論の余地がある。

したがってIPAFの基準を満たすと診断された時点で治療導入を急ぐのではなく，症例ごとの臨床経過を見きわめた上で治療選択を行い，必要に応じてリハビリなどの理学療法や酸素療法を行うことが重要である。

まとめ

　IPAFの基準を満たす場合，背景に予測される潜在的な各膠原病疾患を意識するか，IIPとするかによって治療方法が異なるため，確固たる指針は存在しないのが現状である。

　治療選択に際しては胸部HRCT所見，病理組織学的パターン，病勢進行の有無や臨床血清学的所見に基づいた背景に予測される膠原病疾患を想定し，多職種による集学的検討を行って決定することが望ましい。

　それに伴い，病変の主体が炎症型であればステロイド薬や免疫抑制薬を，UIPやPF-ILDが主体であれば抗線維化薬を選択することになり，臨床経過を追いながら，必要に応じて理学療法や酸素療法など総合的なサポートを行うことが重要である。

【文献】

1）　Fischer A, et al：An official European Respiratory Society/American Thoracic Society research statement：interstitial pneumonia with autoimmune features. Eur Respir J. 2015；46(4)：976-87.
2）　Mackintosh JA, et al：Interstitial pneumonia with autoimmune features：challenges and controversies. Eur Respir Rev. 2021；30(162)：210177.
3）　Chartrand S, et al：Clinical features and natural history of interstitial pneumonia with autoimmune features：A single center experience. Respir Med. 2016；119：150-4.
4）　Oldham JM, et al：Characterisation of patients with interstitial pneumonia with autoimmune features. Eur Respir J. 2016；47(6)：1767-75.
5）　日本呼吸器学会・日本リウマチ学会合同膠原病に伴う間質性肺疾患診断・治療指針作成委員会：膠原病に伴う間質性肺疾患 診断・治療指針2020. メディカルレビュー, 2020.
6）　Behr J, et al：Pirfenidone in patients with progressive fibrotic interstitial lung diseases other than idiopathic pulmonary fibrosis (RELIEF)：a double-blind, randomised, placebo-controlled, phase 2b trial. Lancet Respir Med. 2021；9(5)：476-86.
7）　Flaherty KR, et al：Nintedanib in Progressive Fibrosing Interstitial Lung Diseases. N Engl J Med. 2019；381(18)：1718-27.
8）　Bouros D, et al：Histopathologic subsets of fibrosing alveolitis in patients with systemic sclerosis and their relationship to outcome. Am J Respir Crit Care Med. 2002；165(12)：1581-6.
9）　Kim EJ, et al：Usual interstitial pneumonia in rheumatoid arthritis-associated interstitial lung disease. Eur Respir J. 2010；35(6)：1322-8.

臼井優介

Q3 間質性肺炎急性増悪時には，どんな病態を鑑別すべきですか？　その方法は？

A 間質性肺炎急性増悪の診断において，必ず鑑別しなくてはならないものとしては，呼吸器感染症と心不全があります。鼻腔ぬぐい，喀痰検査，血清の感染症抗原，抗体検査，尿中抗原などで感染症の鑑別を進め，血清BNP値，心臓超音波検査などで心不全との鑑別を行います。

間質性肺炎急性増悪は症状や理学所見のみからの鑑別は難しいことが多い

間質性肺炎急性増悪において，胸部高分解能CT（HRCT）では既存の慢性線維化性間質性肺炎の所見に加え，両側性にすりガラス病変，浸潤影が出現する。このような画像所見を呈する疾患のうち，呼吸器感染症や心不全は頻度が高く，まず鑑別すべき疾患といえる。

間質性肺炎急性増悪と呼吸器感染症の鑑別

急性増悪の症状は呼吸困難，咳嗽，発熱などを呈することが多く，呼吸器感染症と同様の症状を呈するため，鑑別が困難であることも少なくない。しかしながら，治療法がまったく異なるため，速やかに鑑別を進め，診断していく必要がある。

急性増悪の採血検査所見としては白血球増多，CRP，LDHの上昇などがみられるが，これらは呼吸器感染症でも上昇するため，両者の鑑別には使用できない。間質性肺炎の活動性の指標として知られているKL-6やSP-Dは急性増悪時に上昇することが多い。しかし，ニューモシスチス肺炎（pneumocystis pneumonia：PCP），薬剤性肺障害，過敏性肺炎などでも上昇するため，これらを鑑別する必要がある。

ウイルス性肺炎の鑑別は必須であり，コロナウイルス抗原やインフルエンザ抗原は感染管理の観点からも入院時に必ず検査しておく必要がある。市中肺炎の鑑別も必須であり，肺炎球菌やレジオネラの尿中抗原検査やマイコプラズマの抗原・抗体検査は速やかに行う。20種類の呼吸器感染症病原体を高精度・短時間に同定するパネル検査が2023年11月に保険適用となり，両肺のすりガラス病変を呈する呼吸器感染症の鑑別診断に有用な検査であるため，当センターでも積極的に使用している。

免疫抑制状態の患者の場合には，サイトメガロウイルス（cytomegalovirus：CMV）

感染症などが重要な鑑別疾患となる。PCPについては，β-D グルカンや喀痰のPCP-PCR検査，CMV感染についてはCMV抗原検査などを速やかに行う必要がある。また深在性真菌症としての肺アスペルギルス症も診断が遅れると致死的となるため，アスペルギルス抗原・抗体は急性増悪発症前に測定しておく必要がある。ステロイド薬や免疫抑制薬の慢性期からの投与により免疫抑制状態の患者においては，侵襲性肺アスペルギルス症（invasive pulmonary aspergillosis：IPA）を発症する可能性がある（**症例**）。血液疾患に伴うIPAと異なり，空洞性病変やhalo signを呈さないことがしばしばあり，急性増悪との鑑別が必要となることがある。一般的にCT所見において，急性増悪に伴うすりガラス病変は正常肺の部分に出現することが多く，蜂巣肺や気管支拡張病変の周囲に病変が出現した場合には呼吸器感染症を念頭に置く必要がある。

症例 非特異性間質性肺炎に対してステロイド薬とシクロスポリン投与中にIPAを発症した一例

　73歳，男性。発熱と両肺のすりガラス病変の増強から間質性肺炎急性増悪が疑われ，ステロイド薬の治療を行ったところ，すりガラス病変は浸潤性病変に変化し（**図1**），気管挿管後の気管支洗浄液からアスペルギルスが検出され（**図2**），最終的にIPAと診断した。すりガラス病変は気管支拡張周囲に多く認められ，振り返ってみると当初から呼吸器感染症としてのIPAを念頭に置く必要があった症例であった（**図3**）。

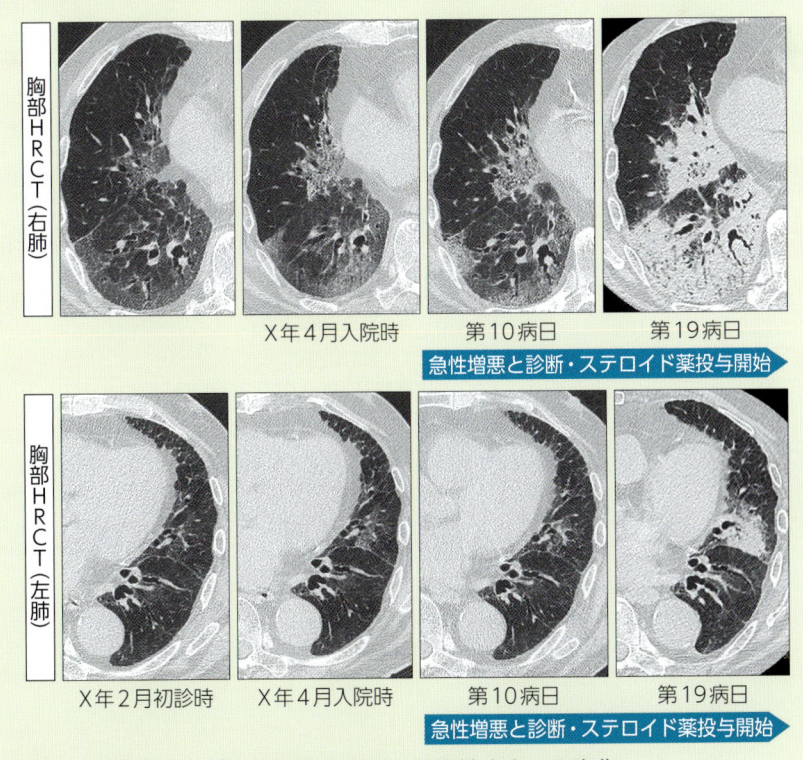

胸部HRCT（右肺）

X年4月入院時　　第10病日　　第19病日
急性増悪と診断・ステロイド薬投与開始

胸部HRCT（左肺）

X年2月初診時　　X年4月入院時　　第10病日　　第19病日
急性増悪と診断・ステロイド薬投与開始

図1　両肺のすりガラス病変の増強と浸潤性病変への変化

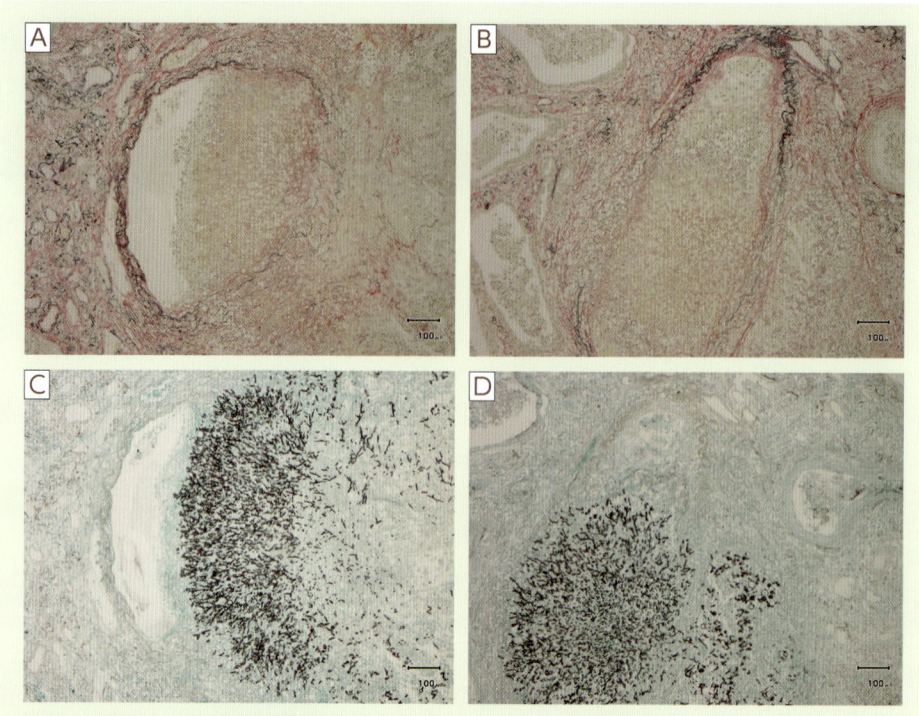

図2 肺静脈への血管内侵襲（アスペルギルス）

剖検肺の病理組織学的所見。EVG染色では血管の弾性板の断裂が認められ（A, B），グロコット染色でアスペルギルスの菌糸が血管の弾性板の構造を破壊しながら血管内侵襲する様子が観察でき（C, D），IPAと診断した。
黒色：アスペルギルス

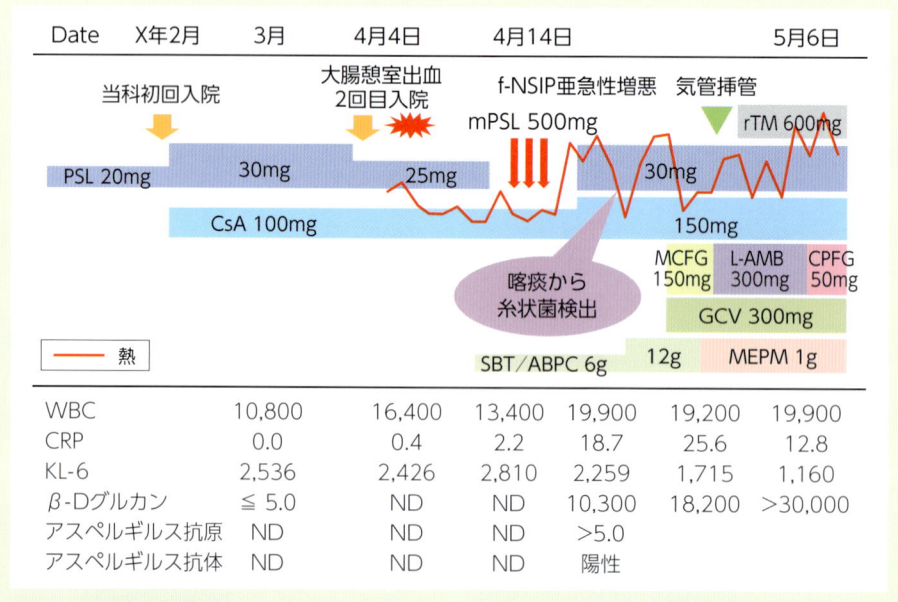

	X年2月	3月	4月4日	4月14日		5月6日
WBC	10,800	16,400	13,400	19,900	19,200	19,900
CRP	0.0	0.4	2.2	18.7	25.6	12.8
KL-6	2,536	2,426	2,810	2,259	1,715	1,160
β-Dグルカン	≦ 5.0	ND	ND	10,300	18,200	>30,000
アスペルギルス抗原	ND	ND	ND	>5.0		
アスペルギルス抗体	ND	ND	ND	陽性		

図3 症例の臨床経過

CPFG：カスポファンギン, CsA：シクロスポリンA, f-NSIP：線維性非特異性間質性肺炎, GCV：ガンシクロビル, L-AMB：リポソーマル　アムホテリシンB, MCFG：ミカファンギンナトリウム, MEPM：メロペネム, mPSL：メチルプレドニゾロン, PSL：プレドニゾロン, rTM：リコンビナントトロンボモジュリン, SBT／ABPC：スルバクタム・アンピシリン

間質性肺炎急性増悪と心不全の鑑別

　心不全は両肺のすりガラス病変を呈する疾患として重要な鑑別疾患となる。心不全は全身性の浮腫，体重の増加などを伴うことが多いが，通常発熱は伴わない。日頃から体重を測定し記録しておくと，体液量増加のひとつの目安となる。また，過去の入院時の体重なども参考になる。肺水腫を伴っている場合には聴診上，両側性に水泡音（coarse crackles）を聴取する。

　心不全においては，　採血上脳性ナトリウム利尿ペプチド（brain natriuretic peptide：BNP）の上昇を伴っていることが多く，KL-6やSP-Dなどの間質性肺炎の活動性マーカーは上昇しない。しかしながら，KL-6は急性増悪発症日から遅れて上昇してくることもあり，KL-6が上昇していないから急性増悪ではないとは言い切れない。SP-Dは比較的早期から上昇し，KL-6が上昇していない症例において有用なことがしばしある。心房細動や肺高血圧を合併している症例はBNPの意義づけが難しい場合も多く，総合的な判断を必要とすることが少なくない。

　さらには，呼吸器感染症を契機に心不全を併発する症例も少なくない。実際の臨床においては，感染症からの心不全の併発や，感染症からの急性増悪など様々な病態が合併していることが多く，クリアに鑑別できないこともしばしばである。したがって，疑われる病態に対しては積極的に早期から治療を開始し，可能性が低くなった段階でその病態に対する治療を中止していくことが多い。

　胸部HRCT所見では，心不全の場合は両側に胸水貯留を認め，肺野に中枢有意なすりガラス病変が出現する。また心胸郭比の増加や肺うっ血を反映し，肺動脈の径の増加がみられることがある。急性増悪においても急激な低酸素血症から肺高血圧症をきたし，右心不全に伴う両側胸水や肺動脈の径の増加がみられることがあり，こちらも両者の鑑別が難しいことがある。いずれにせよ心機能や肺高血圧症の評価は必須であり，入院時に心臓超音波検査は確認しておく必要がある。

坂本　晋

Q4 間質性肺炎急性増悪時の治療法はどのように選べばいいですか？

A 特発性間質性肺炎の急性増悪に対する治療選択として，当センターでは広域抗菌薬，ステロイドパルス療法，抗線維化薬の併用を行っています。重症例には免疫抑制薬を追加して対応します。急性呼吸窮迫症候群（ARDS）との鑑別を重視し，総合的な診断と治療を進めています。

はじめに

　特発性間質性肺炎（idiopathic interstitial pneumonia：IIP），特に特発性肺線維症（idiopathic pulmonary fibrosis：IPF）の急性増悪（acute exacerbation：AE）はいまだに予後不良であり，新規の治療方法の開発が重要な課題となっている。IPFのAEに対する治療として，病態の重篤性から高用量のステロイド薬が使用されてきたが，リコンビナントヒトトロンボモジュリン（recombinant human soluble thrombomodulin：rhTM）やシクロホスファミドの有効性を評価するランダム化比較試験（RCT）では，いずれも予後を改善していない。本項では，当センターにて施行しているAEの治療選択について詳細に解説する。

間質性肺炎急性増悪（AE-IP）の鑑別診断

　間質性肺炎急性増悪（acute exacerbation of interstitial pneumonia：AE-IP）は，心不全や過敏性肺炎，急性呼吸窮迫症候群（acute respiratory distress syndrome：ARDS）との鑑別が困難なことが多い。特にARDSの場合は，デキサメタゾン20mgを5日間，続けて10mgを5日間投与するプロトコールを使用しているため，鑑別を重視している。

　鑑別の際は，以下の点に注意している。

- 聴診所見：AE-IPは捻髪音（fine crackles）を聴取するが，ARDSではcoarse crackles（水泡音，粗い断続性ラ音）を聴取できることが多い。しかしこれだけでは確定診断には至らない。聴診所見は鑑別の一助となるが，他の所見と併せて総合的に判断する必要がある。

- 病態の分布：ARDSは全身性の病態であるのに対し，AE-IPは多くの場合，肺の局所的な病態であるという特徴がある。胸部CT検査などの画像所見を参考に，病変の分布を評価することが重要である。

これらの点を意識することで，より正確な鑑別診断が可能となる。さらに，血液検査や気管支肺胞洗浄液の所見なども参考にしながら，総合的に診断を進めていく。

AE-IPの治療方針

AE-IPの一般的な治療として，まず感染症の可能性を考慮し，広域抗菌薬を開始する。同時に，炎症反応を抑制するためにステロイドパルス療法を行う。また，急性増悪発症後2週間以内に抗線維化薬を開始することで，線維化の進行を抑制する。さらに，病態や重症度に応じて免疫抑制薬を追加し，過剰な炎症反応を制御する（**図1**）。

●薬物治療

ステロイド薬

ステロイド薬は炎症反応を抑制し，AE-IPの治療に重要な役割を果たす。AE-IPF重症度層別化のスコアリングを用いて重症度ごとにステロイド薬を漸減する。このスコアは，急性増悪時の血清CRP値，PaO_2/FiO_2比，画像パターンを用いて算出され，重症度を0〜3の4段階に分類する（**図2**）[1]。重症度に応じてステロイド薬の初期投与量と漸減スケジュールを決定する。

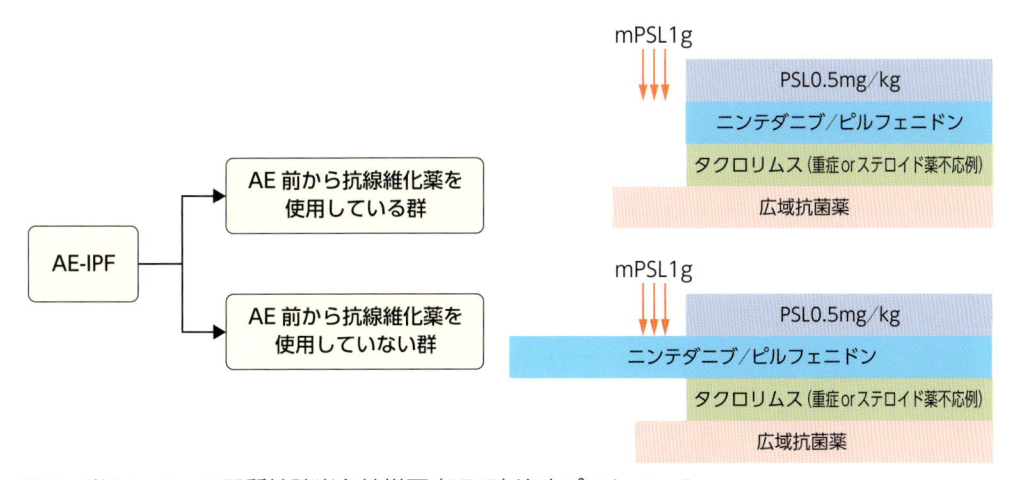

図1 当センターの間質性肺炎急性増悪（AE-IP）治療プロトコール

AE：急性増悪, mPSL：メチルプレドニゾロン, PSL：プレドニゾロン

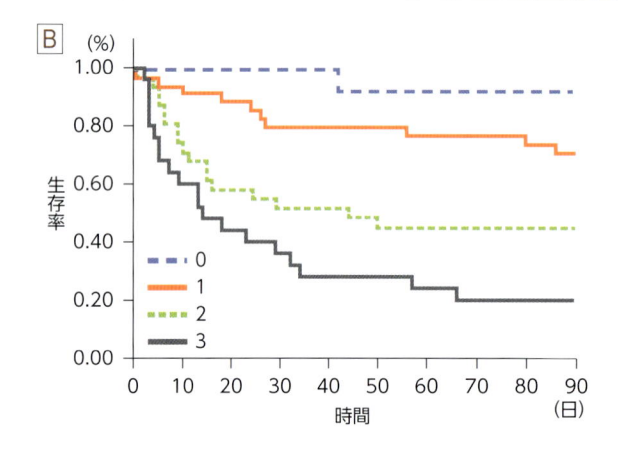

A			スコア	小計
P/F比 (P)	<250		1	
	≧250		0	
CRP (C)	≧5.5		1	
	<5.5		0	
CT画像 (R)	diffuse	GGOが残存肺の<50%	1	
	non-diffuse	GGOが残存肺の≧50%	0	
スコア合計	P・C・Rのスコアを合計する		合計 0〜3	

図2 AE-IPF重症度層別化のスコアリング

A) AE-IPF重症度層別化のスコアリング（再掲）。
B) PCRスコアによるKaplan-Meier生存曲線。スコアが0点，1点，2点，3点で予後が異なる。
CRP：C反応性蛋白，GGO：すりガラス病変，P/F：PaO_2/FiO_2（動脈血酸素分圧／吸入気酸素分画）

（文献1より引用）

- 軽症（スコア0点）：プレドニゾロン0.5mg/kg/日から開始し，2週ごとに5mgずつ漸減し，5〜10mgで維持している。
- 中等症（スコア1点）：メチルプレドニゾロン1gを3日間施行後，プレドニゾロン0.5mg/kg/日から開始し，2週ごとに5mgずつ漸減し，5〜10mgで維持している。
- 重症（スコア2〜3点）：ステロイドパルス療法（メチルプレドニゾロン1g/日を3日間）を行い，その後プレドニゾロン0.5mg/kg/日を施行し，1週間後に反応の悪い例は，再度ステロイドパルス療法を開始して2週ごとに5mgずつ漸減している。

　このプロトコール（**図3**）[1]を用いることで，当センターの検討では生存予後を変えずにステロイド薬の総投与量を減量し，副作用を減らすことを可能にした。

　免疫抑制薬

　重症例や，ステロイド薬でコントロールが不十分な場合は，免疫抑制薬の使用を考慮する。シクロスポリンやタクロリムスなどのカルシニューリン阻害薬が使用される。これらの薬剤は，T細胞やB細胞の機能を抑制し，炎症反応を制御する。

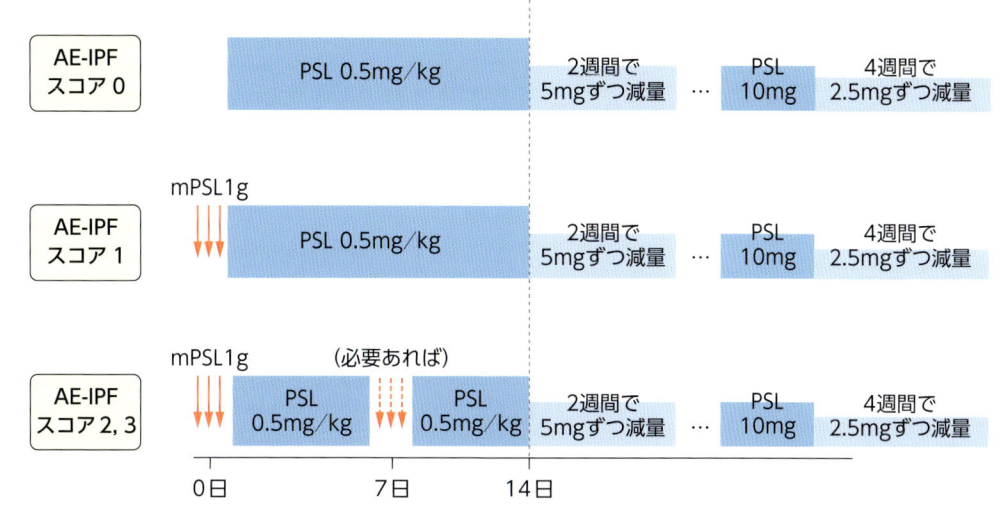

図3　スコア別間質性肺炎急性増悪 (AE-IP) の治療
mPSL：メチルプレドニゾロン，PSL：プレドニゾロン　　　　　　　　　　　　　　　　　（文献1より引用）

- シクロスポリン：2〜3mg/kg/日。血中トラフ値を100〜150ng/mLに調整する。
- タクロリムス：2〜3mg日を分2で経口投与。血中トラフ値を5〜10ng/mLに調整する。

　ただし，感染症のリスクが高まるため，慎重な経過観察が必要である。定期的な血液検査や画像検査を行い，感染症の早期発見に努める。ステロイドパルス療法2回目以降は特に注意が必要である。

抗線維化薬

　ピルフェニドンやニンテダニブといった抗線維化薬は，線維化の進行を抑制し，予後を改善する可能性がある。急性増悪前から抗線維化薬が投薬されていた場合は継続している。

- ピルフェニドン：600mg/日から開始し，2週ごとに600mgずつ増量して1,800mg/日まで増量する。
- ニンテダニブ：150mg 1日2回経口投与。

　漿液性の血痰が出た場合は，ニンテダニブからピルフェニドンへの変更も検討している。抗線維化薬がAE前から投薬されていない場合は，AE-IP発症後2週間以内に

開始しており，当センターの検討では，6カ月以内の生存率を改善できる可能性が示唆されたため，AE後早期の治療介入が重要であると考えられる。

抗凝固薬

以前は，AE-IPに対して，血管内皮障害，微小循環の改善やHMGB1抑制による抗炎症作用の機序を根拠にrhTMを使用していた。rhTMは380U／kg／日を30分かけて静注する。しかし，日本で行われた多施設共同第Ⅲ相プラセボ対照RCTではrhTMの有用性が認められなかった。AE-IP症例に播種性血管内凝固症候群（disseminated intravascular coagulation：DIC）を伴うことは稀であるが，DICを伴う場合はrhTMの投与も検討する。ただし，出血リスクとのバランスを考慮し，慎重に判断する必要がある。

◎

IIPのAEは予後不良であり，新規治療法の開発が急務である。当センターでは，重症度に応じたステロイド薬や，免疫抑制薬，抗線維化薬を組み合わせた治療を行っている。また，ARDSとの鑑別を重視し，身体所見や病態の分布を考慮することで，より正確な診断をめざしている。今後は，多施設共同研究などを通じて，エビデンスの構築と治療法の確立が望まれる。さらに，病態解明を進め，新規治療ターゲットの同定や，予防法の開発にも取り組んでいく必要がある。

【文献】
1）Sakamoto S, et al:New risk scoring system for predicting 3-month mortality after acute exacerbation of idiopathic pulmonary fibrosis. Sci Rep. 2022;12(1):1134.

清水宏繁

Q5 間質性肺炎急性増悪の際の呼吸管理はどのように進めるべきですか？

A 高流量鼻カニュラ (HFNC) を中心に呼吸管理を施行し，場合によっては挿管・体外式膜型肺 (ECMO) についても検討することがあります。

呼吸不全症例の呼吸管理方針

間質性肺炎の急性増悪時の呼吸管理は，患者の予後と QOL を考慮しながら，慎重に行わなければならない。以下に，より詳細な管理方針を記載する。

●非侵襲的呼吸管理

マスク型デバイスの酸素投与は使用せず，できる限り早期にオキシマイザー，コンサービングデバイス，高流量鼻カニュラ (high flow nasal cannula：HFNC) を導入している。理由としては経鼻型デバイスを用いることで，栄養摂取を可能な限り継続するためである。

HFNCの設定は，患者の呼吸状態に応じて調整する。たとえば，流量30〜60L／分，FiO_2 0.21〜1.0の間で設定するが，主に流量40L／分，FiO_2 0.7程度で始めることが多い。

●挿管の適応判断

呼吸数・酸素化指標 (ROX index) を用いて，挿管の適応を評価する。ROX index 4.88未満の場合，集中治療医と相談し，挿管の適応を検討する。

> ROX indexの計算式：$(SpO_2／FiO_2)／$呼吸数

ROX index 以外にも，背景肺の状態〔%努力肺活量 (FVC) ≧70%，%拡散能 (DLco) ≧40%，病変の分布が軽度〕，パフォーマンス・ステイタス (PS)，家族の協力体制，間質性肺炎の画像パターン (蜂巣肺がないこと) などを総合的に判断する必要がある (**症例**)。

　77歳，男性。特発性間質性肺炎（idiopathic interstitial pneumonia：IIP）（画像パターン：indeterminate for UIP），肺癌術後で当センターにて経過観察中。左肺野にmultifocalなすりガラス病変が出現。その時点で入院し，酸素需要もなかったため抗菌薬で経過観察とした。

　その4日後，酸素化が低下し，CTで再評価した際に左肺優位に両側にすりガラス病変が出現しており急性増悪と診断した。ステロイドパルスを施行する方針となり，ステロイドパルス3日目に酸素化が低下した。

　ここで，ROX index 4，呼吸数32回/分，吸気努力も強くなっていたため，挿管の適応と判断した。このときに，急性増悪発症前のPS 0，家族のサポートも良好，画像パターンはIndeterminate for UIP，背景肺（分布は軽度，％FVC82%，％DLco54%）と保持されていたので挿管することとした。挿管後recruitabilityを測定し，high PEEPは無効と判断しPEEP 7程度に設定し，換気量は6mg/Kgに設定した。その後は，徐々に増悪傾向にあり，自発呼吸誘発性肺傷害（P-SILI，後述）抑制のため筋弛緩を施行した。PaO_2/FiO_2は150程度であったため，腹臥位療法は施行しなかった。その後，ステロイドパルスを2回施行後より徐々に改善し，気管切開をせず抜管が可能であった。

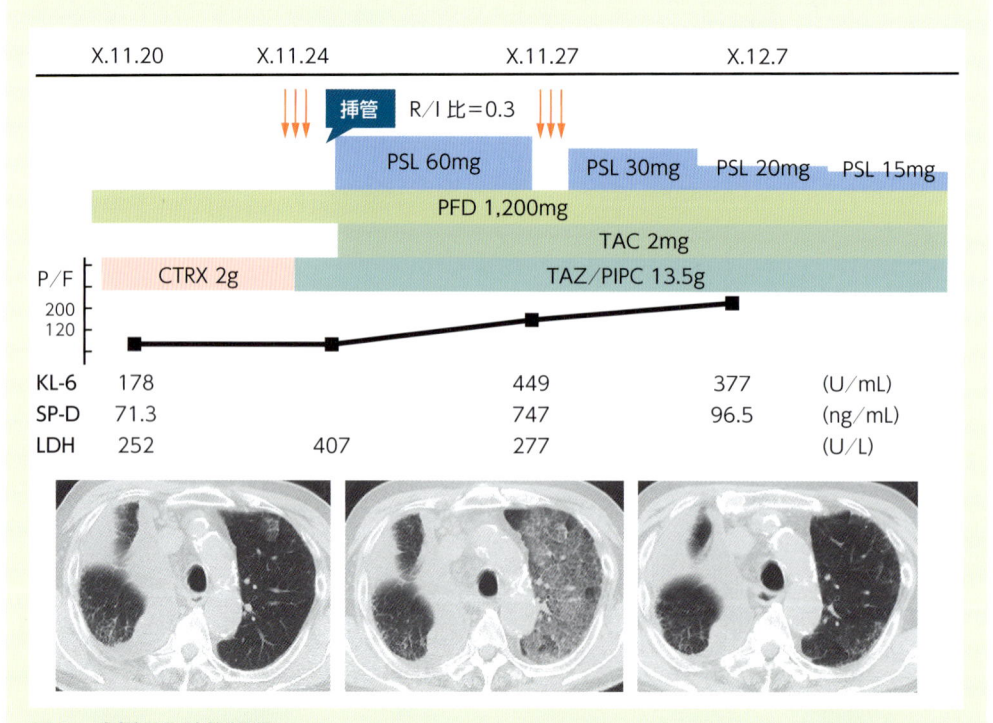

図1　症例の入院後経過

CTRX：セフトリアキソン，P/F：PaO_2/FiO_2（動脈血酸素分圧/吸入気酸素分画），PFD：ピルフェニドン，PSL：プレドニゾロン，R/I：recruitment-to-inflation，TAC：タクロリムス，TAZ/PIPC：タゾバクタム/ピペラシリン

間質性肺炎の挿管については，慎重な判断が必要であり，患者の既存肺の背景，家族背景なども含めて治療を検討する必要がある。挿管時はP-SILIを意識し，筋弛緩薬や腹臥位を適宜検討することが重要である。

また，呼吸状態が悪化している治療段階も考慮する必要がある。たとえば，ステロイドパルス療法を2回施行した後に増悪している場合には，これ以上の治療が困難であるため，人工呼吸器管理を積極的な治療戦略として提案していない。一方で，ステロイドパルス療法中もしくは2回目のステロイドパルス療法を施行する前に増悪している場合や背景肺が膠原病に伴う間質性肺疾患などのように，改善が見込める場合においては，積極的に人工呼吸器管理を提案している。

●人工呼吸器管理

予後不良であることを考慮し，患者・家族と十分に話し合った上で，人工呼吸器管理の適応を決定する。人工呼吸器設定は，肺保護戦略に基づき，1回換気量を低く設定する（6〜8mL／kg理想体重）。また，recruitabilityを測定することでhigh positive endexpiratory pressure ventilation（PEEP）の有効性を参考にして適切なPEEPを設定し，無気肺や酸素化の改善を図る。

鎮静・鎮痛を適切に管理し，患者の苦痛を最小限に抑えることが重要である。

●体外式膜型肺（ECMO）の検討

人工呼吸器管理でも改善が乏しい場合，体外式膜型肺（extracorporeal membrane oxygenation：ECMO）の適応を検討する。ECMOは専門性の高い治療であるため，経験豊富な施設と連携して行う。ECMOの適応は，年齢，基礎疾患，全身状態などを総合的に判断する。

多職種連携とケアの継続

包括的なケアの提供のためには，医師，看護師，理学療法士，管理栄養士など多職種の連携が不可欠である。多職種の連携を通して，患者・家族への情報提供とサポートを継続的に行い，意思決定を支援する。さらに，呼吸管理だけでなく，栄養管理，リハビリテーション，精神的ケアなども併せて行うことが大切である。

間質性肺炎の急性増悪時の呼吸管理は，患者の状態に応じて，非侵襲的管理から侵襲的管理まで，段階的に検討する必要がある。患者・家族の意向を尊重しながら，多職種連携によるケアを継続することが重要である。

自発呼吸誘発性肺傷害（P-SILI）と腹臥位療法

自発呼吸誘発性肺傷害（patient self-inflicted lung injury：P-SILI）は，患者自身の自発呼吸努力により生じる肺傷害であり，急性呼吸窮迫症候群（acute respiratory distress syndrome：ARDS）の病態悪化に関与していることが知られている。間質性肺炎急性増悪においても，P-SILIが病態の悪化に関連している可能性があり，P-SILIの評価やP-SILIを抑制することが重要と考えられる。

　P-SILIを抑えるために，腹臥位療法は有効な手段とされている。COVID-19の大流行に伴い，重症患者の増加が懸念され，軽症もしくは中等症患者に対する覚醒下腹臥位療法の有効性が注目された。COVID-19における覚醒下腹臥位療法のランダム化比較試験（RCT）のメタアナリシス[1]は，死亡率の差は認められなかったものの，挿管率を減らすことに寄与している。間質性肺炎急性増悪の重症例に対する人工呼吸器管理下での腹臥位療法は，PaO_2/FiO_2比を改善するが，死亡率は改善しないことが報告されている[2]。今後当センターでは覚醒下の腹臥位療法にも注目し，急性増悪に対する腹臥位療法の有効性について検討していきたいと考えている。

　以上より，間質性肺炎急性増悪時の呼吸管理は，患者の状態に応じて段階的に検討し，多職種連携によるケアを継続することが重要である。当センターでは，PSILIの評価と抑制，および覚醒下腹臥位療法の有効性について検討し，患者の予後と生活の質の向上に努めていきたい。

【文献】
1）　Li J, et al：Awake prone positioning for non-intubated patients with COVID-19-related acute hypoxaemic respiratory failure：a systematic review and meta-analysis. Lancet Respir Med. 2022；10(6)：573-83.
2）　Xu Y, et al：Prone position ventilation support for acute exacerbation of interstitial lung disease? Clin Respir J. 2018；12(4)：1372-80.

清水宏繁

Q6 IIP で痩せてきているステロイド薬投与中の方には，どんな栄養療法が適していますか？

A 特発性間質性肺炎（IIP）の患者さんは，疾患の進行とともに体重減少が高頻度に認められ，死亡リスクと関連しています[1]。体重減少は，慢性炎症や食欲不振に伴う食事摂取量の減少が要因として深く関連しています[2]。

ステロイド薬投与を受けている場合，糖尿病の有病率は一般集団より高く[3]，治療期間と筋力低下の関連も報告されています[4]。ステロイド薬の導入により高血糖が惹起されやすいですが，一方で咳嗽や息切れに伴い，食事摂取量が少なくなることで低血糖をまねきます。このように血糖値が乱高下することで，血糖コントロールが不良となることが課題となります。

食事量のムラによる血糖値の乱高下を是正するためには，血糖を気にして糖質を控えることなく，朝・昼・夕の食事それぞれで主食，主菜，副菜を揃えた食事を心がけてもらうよう指導していくことが大切です。

慢性炎症に伴う消耗や，著しい食欲低下で痩せてきている場合には，1回の食事量を減らし，少しずつ分割しながら食べる方法を実施したり，食べられる料理に粉末やペーストの栄養強化食品を加えることで，食事量の嵩を増やさず，無理のない食事摂取が行えるように指導していくことが，栄養療法の重要なポイントとなります（☞第11章参照）。

嗜好に合えば，糖質に偏っていない栄養バランスの整った小容量の栄養補助食品を分割食として取り入れていきます。

　当センターにおける特発性間質性肺炎（idiopathic interstitial pneumonia：IIP）患者への栄養指導について，**症例**をもとに解説する。

症例 ステロイド治療中に著明なるい痩がみられた一例

身体所見

70歳，男性

現病歴：間質性肺炎 (PPFE／UIP) 急性増悪　主訴：息切れ，呼吸困難感

内服薬　導入時：ステロイドパルス1g (内服経過：1g→30mg→25mg→20mg→15mg→10mg→5mg漸減)，ニンテタニブエタンスルホン酸塩150mg

注射薬：インスリンアスパルト：10-12-4-0 (単位)

身長170cm，体重42.7kg (介入時，**表1**)

表1　本症例の通常時体重の変化

測定時	体重 (kg)	変化率 (%)
2年前	54.0	―
10カ月前	51.0	−5.6%
1カ月前	47.0	−7.8%
介入時	42.7	−9.1%
直近6カ月の変化率	―	−16.3%

血液・生化学検査結果

KL-6 2683，SP-D 126，SP-A 34.3であった。

栄養介入に至るまでの経過

　健康診断で指摘され，他院でフォローされていたが，両側上葉気腫病変，両側下葉線維化所見を認め，徐々に呼吸機能の増悪。急性増悪をきたし当センターへ紹介受診。ステロイドパルス療法を開始。ステロイド薬導入とともにインスリン導入となり，栄養サポートおよび栄養指導を行った。

栄養指導介入時の患者所見

　入院時は，6カ月で10kg以上の体重減少を認め，低BMI (14.7kg／m^2)，食事摂取量は持続的に減少し，急性炎症を認めており，Global Leadership Initiative on Malnutrition (GLIM) 基準における栄養評価の結果，重度低栄養と栄養診断した。

栄養治療計画

　るい痩著明のため，現体重42.7kgではなく標準体重 (IBW) 63.6kgを用いてHarris-Benedictの計算式にて，活動係数1.3，ストレス係数1.2を用いて算出した。投与カロリー設定は2,003kcal／日，蛋白質必要量 (1.3g／kg／日) は，82.7g／日と算出した。低栄養の改善目的および，ステロイド薬導入に伴う血糖コントロール目的に，栄養治療計画を作成。エネルギー・糖質コントロール食 (熱量2,000kcal，蛋白質85g，炭水化物275g) を治療食として提供した。また，

早食いによる服薬時のむせ込みのエピソードがあったため，誤嚥性肺炎の予防のための栄養指導を行った。

食事調査結果（入院前の食生活状況の聞き取り）

摂取エネルギー：約1,200〜1,400kcal／日

- 朝食：食パン8枚切1枚，ハム1枚orチーズ1枚，コーヒー牛乳200mL，果物（リンゴ半個）
- 昼食：素麺1束orカップ麺1個
- 夕食：米飯（80〜100g），焼魚or煮魚1切or肉野菜炒め，大根煮物，味噌汁，果物（キウイ1個）
- 間食：週2回程度，プリン1個，煎餅2枚

栄養介入

●介入の基本的な考え方

本症例の患者は呼吸機能の低下による息切れを実感し，食欲が低下していたことで，特に主食の摂取量が減少していた。結果，継続的に栄養摂取量が不足し，体重も漸減していた。このような場合，まず食欲が低下している要因を聞き取る。食べている途中に息切れがあって苦しい，それにより疲れてしまい食べる意欲が減退する，といった背景を考慮し，のど越しがよく，むせづらい食事や食べ方を提案する。また，食事からの目標量を充足できないという現状をふまえて，血糖値に変動を与えにくい組成の栄養補助食品（oral nutrition suppleement：ONS）を紹介する（表2）。このとき，嚥下機能や嗜好に応じた食形態を留意することが必要である。

表2　糖質が少なく血糖値の乱高下に影響しにくい栄養補助食品の一例

特徴	商品例
低糖質・高蛋白質，のど越しがクリア，125mLの少量タイプ	V CRESC® CP10／1個125mL，エネルギー80kcal，蛋白質12.0g，炭水化物8.0g
高蛋白質で低糖質，嚥下機能が低下した患者に適する嚥下困難者用特別用途食品	V CRESC® CP10ゼリー／1個80g，エネルギー110kcal，蛋白質12.0g，炭水化物15.5g
高蛋白質で低糖質，豊富な味種類，嚥下機能が低下した患者に適する嚥下困難者用特別用途食品	プロッカZn／1個77g，エネルギー80kcal，蛋白質6.2g，炭水化物13.8g

●ステロイド治療と栄養計画

本症例の患者は，ステロイド治療に伴う耐糖能異常をきたしていたことから，まずは血糖の乱高下を抑制することを考えた。そのため，朝・昼・夕の3回の食事量のバラつきが出にくいように組み立てることから指導した。

血糖変動につながりにくく，かつ少量でも高エネルギーである脂質・多脂食品を活用しながら，ボリュームを増やさずに栄養量の増加と血糖コントロールを両立していく栄養治療計画を

立てた。その際，食べきれずに不足してしまうエネルギー量や蛋白質などを補充するために，ONS を取り入れた。

　また，早食いによるむせ込みがみられることから，誤嚥リスクを鑑み，誤嚥予防のポイントや飲み込みにくい食品や食形態，姿勢などについても指導した（☞第11章1，表3，表4，図3参照）。先にも紹介したが（☞第11章1参照），本症例のように，息切れで呼吸数が多いほど，嚥下反射のタイミングが取りにくく，息を吸ったときに唾液や飲食物が気管に入ってしまい，誤嚥性肺炎を起こしやすくなる。そのため，ONS を紹介する場合でも誤嚥予防に配慮した提案を行うことが重要である。

栄養計画のモニタリング

　栄養指導や栄養治療計画の実施後に，計画通りに実施されているか，また計画どおりに行われた経過で，病態の変化や栄養状態に問題を生じていないかなどを観察することを栄養計画のモニタリングという。

● モニタリングすべき項目とその方法

経口摂取の場合

- 摂食率
- 摂食量の違い（主食，主菜，補助食品ごと）
- 消化機能や嚥下機能に応じた食事形態の適否
- 嗜好の変化
- 発熱や嘔吐，誤嚥の有無
- 浮腫や脱水の有無
- 下痢の有無など排便性状（消化吸収の適否を判断するため）
- 栄養剤の利用状況
- 間質性肺炎治療における内服薬に伴う栄養関連合併症の観察

すべての栄養計画に共通してモニタリングすべき項目

- 体重の変化
- 骨格筋量や体脂肪量などの体組成
- 筋力，血液検査の変化

　これらの推移のモニタリングが不可欠である。

集団栄養指導による介入

　当センターでは，間質性肺炎・肺線維症患者の集団勉強会を通じて，集団栄養指導を行っている。集団栄養指導では，治療における一般的な知識や最新の治療情報の提

供など，共通して必要な知識の情報を一斉にアップデートすることができる。

　患者と家族は，同じ治療を行う患者からの質問とその回答を聞くことができるため，他の患者と悩みを共有することにつながり，食事管理の不安を克服するための心理的な効果も期待できる。

多職種で共有すべき患者情報

　患者やその家族と対面し，栄養に関連した患者情報として，下記を聴取する。

- 入院までの食事歴，食事環境
- 食物アレルギー
- 内服薬の服薬状況
- 体重の変化
- 日常のADLなど

　これに加えて，栄養評価に必要な不可欠な栄養状態の情報（身体計測値，血液検査値，経口摂取の可否，栄養摂取量など）を聞き取り，スタッフ間で共有し，入院後は経口摂取量のムラや排泄量などの変化と治療方針を共有しながら，栄養プランニングを行っていく。

まとめ

　患者によっては，複数の疾患に罹患していることも多く日常の管理が必要となっているが，疾患の経過が変化し，同じ栄養ケアを続けているとかえって不都合を生じることもある。また，病状変化や加齢などにより，精神神経的な変化で食欲が低下し，かつ咀嚼嚥下機能の低下で摂食量が減少することもある。腸管の機能低下や耐糖能の状態を考慮したケアプランの修正が必要となることにも留意していく必要がある。対象患者の将来的な方向性を考慮し，療養の方針を関係者で話し合い，患者本人の尊厳を守りながら進めていくことが重要である。

　栄養療法は，従来は治療の補助としての役割が主であったが，現在は栄養治療として，疾病の治療のひとつである。栄養療法を行う際は，病態を理解するように努め，多職種と連携しながら栄養治療計画の見直しを行っていくことが必要である。

【文献】
1)　Nakatsuka Y, et al：The clinical significance of body weight loss in idiopathic Pulmonary Fibrosis ptients. Respiration. 2018；96(4)：338-47.
2)　Faverio P, et al：Nutrition in patients with idiopathic pulmonary fibrosis：critical issues analysis and future research directions. Nutrients. 2020；12(4)：1131.

3) Oldham JM, et al:Comorbid conditions in idiopathic pulmonary fibrosis:recognition and management. Front Med (Lausanne). 2017;4:123.

4) Hanada M, et al:Effect of long-term treatment with corticosteroids on skeletal muscle strength, functional exercise capacity and health status in patients with interstitial lung disease. Respirology. 2016;21(6):1088-93.

古田　雅

Q7 リハビリテーションに消極的な患者さんには，どのようにアプローチすれば良いですか？

A 呼吸リハビリテーション導入に対し，消極的な患者さんは少なくありません。その理由は多岐にわたります。自覚症状が乏しいまたは重度，運動が苦手，必要性を感じない，病気に対する知識不足，目的がわからない，悲観的になっているなど，患者さんごとに理由は複数存在することが多いです。まずは呼吸リハビリテーションに対して消極的な理由について，患者さんの話をよく聞くことが必要だと思います。そして，その個々の理由に対し的確に対応していくことが重要になります。

リハビリテーションスタッフだけで対応できないことも多いため，多職種で連携したアプローチやご家族の協力が必要になります。具体的には，医師，看護師，管理栄養士など多職種で情報共有し，患者さんについて共通の認識を持ち，様々な職種から呼吸リハビリテーションの必要性を伝えることが重要になります。また，ご家族にも協力を仰ぎ，買い物などで一緒に外出を促すなど少しでも活動性を上げることや，ご家族からこまめに声がけをして運動を促すなど，ご家族を巻き込むことも必要になります。

呼吸器疾患の負のスパイラル

呼吸器疾患の多くの患者は主症状である労作時の呼吸困難により，身体活動量の低下，身体機能の低下をきたす。これによりいっそうの呼吸困難を惹起し，活動性の低下，引きこもり，抑うつ症状，低活動による食思不振，低栄養など様々な問題を呈し，さらなる呼吸困難の増悪をきたすといった負のスパイラルが問題となる。

リハビリテーション導入に消極的な患者たちに対しても，このような負のスパイラルを断ち切るために呼吸リハビリテーションを行い，運動を定着させ身体活動量の向上を図ることは大きな課題である。

運動継続のポイント

呼吸リハビリテーション導入後は，継続することが重要になる。運動の継続に重要なのは，動機づけと運動の習慣化である。動機づけについては，何が患者の意欲を高めるかは，医療者よりも患者の個人差が大きいと言われている[1]。小宅らは，医療者側と患者側に15項目からなる動機づけ要因リストのアンケート調査を行い，重要

な動機づけ要因について報告している[2]。動機づけ要因の上位3つは両群で共通しており、「回復の実感」「明確な目標設定」「患者の生活に関連する訓練」であった。また、各動機づけ方略を選択した対象者の割合を患者群と医療者群で統計的に比較した結果、「医学的情報」および「適度な課題難易度」は、医療者群よりも患者群からの支持が高かったと述べている[1]。このことからも、リハビリテーションの必要性を医学的に説明し、意欲を削がない程度の難易度で運動指導を行うことが重要である。

運動の習慣化は、個人の体力要素や生活スタイルをよく理解し、その人の活動度に合った関わり方や運動指導をする[3]。日常生活の中で取り入れることができるように患者とよく話し合い、適度な難易度の運動設定をしていくことが重要である（症例）。

また、結果に対し数値でフィードバックすることや称賛を与えることも継続には必要である。

症例 週1回の外来呼吸リハビリテーションにより活動性が改善した一例

70歳代後半、男性

身長：170cm、体重：56.0kg、BMI (body mass index)：19.4kg/m²

主訴：労作時呼吸困難、乾性咳嗽

現病歴：X−約6カ月より乾性咳嗽が出現。X−5カ月より労作時呼吸困難 (mMRC息切れスケール：2) を自覚するようになった。当科に紹介受診され、精査の結果、特発性肺線維症 (GAP model：stage Ⅲ) と診断。X−2カ月からN-アセチルシステイン吸入療法を開始。X年X月、呼吸リハビリテーション導入となった。

既往歴：糖尿病、心房細動

画像所見：図1

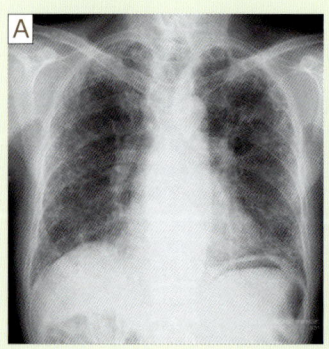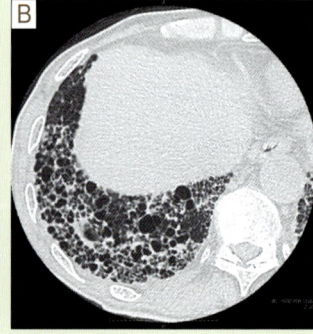

図1　胸部画像所見
A) X線画像。両側下肺野に網状病変を認める。
B) CT画像。下葉に広範囲の蜂巣肺を認める。

喫煙歴：20本/日×35年 (20〜55歳、former smoker)

趣味：カラオケ (症状増悪前は、週4〜5日通っていた)

ホープ：またカラオケに行きたい

リハビリテーション開始前の生活状況：外出せずに家に引きこもりがちの生活をしていた

リハビリテーション開始時の基本情報および臨床経過：**表1**参照

表1 症例の臨床経過

	Baseline（リハ開始時）	3カ月（リハ終了時）
重症度（GAP model），stage	Ⅲ	Ⅲ
体重	56.0	57.5
修正MRC息切れスケール	4	3
肺機能検査　　%FVC（%）	58.3	61.9
%DLco（%）	34.9	41.4
動脈血ガス分析　PaO$_2$（Torr）	81.8	87.2
PaCO$_2$（Torr）	41.6	43.0
pH	7.41	7.383
筋力　　握力（kg）右/左	20.1/19.6	21.0/20.0
膝関節伸展筋力（N）右/左	140.8/162.3	202.6/188.3
吸気筋力：PImax（cmH$_2$O）	46.1	73.2
呼気筋力：PEmax（cmH$_2$O）	36.6	69.5
6MWD（m）	190	280
Lowest SpO$_2$	91	89
SGRQ　Symptoms	48.6	92.8
Activity	92.5	66.9
Impacts	57.8	52.7
Total	66.8	63.7
CAT score	2/3/2/5/2/1/1/2 = 18	3/4/3/5/2/2/0/1 = 20
骨格筋量，SMI	5.61	5.89

CAT：COPD評価テスト，DLco：肺拡散能力，FVC：努力肺活量，GAP：Gender-Age-Physiology Index，PaCO$_2$：動脈血二酸化炭素分圧，PaO$_2$：動脈血酸素分圧，PEF：最大呼気流量，Pimax：最大吸気圧，Pemax：最大呼気圧，SGRQ：St. George's respiratory questionnaire，SpO$_2$：経皮的動脈血酸素飽和度，6MWD：6分間歩行距離，SMI：骨格筋指数

症例の経過

　もともとは，週4〜5日カラオケに行くほど活動的な生活を送っていた。症状が増悪してからは，何をするにも息苦しさを感じ動くことに恐怖心を覚えるようになり，外出せずに引きこもりがちとなった。

　そのため，リハビリテーションではまず運動に対する恐怖心を取り除くことを目的にコンディショニングを中心に低強度・短時間の運動から開始した。コンディショニングとして頸部の呼吸補助筋・胸郭周囲筋のストレッチ，呼吸練習とし，運動強度は患者の反応をみながら徐々に漸増した。その後は，徐々にではあるが動くことに対し抵抗感が軽減し，日常生活でも少しずつ活動性を取り戻していった（**図2**）。カラオケにも行けるようになり，外来リハビリテーション時

にも前向きな発言が聞かれるようになり，外来リハビリテーションでの運動時間も徐々に延長できるようになった（**表2**）。臨床経過を**表1**に示す。

　本症例では，週1回の呼吸リハビリテーションを通じて動くことに対する抵抗感や恐怖心が軽減し，趣味であるカラオケも再開でき，身体活動量が増加したことにより身体機能の向上に寄与したと考えられた。

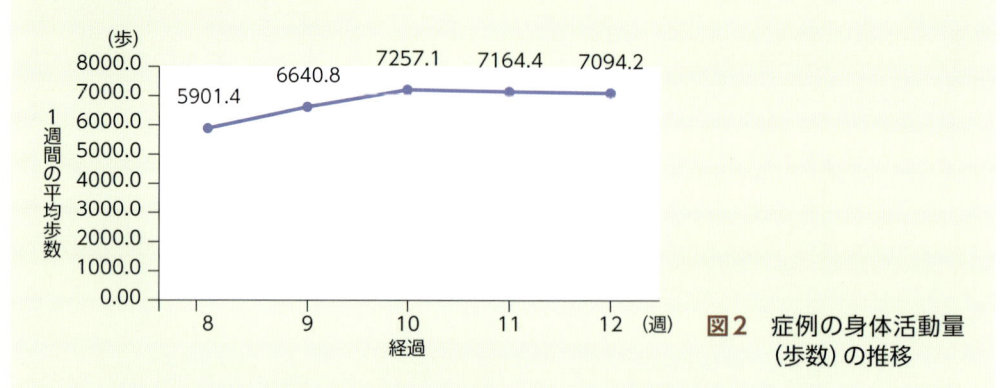

図2　症例の身体活動量（歩数）の推移

表2　運動療法の経過と症例からの発言の変化

週数	速度 (km/h)	時間 (分)	外来時の発言
1w	0.8	5	何をするにも苦しいよ。
2w	0.8	10	
3w	0.8	11	実はね，カラオケに少し行ってみたよ。前より少し歌えたよ。
4w	0.8	9	カラオケの頻度が増えてきたよ。
5w	0.8〜0.9	10	
6w	0.8〜0.9	10	なんだか歌の調子がよくなってきてね。声が出しやすくなった気がするよ。
7w	0.9	15	少し歩きやすくなったんだよ。長く歩くとまだダメだけどね。
8w	0.9	17	20分かかったところが15分で行けるようになったよ。歩くのが少し速くなった。
9w	0.9	18	家の階段で手すりを使わないで上れるようになった。
10w	0.9	20	本当にリハビリを始めてから変わったんだよ。体操もさ，めんどうくさいって思うときもあるけど，やればやったでいい気分だしね。実は，カラオケのときもこれ（口すぼめ呼吸）をやってるんだ。
11w	0.9	20	前はね，軍手を使ってヨタヨタと階段をのぼってたんだけど，今はスイスイだよ。

【文献】
1）　小宅一彰：リハビリテーション意欲を高める動機づけ要因. 臨栄. 2024；144(2)：170-2.
2）　Oyake K, et al：A multicenter explanatory survey of patients' and clinicians' perceptions of motivational factors in rehabilitation. Commun Med (Lond). 2023；3(1)：78.
3）　川江章利：腎透析リハビリテーション すぐにできる運動療法と体力評価；透析患者の運動習慣化を目指して. MED REHABIL. 2011；131：5-13.

岩波裕治

編著者
略歴

坂本　晋 (さかもと　すすむ)

東邦大学医療センター大森病院間質性肺炎センター長／
東邦大学医学部内科学講座呼吸器内科学分野 (大森) 准教授

略歴

1997年3月	東京慈恵会医科大学医学部医学科卒業
1997年4月	国家公務員共済組合連合会虎の門病院にて前期研修
1999年4月	国家公務員共済組合連合会虎の門病院にて後期研修
2002年4月	東京慈恵会医科大学医学部呼吸器内科助手
2003年1月	国家公務員共済組合連合会虎の門病院呼吸器内科医員
2007年4月	東邦大学医学部内科学講座 (大森) 呼吸器内科助教
2010年5月	博士 (医学)
2011年12月	東邦大学医学部内科学講座 (大森) 呼吸器内科講師
2016年6月	東邦大学医学部内科学講座 (大森) 呼吸器内科准教授
2022年4月	現職

専門医など

日本呼吸器学会専門医・指導医
日本内科学会総合内科専門医
日本感染症学会感染症専門医・指導医
日本呼吸器内視鏡学会気管支鏡専門医・指導医
日本がん治療認定医機構がん治療認定医
日本アレルギー学会専門医・指導医
日本喘息学会専門医
日本禁煙学会禁煙専門・認定指導者

所属学会

日本呼吸器学会
日本内科学会
日本感染症学会
日本化学療法学会
日本呼吸器内視鏡学会
日本肺癌学会
日本アレルギー学会
日本呼吸ケア・リハビリテーション学会
日本喘息学会
日本サルコイドーシス／肉芽腫性疾患学会
日本結核・非結核性抗酸菌症学会
日本禁煙学会

東邦大学医療センター大森病院
間質性肺炎センターではこうしている

最新 間質性肺炎診療

定価（本体7,200円＋税）

2024年11月20日　第1版

編　著　坂本　晋
発行者　梅澤俊彦
発行所　日本医事新報社　www.jmedj.co.jp
　　　　〒101-8718　東京都千代田区神田駿河台2-9
　　　　電話（販売）03-3292-1555　（編集）03-3292-1557
　　　　振替口座　00100-3-25171
印　刷　ラン印刷社

© Susumu Sakamoto 2024 Printed in Japan
ISBN978-4-7849-0108-1　C3047　¥7200E

電子版のご利用方法

巻末袋とじに記載された**シリアルナンバー**を下記手順にしたがい登録することで，本書の電子版を利用することができます。

❶ 日本医事新報社 Web サイトより会員登録（無料）をお願いいたします。

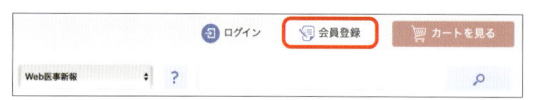

会員登録の手順は弊社 Web サイトの
Web 医事新報かんたん登録ガイドを
ご覧ください。

https://www.jmedj.co.jp/files/news/20191001_guide.pdf

（既に会員登録をしている方は**❷**にお進みください）

❷ ログインして「マイページ」に移動してください。

❸ 「未登録タイトル（SN 登録）」をクリック。

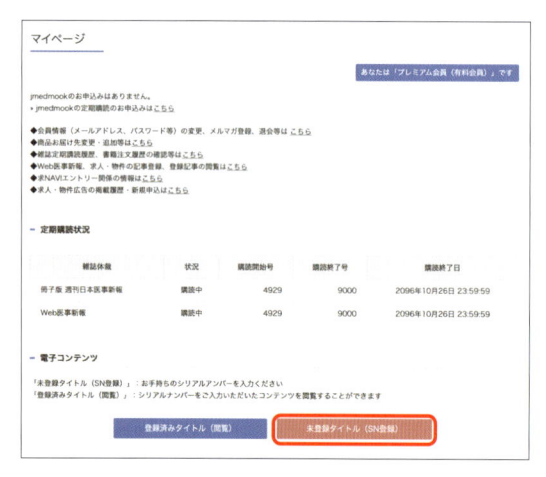

❹ 該当する書籍名を検索窓に入力し検索。

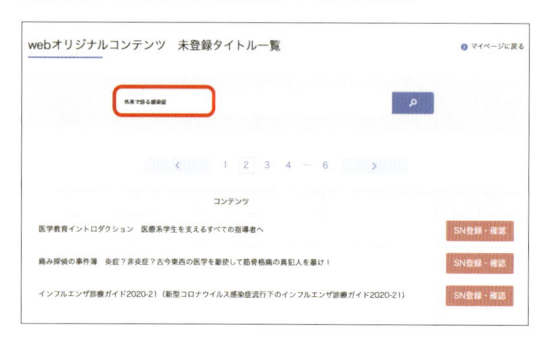

❺ 該当書籍名の右横にある「SN 登録・確認」ボタンをクリック。

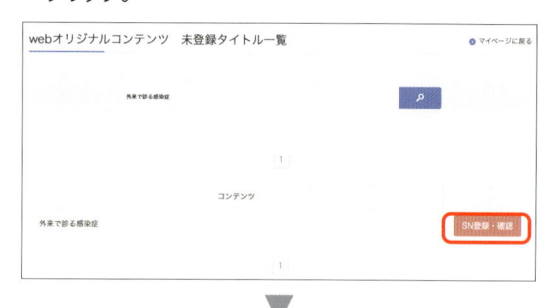

❻ 袋とじに記載されたシリアルナンバーを入力の上，送信。

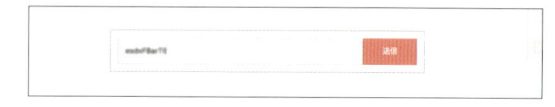

❼ 「閉じる」ボタンをクリック。

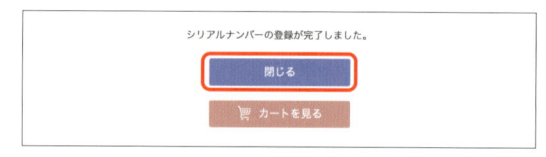

❽ 登録作業が完了し，**❹**の検索画面に戻ります。

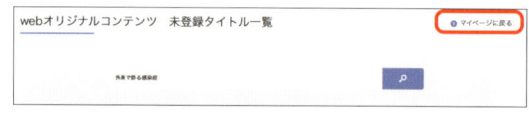

【該当書籍の閲覧画面への遷移方法】
①上記画面右上の「マイページに戻る」をクリック
　➡**❸**の画面で「登録済みタイトル（閲覧）」を選択
　➡検索画面で書名検索➡該当書籍右横「閲覧する」
　ボタンをクリック
　または
②「**書籍連動電子版一覧・検索**」＊ページに移動して，
　書名検索で該当書籍を検索➡書影下の
　「電子版を読む」ボタンをクリック

https://www.jmedj.co.jp/premium/page6606/

　＊「電子コンテンツ」Top ページの「電子版付きの書籍を
　購入・利用される方はコチラ」からも遷移できます。